# Schulvermeidung

**Leitfaden Kinder- und Jugendpsychotherapie**
**Band 29**

Schulvermeidung

PD Dr. Daniel Walter, Prof. Dr. Manfred Döpfner

Herausgeber der Reihe:

Prof. Dr. Manfred Döpfner, Prof. Dr. Dr. Martin Holtmann,
Prof. Dr. Franz Petermann

Begründer der Reihe:

Manfred Döpfner, Gerd Lehmkuhl, Franz Petermann

Daniel Walter
Manfred Döpfner

# Schulvermeidung

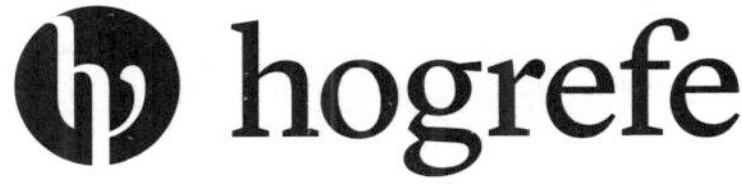

**PD Dr. Daniel Walter,** geb. 1972. 1992–1997 Studium der Psychologie in Bonn. 2004 Promotion, 2012 Habilitation. Dozent, Supervisor und KBV-Gutachter für Verhaltenstherapie. Seit 1998 Wissenschaftlicher Mitarbeiter an der Klinik für Psychiatrie, Psychosomatik und Psychotherapie des Kindes- und Jugendalters an der Uniklinik Köln. Seit 2009 Leitung des Ausbildungsbereiches des Ausbildungsinstituts für Kinder- und Jugendlichenpsychotherapie (AKiP) an der Uniklinik Köln.

**Prof. Dr. Manfred Döpfner,** geb. 1955. 1974–1981 Studium der Psychologie in Mannheim. 1990 Promotion. 1998 Habilitation. Seit 1989 Leitender Psychologe an der Klinik und Poliklinik für Psychiatrie, Psychosomatik und Psychotherapie des Kindes- und Jugendalters der Universität zu Köln und dort seit 1999 Professor für Psychotherapie in der Kinder- und Jugendpsychiatrie. Seit 1999 Leiter des Ausbildungsinstituts für Kinder- und Jugendlichenpsychotherapie (AKiP) an der Universitätsklinik Köln.



**Bibliografische Information der Deutschen Nationalbibliothek**
Die Deutsche Nationalbibliothek verzeichnet diese Publikation in der Deutschen Nationalbibliografie; detaillierte bibliografische Daten sind im Internet über http://dnb.dnb.de abrufbar.



Hogrefe Verlag GmbH & Co. KG
Merkelstraße 3
37085 Göttingen
Deutschland
Tel. +49 551 999 50 0
Fax +49 551 999 50 111
verlag@hogrefe.de
www.hogrefe.de

Satz: Matthias Lenke, Weimar
Druck: mediaprint solutions GmbH, Paderborn
Printed in Germany
Auf säurefreiem Papier gedruckt

1. Auflage 2020

(E-Book-ISBN [PDF] 978-3-8409-2810-9; E-Book-ISBN [EPUB] 978-3-8444-2810-0)
ISBN 978-3-8017-2810-6
https://doi.org/10.1026/02810-000

# Einleitung: Grundlagen und Aufbau des Buches

Schulvermeidung bei Kindern und Jugendlichen ist ein sehr häufiges Problem in unserer Gesellschaft. Die Abwesenheitsdauer reicht dabei von einigen Schulstunden wöchentlich bis hin zu Monaten oder gar Jahren andauernder kompletter Schulabwesenheit. Die Betroffenen sind in ihrer weiteren Entwicklung nachhaltig gefährdet und unbehandelt ist das Chronifizierungsrisiko hoch. Die häufigsten mit Schulvermeidung assoziierten psychischen Störungen sind Angst- und depressive Störungen sowie Störungen des Sozialverhaltens, die allein oder in Kombination vorkommen können. Aufgrund der Vielfältigkeit der Symptomatik und auch der sehr unterschiedlichen Ursachen stellt die Behandlung von Schulvermeidung eine therapeutische Herausforderung dar.

Grundlage der Behandlung ist zunächst eine zeitlich umschriebene, umfassende, multimodale Diagnostik, die neben dem betroffenen Patienten auch das familiäre und schulische Umfeld einschließt. Die Kooperation und sinnvolle Abstimmung aller Beteiligten stellen damit ein wichtiges therapeutisches Ziel dar, um gemeinsam zunächst das vordringlichste Ziel zu erreichen – die möglichst rasche Wiederherstellung eines regelmäßigen Schulbesuchs.

Die Erforschung der Therapie von Kindern und Jugendlichen hat eine lange Geschichte und die Ergebnisse etlicher kontrollierter Studien zeigen, dass die kognitive Verhaltenstherapie aktuell als Methode der Wahl angesehen werden muss. Ergebnisse zu Pharmakotherapie sind demgegenüber bislang widersprüchlich – hier ist weitere Forschung notwendig.

Der vorliegende Leitfaden ist das Ergebnis einer langjährigen wissenschaftlichen und praktischen Arbeit der Universitätsklinik für Psychiatrie, Psychosomatik und Psychotherapie des Kindes- und Jugendalters und des angegliederten Ausbildungs- und Forschungsinstituts für Kinder- Jugendlichenpsychotherapie (AKiP) in Köln. Der Leitfaden basiert auf den Leitlinien zur Diagnose und Behandlung der jeweiligen assoziierten psychischen Störung deutscher und internationaler Fachgesellschaften und Arbeitsgruppen, die vor dem Hintergrund langjähriger Praxiserfahrung auf die Behandlung von Patienten mit Schulvermeidung zugeschnitten wurden.

Der Leitfaden unterteilt sich in insgesamt fünf Kapitel:

**1** Im ersten Teil des Buches werden die für die Leitlinien relevanten Aspekte des Forschungsstands hinsichtlich Definitionen und Formen von schulabwesendem Verhalten, der Häufigkeit, Ätiopathogenese, dem Verlauf und der Therapie zusammengefasst.

**2** Im zweiten Teil werden die Leitlinien und ihre Umsetzung in die Praxis zu folgenden Bereichen formuliert:

- Diagnostik und Verlaufskontrolle
- Behandlungsindikationen
- Therapeutische Interventionen

**3** Im dritten Kapitel wird das einzige deutschsprachige Verfahren zur Behandlung von Kindern und Jugendlichen mit Schulvermeidung kurz und prägnant beschrieben. Weiterhin wird ein Fragebogen und eine Checkliste vorgestellt, mit deren Hilfe die funktionalen Bedingungen von Schulvermeidung erfasst werden können.

**4** Das vierte Kapitel enthält Materialien zur Diagnostik und Verlaufskontrolle und erleichtert damit die Umsetzung der Leitlinien in die konkrete klinische Praxis.

**5** Im fünften Kapitel wird anhand eines Fallbeispiels die Umsetzung der Leitlinien in die klinische Praxis abschließend dargestellt. Der Fall illustriert dabei sowohl ambulante als auch stationäre Behandlungselemente und orientiert sich an den Gliederungspunkten für Psychotherapie im Rahmen der gesetzlichen Krankenversorgung.

Den Kern dieses Buches bilden die in Kapitel 2 dargestellten insgesamt 13 Leitlinien zur Diagnostik, Verlaufskontrolle und Behandlung von Kindern und Jugendlichen mit Schulvermeidung. Die Darstellungen von Verfahren und Materialien zur Diagnostik, Verlaufskontrolle und Behandlung in den beiden folgenden Kapiteln ergänzen die Leitlinien und erleichtern ihre Umsetzung.

Außerdem wird dieser Band durch einen kompakten Ratgeber Schulvermeidung (Walter & Döpfner, in Vorb.) ergänzt, der Informationen für Betroffene, Eltern und Lehrer enthält. Der Ratgeber informiert über die Symptomatik, die Ursachen, den Verlauf und die Behandlungsmöglichkeiten bei Schulvermeidung. Die Eltern, Lehrer und Erzieher erhalten konkrete Ratschläge zum Umgang mit der Problematik in der Familie und in der Schule.

Köln, Dezember 2019 — Daniel Walter und Manfred Döpfner

# Inhaltsverzeichnis

# 1 Stand der Forschung

## 1.1 Definition und Formen von schulabwesendem Verhalten

Vielen Kindern und Jugendlichen gelingt es nicht, die Schule regelmäßig zu besuchen. Begriffe wie „Schulangst“, „Schulmüdigkeit“, „Schulphobie“, „Schule schwänzen“, „Schulverweigerung“ oder „Schulabsentismus“ versuchen, dieses Phänomen zu umschreiben (Walter & Döpfner, 2009a). Auf den ersten Blick erscheint das Fernbleiben von der Schule als relativ klar zu konzeptualisierendes Phänomen. Dennoch existiert eine Vielzahl unterschiedlicher Konzepte und Definitionen im Zusammenhang mit der Problematik des Fernbleibens von der Schule, die häufig auf unterschiedlichen Annahmen über zugrunde liegende Bedingungen der Schulabwesenheit fußen (Heyne et al., 2019; Ingles et al., 2015; Kearney, 2016; Lenzen et al., 2016). Erste Konzeptualisierungen sind bereits mehr als 100 Jahre alt und finden sich Anfang des 20. Jahrhunderts (z. B. Broadwin, 1932; Hiatt, 1915; Patridge, 1939). Diese Arbeiten zeigen, dass die Erforschung des Schulfernbleibens eine lange Tradition hat. Allerdings erschweren diese unterschiedlichen, sich überlappenden Konzeptionen, die bislang weitgehend unverbunden nebeneinanderstehen, die Vergleichbarkeit und Integration von Studienergebnissen und auch die Entwicklung geeigneter Behandlungsansätze (Heyne et al., 2019; Heyne & Sauter, 2013; Kearney, 2008b; Pflug & Schneider, 2016). Daher soll im Folgenden der Versuch unternommen werden, vor dem Hintergrund der vorliegenden Konzepte eine Klärung herbeizuführen und einen angemessenen konzeptuellen Rahmen schulabwesenden Verhaltens zu schaffen.

**Unterschiedliche, zumeist unverbundene Konzepte**

Eine mögliche Konzeptualisierung stellt die Unterteilung zwischen elternmotiviertem Schulfernbleiben und solchem aus vorwiegend Kind bedingten Ursachen dar (Heyne & Sauter, 2013; Kearney, 2003). Elterlich bedingtes Schulfernbleiben kann dabei dadurch begünstigt werden, dass die Eltern selbst dem Schulbesuch ambivalent bis ablehnend gegenüberstehen und daher nur unzureichend für einen regelmäßigen Schulbesuch sorgen (Kahn & Nursten, 1962). Weitere elterliche Ursachen können darin begründet sein, dass das Kind einem gesunden oder kranken Familienmitglied Gesellschaft leisten (Hersov, 1990) oder die Eltern dabei unterstützen soll, auf Geschwister aufzupassen bzw. im Haushalt zu helfen (Amatu, 1981; Galloway, 1985; Hersov, 1990; Obondo & Dhadphale, 1990). Aber auch Konflikte zwischen Eltern mit der Schule direkt (Kearney, 2001) oder auch deviante Eltern, die in diesem Zusammenhang ihre Verpflichtungen als Sorgeberechtigte nicht wahrnehmen, können auf der Elternebene angeführt werden (Berg et al., 1978). Stehen demgegenüber kindliche Faktoren im Vordergrund, so können psychopathologische Faktoren wie soziale Unsicherheit, unterschiedliche Ängste, depressive Symptome oder auch ausgeprägte motivationale Defizite mit Anstrengungsvermeidung vorliegen. Weitere kindliche Faktoren betreffen den Autoren zufolge schulbezogene Schwierigkeiten wie Defizite im Bereich Lern- und Arbeitsorganisation, eine beeinträchtigte Beziehung zu den Eltern, aber auch gesellschaftliche Bedingungen, die auf das Kind einwirken (etwa hohe Erwartungen in einer Leistungsgesellschaft) (Heyne, 2006; Heyne et al., 2004). Diese oben dargestellte Unterteilung erscheint auf der einen Seite hilfreich, da sie es ermöglicht, ätiopathogenetische Faktoren zu gruppieren. Auf der anderen Seite ist sie sicherlich nicht dazu in der Lage, alle Formen von Schulabwesenheit zu berücksichtigen, zumal eine Mischung aus eltern- und kindmotiviertem Schulfernbleiben häufig ist (Walter & Döpfner, 2009a, im Druck).

**Traditionelle Unterteilung**

In der kinder- und jugendpsychiatrischen Literatur dominierte lange Zeit die Dreiteilung zwischen „Schulangst", „Schulphobie" und „Schule schwänzen" (z. B. Steinhausen, 2016). Während Schulschwänzer der Schule fernbleiben, da sie lieber anderen Tätigkeiten nachgehen und häufig mit einer Störung des Sozialverhaltens assoziiert sind, dominieren bei den schulängstlichen und schulphobischen Kindern und Jugendlichen verschiedene Formen von zugrunde liegenden Ängsten. Allerdings schließen sich diese Dimensionen keinesfalls aus, im Gegenteil – phänomenologische Überschneidungen sind sogar häufig (Egger et al., 2003).

Viele Autoren unterscheiden zwischen Schule schwänzen und Schulverweigerung (Berg, 1997, 2002; Berg et al., 1969; Bools et al., 1990; Goodman & Scott, 2012; Hella & Bernstein, 2012). Während Schulschwänzer ohne Wissen ihrer Eltern der Schule fernbleiben, um angenehmeren Tätigkeiten nachzugehen (z. B. Spielkonsolen im Kaufhaus) zeichnen sich ihnen zufolge Schulverweigerer durch folgende Merkmale aus: (1) starker Widerstand oder Weigerung, die Schule zu besuchen, mit häufig langen Abwesenheitszeiten; (2) die Schulzeit wird zu Hause verbracht (und nicht vor den Eltern verborgen); (3) deutlicher emotionaler Stress in Zusammenhang mit Schulbesuch (z. B. somatische Beschwerden, Angst, Unglücklichsein); (4) Abwesenheit von weiteren externalisierenden Symptomen neben der Weigerung des Schülers, die Schule zu besuchen; (5) elterliche Versuche, das Kind der Schule zuzuführen. Es gibt Befunde, die diese Unterscheidung stützen, allerdings können sich die Ursachen von Schulverweigerung und Schule schwänzen auch überlappen. So fanden Egger und Mitarbeiter in einer epidemiologischen Untersuchung 5 % (Egger et al., 2003), Berg und Mitarbeiter 9 % (Berg et al., 1993) und Bools und Mitarbeiter (1990) 10 % der von ihnen untersuchten Schulfernbleiber, die sowohl Merkmale der Schulschwänzer als auch der Schulverweigerer aufwiesen. Walter und Mitarbeiter (2010a) fanden an einer klinischen Inanspruchnahme-Population von 147 jugendlichen Schulfernbleibern, die stationär behandelt wurden, 33,3 % der behandelten Patienten, die beide Merkmale aufwiesen. Insgesamt scheint also auch diese Unterscheidung nicht dazu geeignet, eine abschließende konzeptuelle Klärung herbeizuführen.

Neuere deutsche und internationale Arbeiten problematisieren die o.g. Konzepte aufgrund ihrer hohen Überlappungen und phänomenologischen Unschärfe und nehmen eine rein deskriptive Sicht ein (Kearney, 2008b; Kearney & Ross, 2014; Lenzen et al., 2016; Tanner-Smith & Wilson, 2013; Walter & Döpfner, 2009a). Der Begriff Schulabsentismus impliziert dabei ausschließlich die Tatsache, dass der Schüler dem Unterricht fernbleibt, ohne dabei Annahmen über zugrunde liegende Ursachen zu machen. Diese Konzeption ist sehr breit angelegt und hat den großen Vorteil, die Gesamtheit aller Kinder und Jugendlichen zu integrieren, denen es nicht gelingt, regelmäßig die Schule zu besuchen. Allerdings bleibt ein nicht unerheblicher Teil von Schülern aus rein somatischen Ursachen der Schule fern (etwa Asthma oder andere Atemwegserkrankungen, eine Übersicht findet sich beispielsweise bei Kearney, 2008b), in der Regel legitimiert durch Eltern oder Ärzte. Bei diesen Schülern spielen psychische Faktoren bei der Schulabwesenheit in der Regel keine Rolle.

**Schulabsentismus**

Aus diesem Grund wird als Binnenkonzept der Begriff „Schulvermeidung" vorgeschlagen. „Schulvermeidung" impliziert, dass es letztendlich eine Entscheidung des betreffenden Schülers ist, der Schule fernzubleiben, und dass keine eindeutigen somatischen Erkrankungen im Vordergrund stehen (während Kinder und Jugendliche mit Somatisierungstendenzen wie Kopf- oder Bauchschmerzen in Zusammenhang mit dem Schulbesuch eingeschlossen werden). Auf diese Weise werden die o.g. Konzepte mit allen intrapsychischen oder interpersonellen Ursachen eingeschlossen, zudem werden die rein somatisch bedingten Schulfernbleiber nicht berücksichtigt. Damit liegt dieses Konzept recht nah an der aus unserer Sicht sinnvollen Konzeption der Schulverweigerer, integriert allerdings auch diejenigen Schüler, die zumindest auch teilweise der Schule fernbleiben, weil sie lieber andere Dinge tun (die sog. Schulschwänzer) und häufiger mit einer Störung des Sozialverhaltens assoziiert sind.

**Schulvermeidung**

Als Nächstes stellt sich die Frage, ab wann denn das Fernbleiben von der Schule überhaupt als problematisch zu erachten ist. Kearney (2008a) schlägt in diesem Zusammenhang auf der Basis von Befunden an amerikanischen Kohorten vor (beispielsweise Corville-Smith et al., 1998; DeSocio et al., 2007; Lyon & Cotler, 2007), von problematischem Schulfernbleiben zu sprechen, wenn (1) der betreffende Schüler innerhalb der letzten zwei Wochen mindestens 25 % (entspricht 2,5 ganzen Tagen) oder in den letzten 15 Schulwochen mindestens 15 % dem Unterricht ferngeblieben ist (entspricht etwa ganzen 11 Tagen) und (2) in diesem Zeitraum erhebliche Schwierigkeiten dabei hatte, an dem Unterricht teilzunehmen und dies den Tagesablauf des Kindes bzw. der Familie deutlich stört. Diese Fehlzeiten können dabei nicht auf legitime Ursachen wie körperliche Erkrankungen

**Grenze zu problematischem Fernbleiben**

Fehlzeiten ab 15 % problematisch

zurückgeführt werden. Diese Definition erscheint sinnvoll, da sie rein deskriptiv angelegt ist und eine überprüfbare Konzeption von Schulabwesenheit darstellt, wobei Fehlzeiten von mehr als 15 % als problematisch anzusehen sind (Heyne & Sauter, 2013). Allerdings basieren diese Cut-offs auf amerikanischen Daten. Wendet man diese Kriterien auf deutsche Kohorten, beispielsweise der von Lenzen und Mitarbeitern (2013) an, so entspräche dies einer Prävalenz von etwa 7 bis 8 % der Neuntklässler im Selbsturteil, die das Kriterium zu Fehlzeiten erfüllen würden, was auch gut zu den in Kapitel 1.2 dargestellten epidemiologischen Untersuchungen passt. Somit erscheint diese Operationalisierung problematischer Fehlzeiten auch inhaltlich sinnvoll. Natürlich sollte auch bei Fehlzeiten unter diesen Cut-offs geprüft werden, ob nicht trotz geringerer Fehlzeiten eine klinisch relevante Symptomatik mit bedeutsamer Funktionsbeeinträchtigung und daraus resultierender Entwicklungsgefährdung vorliegt, die eine Therapie erfordert.

Zusammenfassend werden folgende Kriterien zur Abklärung von Schulvermeidung vorgeschlagen, wobei alle Kriterien erfüllt sein müssen (vgl. Walter & Döpfner, im Druck).

**Kasten 1:** Kriterien zur Abklärung von Schulvermeidung (Walter & Döpfner, im Druck)

1. *Vorliegen von ausgeprägten schulischen Fehlzeiten:* Mindestens 25 % der Unterrichtszeit innerhalb der letzten 14 Tage (entspricht 2,5 ganzen Schultagen) oder mindestens 15 % Fehlzeiten innerhalb der letzten 15 Wochen (entspricht etwa 11 ganzen Schultagen), Validierung vorzugsweise durch das Lehrerurteil.
2. *Erheblicher Widerstand in Zusammenhang mit dem Schulbesuch:* Deutlich emotionale Symptomatik (wie Angst, Unmut, Verzweiflung, Wut, Traurigkeit) oder Ablehnung, Desinteresse, Widerstand.
3. Die schulischen Fehlzeiten führen zu einer *deutlichen Funktionsbeeinträchtigung im Alltag* (beispielsweise deutlicher Leistungsabfall, ausgeprägter sozialer Rückzug, negative Konsequenzen innerhalb der Schule; erhebliche Konflikte mit den Eltern).
4. Die schulischen Fehlzeiten können *nicht auf körperliche Erkrankungen zurückgeführt werden und sind nicht direkte Folge von externen Vorgaben* (z. B. Klassenausschluss, Verbot der Eltern, die Schule zu besuchen).

## 1.2 Häufigkeit

Kaum repräsentative Zahlen

Zur Häufigkeit von Schulvermeidung und Schulabsentismus liegen international und auch in Deutschland einige Studien vor, wenngleich es bislang kaum repräsentative Zahlen gibt. Zudem zeigen sich eine ganze Reihe von Inkonsistenzen in Zusammenhang mit dem untersuchten Kriterium, also Fehlzeiten (Ausmaß und untersuchter Zeitraum), der Population (Region, einzelne Schulklassen oder -typen) und der eingesetzten Methode

(Exploration vs. Fragebögen; Beurteiler: Schüler, Lehrer, Eltern), die allesamt eine Vergleichbarkeit der vorliegenden Befunde erschweren. Dennoch werden im Folgenden größere internationale und einige deutsche Arbeiten kurz angerissen. Kearney (2008b) analysierte die Häufigkeit von Schulabsentismus anhand von Daten des „National Center for Education Statistics“ (National Center for Education Statistics, 2006). Demnach waren in den USA im Jahre 2005 19 % der Viert- und 20 % der Achtklässler mindestens drei Tage im letzten Monat ferngeblieben (mindestens 5 Tage: 7 %), wobei diese Zahlen seit 1994 stabil geblieben waren. Guare und Cooper (2003) untersuchten die Häufigkeit von Schulabsentismus bei 230 Jugendlichen, die die Oberstufe von vier und die Mittelstufe einer fünften Schule in den USA besuchten. Demnach blieben 29,1 % der Schüler manchmal und weitere 9,1 % häufig dem Unterricht ganztags fern. Weitere 54,6 % fehlten manchmal und weitere 13,1 % häufig einzelne Schulstunden – insgesamt war der Schulabsentismus dabei gleichhäufig bei Jungen und bei Mädchen.

Vaughn und Mitarbeiter (2013) befragten eine sehr große repräsentative Stichprobe von mehr als 18.000 Jugendlichen zwischen 12 und 17 Jahren ($M$ = 14,6 Jahre) in den USA zu Fehltagen in der Schule innerhalb der letzten 30 Tage. Insgesamt berichteten 11 % der Jugendlichen, in diesem Zeitraum mindestens einen Tag der Schule ferngeblieben zu sein (davon 2 % vier oder mehr Fehltage).

Nach einer Untersuchung der Bertelsmann-Stiftung und der Hertie-Stiftung (Buhse & Fileccia, 2003) blieben in Deutschland im Jahr 2002 rund eine halbe Million Schülerinnen und Schüler regelmäßig dem Unterricht fern, was einem Anteil von etwa fünf Prozent entspricht. Wagner und Mitarbeiter (2004) befragten mehr als 1.800 Kölner Schüler an weiterführenden Schulen zwischen 12 und 18 Jahren. Fast die Hälfte besuchten das Gymnasium, jeweils etwa 20 % die Haupt- oder Realschule und fast 7 % eine Förderschule. 35,1 % berichteten, jemals mindestens einen ganzen Tag geschwänzt zu haben, davon 29,0 % innerhalb der letzten 12 Monate. 7,9 % hatten sechs Tage oder mehr unentschuldigt gefehlt. Bei dieser Gruppe der Schüler mit häufigen Fehlzeiten zeigte sich ein deutlicher Unterschied zwischen den Schultypen – Haupt- und Förderschüler waren besonders häufig betroffen (14,7 % der Haupt-, 12,8 % der Förder-, 6,1 % der Realschüler und 4,7 % der Gymnasiasten). Es zeigte sich zudem ein deutlicher Anstieg mit zunehmendem Lebensalter. Während der Anteil von Schülern mit häufigen Fehlzeiten im Alter von 13 Jahren 2,2 % betrug, so stieg er auf 14,8 % bei den 17 Jahre alten Schülern. Insbesondere an Gymnasien kam Schulabsentismus bei Jungen häufiger vor. Baier et al. (2009) untersuchten eine repräsentative Stichprobe von mehr als 60.000 Neuntklässlern in Deutschland. Es zeigte sich, dass Mädchen mit 46,4 % häufiger sporadisch (weniger als fünf Tage im letzten Schulhalbjahr) der Schule fernblieben im Vergleich zu Jungen (43,2 %), letztere aber häufiger fünf oder mehr Tage unerlaubt gefehlt hatten (13,0 % im Vergleich zu 11,1 %). Zudem zeigte sich, dass auf den Gesamtschulen am häufigsten sporadisch der Schule ferngeblieben wurde (51,6 %), dass auf der anderen Seite Hauptschüler am häufigsten zu den Mehrfachfernbleibern gehörten – 20 % waren innerhalb des letzten Schulhalbjahres mindestens fünf ganze Tage der Schule ferngeblieben, gefolgt von den Förderschulen mit 19,4 %. Gymnasiasten gehörten mit 7,3 % am seltensten zu den Schülern mit häufigem Schulabsentismus.

Lenzen und Mitarbeiter (2013) führten eine Fragebogenuntersuchung an fast 2.700 Schülern im Alter zwischen 11 und 19 Jahren in Deutschland durch. 4,1 % der Befragten gaben an, an mehr als vier Tagen pro Monat im vergangenen Schuljahr unentschuldigt dem Unterricht ferngeblieben zu sein (weitere regionale deutsche Untersuchungen, die an dieser Stelle nicht dargestellt werden sollen, finden sich bei Baier et al., 2006; Schreiber-Kittl & Schröpfer, 2002; Wetzels et al., 2000; Wilmers et al., 2001). Pflug und Schneider (2016) führten eine anonyme Online-Befragung an $N=1.359$ Schülerinnen und Schülern zwischen 10 und 21 Jahren ($M=15{,}1$ Jahre) in sozialen Medien durch (Facebook, Schüler-VZ). 46,8 % der Teilnehmer besuchten ein Gymnasium, 23,5 % die Realschule und jeweils etwa 10 % die Haupt- und die Gesamtschule. 33,7 % gaben an, innerhalb der letzten 7 Tage überhaupt der Schule ferngeblieben zu sein. Jeweils ein Drittel dieser Schüler mit Fehlzeiten hatten entweder einzelne Schulstunden, einen Tag oder auch zwei oder mehr Tage gefehlt. 43,3 % der schulabsenten Schüler gaben Krankheit, Unfall oder ein besonderes Ereignis (etwa Einladung zu einer Hochzeit oder Beerdigung) als Ursache an, 56,7 % berichteten von anderen Ursachen wie Langeweile, Müdigkeit, Unwohlsein. 118 Schüler gaben an, der Schule häufig fernzubleiben aus anderen Gründen als körperliche Erkrankungen oder spezielle Ereignisse, etwa weil sie lieber mit ihren Freunden zusammen sein wollten, Angst vor Mitschülern hatten oder ihrem Job nachgehen mussten. Damit fanden die Autoren eine Ein-Wochen-Prävalenz von Schulvermeidung von 8,7 %. Die betroffenen Schüler waren tendenziell älter, lebten häufiger mit nur einem Elternteil zusammen und stammten aus Familien mit einem niedrigeren sozioökonomischen Status. Zudem hatten sie häufiger eine Klasse wiederholt.

**Häufigkeitsschwankungen**

**5 bis 10 % regelmäßige Schulfernbleiber**

Insgesamt zeigen diese Prävalenzzahlen zu Schulabwesenheit deutliche Schwankungen in Abhängigkeit von der untersuchten Kohorte und den zugrunde gelegten Kriterien (insbesondere Abwesenheitsdauer). Daher sind diese Zahlen nur schwer miteinander in Verbindung zu setzen. Tendenziell lässt sich aber schlussfolgern, dass je nach Alter, Schultyp und Region zwischen 5 und 10 % der Schüler regelmäßig der Schule fernbleiben.

Aus den angeführten Daten, die mehrheitlich die Häufigkeit von Schulabsentismus widerspiegeln, wird allerdings nur unzureichend ersichtlich, wie hoch der Anteil der Schulvermeider war, also der Anteil derjenigen Schüler, bei denen im Kontext von Fehlzeiten psychische bzw. psychosoziale Bedingungen im Vordergrund standen. Interessant ist es daher, zu überprüfen, wie hoch der Anteil der körperlichen Erkrankungen in Zusammenhang mit Schulabsentismus ist. In diesem Zusammenhang erscheinen – beispielhaft für asthmatische Erkrankungen – Zahlen des „National Center for Health Statistics" (Akinbami et al., 2011) aus dem Jahr 2011 interessant: Schüler mit Asthma im Alter zwischen 5 und 17 Jahren waren durchschnittlich 10,5 Tage dem Unterricht komplett fern geblieben. Fast 60% aller Asthmaschüler hatten mindestens einen Fehltag im vergangenen Schuljahr gehabt. Diese Zahlen verdeutlichen exemplarisch, dass körperliche Ursachen einen beträchtlichen Anteil bei Schulabsentismus ausmachen können, wenn man bedenkt, dass in dieser Kohorte allein Schüler mit Asthma durchschnittlich 10 komplette Schultage fehlten. Allerdings kann nicht ausgeschlossen werden, dass in diesen Zahlen auch diejenigen Schülerinnen und Schüler enthalten sind, die aufgrund von Somatisierungstendenzen, etwa Bauch- oder Kopfschmerzen bzw. Übelkeit, der Schule entschuldigt fernblieben, bei denen also der Schulabsentismus eher auf psychische Belastungsfaktoren als auf körperliche Erkrankungen zurückzuführen ist (McShane et al., 2001). Möglicherweise ist also die Rate rein körperlich bedingter Schüler mit Schulabsentismus niedriger.

**Fernbleiben aufgrund somatischer Erkrankungen**

Egger et al. (2003) untersuchten gezielt die Häufigkeit von Schulvermeidung in einer großen epidemiologischen Untersuchung in den USA, der Great Smokey Mountains Study. Mehr als 1.400 Kinder und Jugendliche zwischen 9 und 16 Jahren nahmen an der Studie teil. Insgesamt waren 8,2% der Schüler in den letzten drei Monaten mindestens einen Tag der Schule ferngeblieben. Bei vorwiegend dissozial bedingter Schulvermeidung waren mit 65% häufiger Jungen betroffen, während die Geschlechterverteilung ausgeglichen war, wenn auch oder ausschließlich emotionale Ursachen zugrunde lagen.

**Schulvermeidung und psychische Störungen**

Schließlich erscheint es sinnvoll, zu analysieren, wie hoch der Anteil psychischer Störungen innerhalb der Gruppe der Kinder und Jugendlichen mit Schulvermeidung ist. In der Great Smokey Mountains Study wiesen 24,5% bis 88,2% aller untersuchten Schüler mindestens eine psychische Störung auf, während die Prävalenz psychischer Störungen bei den Schülern, die regelmäßig die Schule besuchten, bei gerade mal 6,8% lag. Bei den Schülern, die entweder rein angstbedingt oder aus primär dissozialen Gründen der Schule fernblieben, waren diese Prävalenzraten geringer (24,5% und 25,4%) als bei Schülern, bei denen eine Mischung aus angstbedingten und dissozialen Ursachen zum Tragen kam – bei letzteren lag die Rate psychischer Störungen besonders hoch (88,2%). Innerhalb der psychischen Störungen dominierten verschiedene Formen von Angststörungen, in erster Linie Leistungs-, soziale und Trennungsängste, weniger häufig waren agoraphobische Ängste oder Panikstörungen. Aber auch depressive Symptome oder voll ausgeprägte Depressionen kamen häufig vor. Neben den emotionalen Störungen fanden sich auch expansive Störungen wie Störungen des Sozialverhaltens und Aufmerksamkeitsdefizit-/Hyperaktivitätsstörungen, im Jugendalter kam zusätzlich Substanzmissbrauch hinzu. Kearney und Albano (2004) untersuchten eine klinische Inanspruchnahme-Population von $N=143$ Kindern und Jugendlichen mit Schulabsentismus im Alter von fünf bis 17 Jahren, die zum Zeitpunkt der Untersuchung durchschnittlich 37 % Fehlzeiten aufgewiesen hatten. Basierend auf strukturierten klinischen Interviews zeigten 67,1 % der Schülerinnen und Schüler mindestens eine psychische Störung. Emotionale Störungen mit Trennungsangst (22,4 %) und generalisierte Angststörungen (10,5 %) kamen am häufigsten vor, gefolgt von oppositionellen Verhaltensstörungen (8,4 %) und depressiven Störungen (4,9 %).

McShane et al. (2001) untersuchten eine weitere klinische Inanspruchnahme-Population von fast 200 Jugendlichen, die durchschnittlich 14,2 Jahre alt waren und wegen Schulvermeidung in einer kinder- und jugendpsychiatrischen Klinik vorgestellt wurden. Mehr als die Hälfte der Patienten wiesen mindestens zwei Achse-1-Störungen auf. Am häufigsten wurde eine Angststörung diagnostiziert (54 %, hierunter eine emotionale Störung mit Trennungsangst bei 20 %, gefolgt von einer sonstigen Angststörung bei 12 % und einer generalisierten Angststörung bei 8 %). Panikstörungen und Agoraphobien kamen seltener vor. 30 % der Patienten erfüllten die Kriterien einer depressiven Episode, 22 % einer Dysthymie. Eine Störung des Sozialverhaltens wiesen 38 % der Jugendlichen auf (darunter 24 % eine Störung mit oppositionellem Trotzverhalten). 6,5 % hatten eine Aufmerksamkeitsdefizit-/Hyperaktivitätsstörung.

Insgesamt lässt sich also festhalten, dass je nach Studie etwa fünf bis zehn Prozent der Schülerinnen und Schüler regelmäßig der Schule fernbleiben, wobei bei einem Teil körperliche Erkrankungen im Vordergrund stehen. Unter den Kindern und Jugendlichen mit Schulvermeidung scheinen emotionale Auffälligkeiten am häufigsten vorzukommen, allerdings zeigt ein Teil zusätzlich oder alternativ auch externalisierende Symptome. Schließlich ist die Prävalenz psychischer Störungen bei Schulvermeidung sehr hoch (Heyne & Sauter, 2013).

## 1.3 Ätiopathogenese

Die Ursachen von Schulvermeidung sind sehr vielfältig und beeinflussen und verstärken sich häufig wechselseitig. In der Literatur existieren zahlreiche Befunde, die allerdings mehrheitlich unverbunden nebeneinanderstehen; zudem handelt es sich in der Regel um Querschnittserhebungen, daher ist unklar, inwieweit die identifizierten Risikofaktoren Ursache oder Folge von Schulvermeidung darstellen (Kearney, 2016; Maynard et al., 2015b; Maynard et al., 2012; Melvin et al., 2019; Thambirajah et al., 2007). Viele ältere Studien wurden in den USA, England, Kanada und Australien durchgeführt, allerdings gibt es inzwischen auch Befunde aus anderen europäischen Ländern und auch aus Südafrika, die mehrheitlich frühere Befunde unterstreichen, was für eine Stabilität ätiologischer Bedingungen über verschiedene Kulturen hinweg spricht (Kearney, 2008b, 2016). Aus klinischer Sicht müssen auch aufrechterhaltende Faktoren unbedingt miteinbezogen werden, hierzu ist allerdings weitere Forschung wünschenswert. So tragen unklare Zuständigkeiten zwischen Schule, Familie und eventuell weiteren beteiligten Institutionen wie ärztliche Kollegen, Jugendamt, Therapeuten und auch eine mangelnde Rückmeldung der Schule zu Fehlzeiten an die Beteiligten zur Aufrechterhaltung und Chronifizierung der Schulvermeidung bei. Auch (häufig gut gemeinte) längere Krankschreibungen sind in der Regel nicht hilfreich, sondern halten die Schulvermeidung aufrecht. Langes Zuwarten und ein auf Entlastung ausgerichteter Umgang hat sich häufig als nachteilig erwiesen, demgegenüber ist rasches Handeln mit klaren Zuständigkeiten und Abläufen hilfreich (vgl. Leitlinien L6 ff.).

Walter und Döpfner (2009a) präsentieren auf der Basis von Carr (1999) sowie Ihle und Mitarbeitern (2003) ein Modell zur Erklärung von Schulvermeidung, das einen heuristischen Rahmen bietet, um wesentliche Befunde zu integrieren. Hierzu erscheint es sinnvoll, zwischen folgenden Ebenen zu unterscheiden, auf die nachfolgend näher eingegangen werden soll: Merkmale des Patienten, Merkmale der Familie, Merkmale der Schule, Merkmale der Gesellschaft (vgl. Abbildung 1).

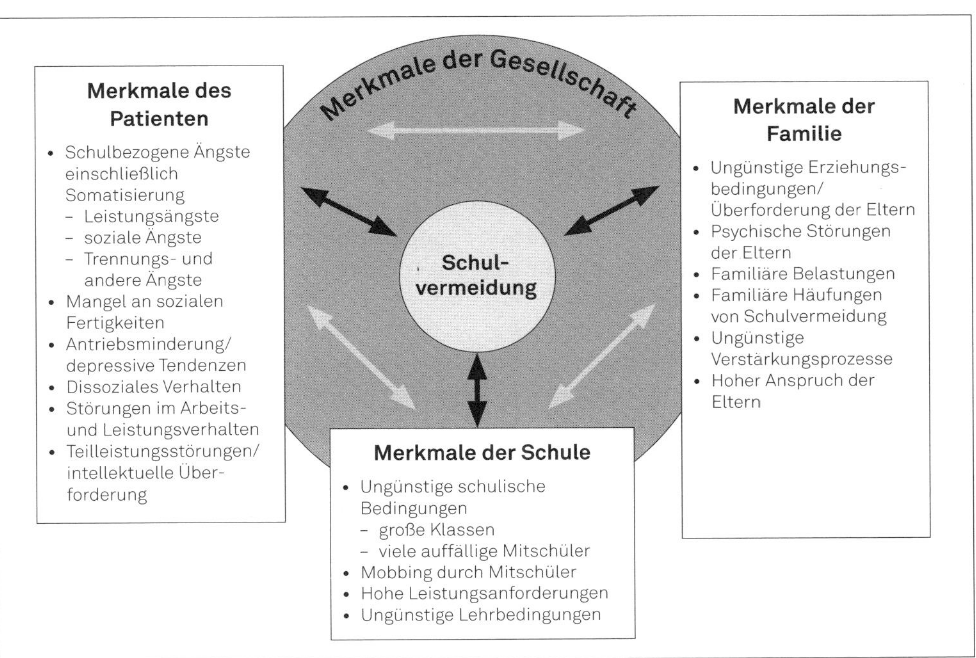


**Abbildung 1:** Ätiopathogenetisches Modell von Schulvermeidung (modifiziert nach Carr, 1999; Ihle et al., 2003; Walter & Döpfner, 2009a)

Psychische Auffälligkeiten häufig

*Merkmale des Patienten.* Wie berichtet, weist die Mehrheit der Kinder und Jugendlichen mit Schulvermeidung psychische Auffälligkeiten auf, die die Wahrscheinlichkeit von schwerem schulvermeidenden Verhalten erhöhen (Egger et al., 2003; Heyne & Sauter, 2013; Ingul & Nordahl, 2013; Kearney & Albano, 2004; McShane et al., 2001). Neben voll ausgeprägten psychischen Störungen können aber auch subklinische Symptome wie Selbstwertprobleme, Versagensängste, Affektlabilität oder verschiedene Formen von Somatisierungstendenzen, aber auch Schlafprobleme zu schulvermeidendem Verhalten beitragen. Häufig findet sich auch ein Wechselspiel zwischen somatischen Symptomen, psychischen Auffälligkeiten und Schulvermeidung (Heyne, 2006; Heyne et al., 2004; Hochadel et al., 2014; Kearney & Albano, 2004; Lounsbury et al., 2004; McShane et al., 2001; Richards & Hadwin, 2011; Thambirajah et al., 2007). Wie die Great Smokey Mountain Study zeigt, finden sich bei Patienten mit Schulvermeidung deutlich häufiger Beziehungs- und Interaktionsschwierigkeiten mit Gleichaltrigen. Sie zeigen häufig einen ausgeprägten Mangel an sozialen Fertigkeiten, haben insgesamt wenig Kontakt zu Gleichaltrigen und sind häufiger in Gleichaltrigenkonflikte involviert (Egger et al., 2003; Kearney, 2008b; McShane et al., 2001). Schließlich begünstigen auch Störungen im Arbeits- und Leistungsverhalten, intellektuelle Überforderung und Teilleistungsstörungen Schulvermeidung (McCluskey et al., 2004; McShane et al., 2001; Walter et al., 2010a; Walter et al., 2010b). Auch ist Schulvermeidung mit zunehmendem Alter häufiger (Maric et al., 2012).

Gleichaltrigenprobleme

*Merkmale der Familie.* Etliche Studien identifizieren dysfunktionales elterliches Erziehungsverhalten als weiteren relevanten Faktor: Hier wurde gehäuft überprotektives, aber auch vernachlässigendes, wenig kontrollierendes und nachgiebiges Erziehungsverhalten gefunden (Heyne, 2006; Heyne et al., 2019; Heyne et al., 2004; McShane et al., 2001; Thambirajah et al., 2007). Eltern kümmerten sich weniger um schulische Belange ihrer Kinder und hatten insgesamt weniger elterliche Kontrolle (Brand & O'Connor, 2004; Chapman, M.V., 2003; Crowder & South, 2003; Franklin & Soto, 2002; Henry, 2007; Martinez et al., 2004; Reid, 2007; Teasley, 2004). Mehrere Studien zeigen auf, dass in Familien mit schulvermeidenden Kindern und Jugendlichen häufiger belastete und distanzierte Beziehungen und intrafamiliäre Verstrickungen vorherrschen (Chapman, G., 2007; Heyne, 2006; Heyne et al., 2004; Kearney, 2016; Lagana, 2004; McShane et al., 2001; Thambirajah et al., 2007). Eine Reihe von Studien zu familiären Bedingungen von Schulvermeidung verweist auf eine hohe Rate psychischer Störungen bei den Eltern. So fanden McShane und Mitarbeiter (2001) in ihrer Untersuchung, dass 53 % der Mütter und 34 % der Väter selbst psychisch erkrankt waren, zudem fanden sich auch gehäuft körperliche Erkrankungen der Eltern. Martin et al. (1999) fanden an einer Kohorte von Kindern und Jugendlichen mit angstbedingter Schulvermeidung eine erhöhte Rate von Eltern mit Panikstörungen und Agoraphobien, ähn-

Belastete Familien

liche Ergebnisse berichten auch Berg et al. (1993), die zusätzlich noch gehäuft depressive Störungen bei den Müttern fanden. Eine Reihe von Untersuchungen zeigt, dass Patienten mit Schulvermeidung vermehrt aus Familien mit getrennt lebenden Eltern entstammen und die Eltern häufig selbst die Schule abgebrochen haben (Heyne, 2006; Heyne et al., 2019; Heyne et al., 2004; Kearney, 2016; McShane et al., 2001; Orfield, 2004; Walter et al., 2010a; Walter et al., 2010b). Auch Armut war mit Schulvermeidung assoziiert (Chapman, M.V., 2003; Zang, 2003). Insgesamt scheinen Änderungen innerhalb des Familiensystems (beispielsweise Trennung der Eltern, Traumatisierung, Erkrankungen) mit schulabsentem Verhalten assoziiert (Suveg et al., 2005). Zudem finden sich in den betroffenen Familien auch gehäuft ungünstige Verstärkerprozesse derart, dass schulvermeidendes Verhalten durch Entlastung und vermehrte Annehmlichkeiten (z.B. Fernsehen gucken, Handy spielen, nachmittags Freunde treffen) verstärkt wird, während Bewältigungsverhalten wie zumindest teilweiser Schulbesuch nur unzureichend oder überhaupt nicht verstärkt wird (Kearney & Albano, 2004). Auch überzogene elterliche Leistungserwartungen können Schulvermeidung bahnen.

Erzieherische Überforderung der Eltern

Insgesamt verdeutlichen die o.g. Befunde, dass Kinder und Jugendliche mit Schulvermeidung häufig aus belasteten Familien stammen und die Eltern selbst erzieherisch überfordert sind.

*Merkmale der Schule.* Was schulische Faktoren anbelangt, so zeigen die vorliegenden Befunde, dass eine Reihe ungünstiger schulischer Bedingungen Schulvermeidung begünstigen, auslösen oder aufrechterhalten können (Kearney, 2008b, 2016). So konnten Jimerson et al. (2000) sowie Lee und Burkham (2003) zeigen, dass Schüler aus kleineren Schulen und kleineren Klassengrößen eine geringere Wahrscheinlichkeit aufweisen, der Schule fernzubleiben. Zudem spielt auch das Schulklima eine wichtige Rolle, also das Ausmaß, in dem sich die Schüler sicher, akzeptiert, wertgeschätzt und respektiert fühlen (Brookmeyer et al., 2006; Green et al., 2012; Grills-Taquechel et al., 2010; Kearney, 2008b; Modin & Ostberg, 2009; Wang, 2009; Wang et al., 2010). Exemplarisch sei die Studie von Brookmeyer et al. (2006) aufgeführt, die eine sehr großen Kohorte von $N$=6.397 Schülerinnen und Schüler im Alter von durchschnittlich 15,5 Jahren und aus 125 Schulen untersuchten. Sie fanden einen statistisch signifikanten, negativen Zusammenhang zwischen Schulklima, Klassen- und Schulgröße auf der einen und Schulanwesenheit auf der anderen Seite. Nicht selten ist es für Schulen auch entlastend, wenn gerade auffällige Schüler nicht im Unterricht anwesend sind, sodass mit entsprechenden Reaktionen zugewartet wird. Auch eine längere Suspendierung vom Unterricht ohne verbindliche Klärung des weiteren Prozedere kann dazu führen, dass der betreffende Schüler nicht zurück im Unterricht erscheint. Befunde zu Mobbing (Olweus, 2009) zeigen, dass solche Ereignisse das Risiko für Schulabwesenheit deutlich erhöhen (Davies & Lee, 2006; Heyne, 2006; Heyne

Klassenklima wichtig

Mobbing erhöht Risiko

& King, 2004; Kearney, 2008b; McShane et al., 2001; Thambirajah et al., 2007). So fanden Dake et al. (2003) bei Opfern von Mobbing deutlich höhere Schulabwesenheitsraten. Glew et al. (2005) konnten zeigen, dass Mobbingopfer sich mehr als doppelt so unsicher fühlten wie andere Mitschüler. Zudem gab in dieser Untersuchung jeder fünfte Schüler an, dass er im Fall von Mobbing der Schule fernbleiben würde, um diesem zu entgehen. Wichtig ist sicherlich, in Zusammenhang von „Mobbing" zu differenzieren zwischen objektivierbarem Mobbing und solchen Gleichaltrigenerfahrungen, die von den Betreffenden rasch mit „Mobbing" konnotiert sind, jedoch nicht als massive Übergriffe objektiviert werden können und sich eher als Ablehnungserfahrungen im Gleichaltrigenbereich darstellen, die aufgrund von enttäuschten Erwartungen oder Kränkungen als besonders belastend empfunden werden. Im Zuge der Digitalisierung muss auch zunehmend Cybermobbing in Betracht gezogen werden, das gerade im Jugendalter immer häufiger vorkommt – die Auswirkungen scheinen vergleichbar mit konventionellen Formen des Mobbings (Petermann & von Marées, 2013). Studien, die spezifisch den Zusammenhang zwischen Cybermobbing und Schulvermeidung untersuchen, stehen allerdings bislang aus.

Unterrichtsbedingungen

Auch die Qualität des Unterrichts steht in Zusammenhang mit Schulabwesenheit (Carr, 1999; Kearney, 2008b; Walter & Döpfner, 2009a). So steht ein als langweilig empfundener Unterricht, ein ungünstiger Lehrstil oder belastete Lehrer-Schüler-Beziehungen in Zusammenhang mit Fehlzeiten (Bridgeland et al., 2006; Carr, 1999; Conroy et al., 2006; Guare & Cooper, 2003; Havik et al., 2015; Henry & Huizinga, 2007; Valiente et al., 2008; Virtanen et al., 2009; Weisman & Gottfredson, 2001). Schließlich erhöhen Schulwechsel, etwa der Übergang zur weiterführenden Schule, das Risiko für Schulabwesenheit (Thambirajah et al., 2007).

*Merkmale der Gesellschaft.* Auch Merkmale der Gesellschaft tragen dazu bei, dass es vielen Kindern und Jugendlichen nicht gelingt, regelmäßig die Schule zu besuchen. In diesem Zusammenhang stellt der hohe Leistungsdruck in den westlichen Gesellschaften einen bedeutsamen Faktor dar, der dazu führt, dass ein beträchtlicher Anteil der Schüler versucht, sich der Schule zu entziehen, weil sie dem Druck nicht länger standhalten (Heyne, 2006). Zudem erhalten Schüler mit Fehlzeiten häufig gar keine oder keine geeignete professionelle Unterstützung; Krankschreibungen aufgrund von Somatisierungstendenzen oder unklaren Beschwerden tragen zur Chronifizierung bei (Heyne, 2006; Heyne & King, 2004; Thambirajah et al., 2007). Auch eine mangelnde Abstimmung zwischen den beteiligten Instanzen (v. a. zwischen Schule und Elternhaus) trägt zu Fehlzeiten bei (Walter & Döpfner, 2009a). So fanden Guare und Cooper (2003) in ihrer Untersuchung von Kindern und Jugendlichen mit Schulvermeidung, dass in 57,9 % aller Fälle von unentschuldigtem Fehlen die betroffene Schule gar nicht die Eltern informiert hatte. 51 % der Schüler mit Fehlzeiten gaben an,

Krankschreibung ungünstig

Ungeeignete professionelle Unterstützung

dass sie von der Schule nicht darauf angesprochen worden waren. 74,4 % der Betroffenen erhielten keinerlei negative Rückmeldung von ihrer Schule (Guare & Cooper, 2003). Auch in einer Studie von Davies und Lee (2006) berichteten Eltern von schulvermeidenden Kindern und Jugendlichen von unzureichender Kommunikation zwischen Eltern und Schule.

**Unzureichende Abstimmung begünstigt Fehlzeiten**

## 1.4 Verlauf

**Hohes Entwicklungsrisiko**

Schulvermeidung bedeutet eine erhebliche Entwicklungsgefährdung der betroffenen Kinder und Jugendlichen (Heyne & Sauter, 2013). Viele Schüler mit schulvermeidendem Verhalten nehmen unbehandelt einen ungünstigen Verlauf (Burton et al., 2014; Fremont, 2003; Maynard et al., 2015b). King et al. (1998) etwa konnten in einer kleinen, randomisiert-kontrollierten Studie an $n=34$ Schülern zwischen 5 und 15 Jahren zeigen, dass die nicht behandelten Patienten der Wartelistenkontrollbedingung mehrheitlich nicht remittierten, sondern die Schulvermeidung chronifizierte. Kurzfristig begünstigt oder verstärkt Schulvermeidung intrafamiliäre Konflikte (Bernstein & Borchardt, 1996; Heyne & Rollings, 2002; Kearney, 2001; Kearney & Bensaheb, 2006; McAnanly, 1986; Ollendick & King, 1990) und führt auch auf der Ebene der Lehrkräfte in der Schule zu erhöhtem Stresserleben (McAnanly, 1986). Verschiedene Arbeiten zeigen auf, dass Fehlzeiten in der Schule einen negativen Einfluss auf Lern- und Arbeitsverhalten haben und so das Risiko von Schulabbrüchen deutlich erhöhen (Alexander et al., 2001; Byrnes & Reyna, 2012; Carroll, 2010; Christle et al., 2007; Gottfried, 2014; Kearney & Spear, 2012; King et al., 1996; Lamdin, 1996; Naylor et al., 1994; Rumberger et al., 1990). Etliche Untersuchungen der letzten Jahrzehnte fanden bei Kindern und Jugendlichen mit Schulvermeidung in der Folgezeit ein schlechteres Funktionsniveau und eine schlechtere soziale Eingebundenheit, umso mehr im Falle nicht heterosexueller Orientierung (Attwood & Croll, 2006; Berg, 1980, 2002; Berg et al., 1976; Burton et al., 2014; Hersov, 1960; Place et al., 2002; Valles & Oddy, 1984). Zudem gibt es ältere Befunde, die zeigen, dass die soziale Eingebundenheit im Erwachsenenalter vor dem Hintergrund sozialer Unsicherheit reduziert ist. Im Erwachsenenalter resultieren eine höhere Arbeitslosigkeit, häufigere soziale und Partnerschaftsschwierigkeiten, ein geringeres Bildungsniveau, weniger Einkünfte sowie der häufigere Bezug von Sozialleistungen (Baker & Wills, 1979; Burke & Silverman, 1987; Fremont, 2003; Garry, 1996; King et al., 1996; Kogan et al., 2005; Richtman, 2007; Sheldon & Epstein, 2004; Tramontina et al., 2001; Valles & Oddy, 1984). Mehrere Studien, die Kinder und Jugendliche mit Schulvermeidung über einen Zeitraum von 10 bis 29 Jahren nach Therapieende untersuchten zeigen eindeutig auf, dass Schulvermeidung das Risiko psychischer Auffälligkeiten im Jugend- und Erwachsenenalter erhöht (Berg et al., 1976; Berg &

Jackson, 1985; Buitelaar et al., 1994; Flakierska-Praquin et al., 1997; Flakierska et al., 1988; Hibbett & Fogelman, 1990; McCune & Hynes, 2005). Patienten mit Schulvermeidung zeigen eine erhöhte Rate delinquenter Verhaltensweisen wie Drogenabusus und aggressives Verhalten (Bell et al., 1994; McCluskey et al., 2004).

Unbehandelt ungünstiger Verlauf

Insgesamt zeigen die aufgeführten Ergebnisse, dass Kinder und Jugendliche mit Schulvermeidung ein hohes Entwicklungsrisiko aufweisen und unbehandelt häufig einen ungünstigen Verlauf nehmen. Dabei darf nicht außer Acht gelassen werden, dass die Ein- und Ausschlusskriterien der o.g. Studien variieren, viele der dargestellten Untersuchungen bereits älter sind und im amerikanischen Sprachraum durchgeführt wurden. Es ist damit letztendlich ungeklärt, ob diese Ergebnisse auch auf den europäischen Raum ausgedehnt werden können. Allerdings zeigen beispielsweise die epidemiologischen Zahlen auch, dass inner- und außereuropäische Ergebnisse durchaus vergleichbar sind.

Die vorliegenden Befunde, die allerdings mehrheitlich auf der Basis aus frühen Studien an kleineren Stichproben abgeleitet wurden, deuten bislang darauf hin, dass folgende Faktoren prognostisch günstig erscheinen: akuter Beginn, jüngeres Alter, geringe Fehlzeiten, frühe professionelle Hilfe, geringe Rate psychischer Störungen und geringes Ausmaß an Vermeidungsverhalten (Knollmann et al., 2010; Lehmkuhl et al., 2003). Hier ist allerdings mehr Forschungsaktivität notwendig.

## 1.5 Therapie

Die Erforschung der Wirksamkeit von Interventionen zur Behandlung von Schulvermeidung hat eine lange Geschichte. So liegen zur Frage der Evidenz von Interventionen zur Behandlung von Schulvermeidung bereits viele Arbeiten vor, die teilweise bereits vor mehreren Jahrzehnten publiziert wurden. Es wurden sehr unterschiedliche Ansätze erprobt, so wurden tiefenpsychologische, spieltherapeutische, familientherapeutische, kognitiv-behaviorale und pharmakologische Interventionen geprüft. Die Mehrheit der Studien darf allerdings nur zurückhaltend interpretiert werden, da sie eine Reihe von erheblichen methodischen Schwächen aufweisen. Viele dieser Studien wurden an sehr kleinen Kohorten durchgeführt (beispielsweise existieren mehr als 40 Einzelfallstudien; Pina et al., 2009), häufig fehlt eine Kontrollbedingung. Darüber hinaus gibt es nur sehr wenige Arbeiten, welche die Stabilität von Veränderungen prüfen.

Studien häufig methodische Mängel

Inzwischen liegen einige Übersichtsarbeiten zu psychotherapeutischen und pharmakologischen Interventionen vor, die einen guten Überblick über die aktuelle Evidenzlage bieten (Blagg, 1987; Elliott & Place, 2017; King et al.,

2000; King & Bernstein, 2001; Lenzen et al., 2016; Maynard et al., 2015a; Pina et al., 2009; Tobon et al., 2018; Walter & Döpfner, 2009a). Zudem wurde 2015 eine erste Metaanalyse zur Behandlung von Schulvermeidung publiziert (Maynard et al., 2015b). Insgesamt zeichnet sich eine deutliche Überlegenheit in der Evaluation kognitiv-behavioraler Interventionen ab, während es zum aktuellen Zeitpunkt keine Hinweise auf die Wirksamkeit anderer psychotherapeutisch-pädagogischer Interventionen anhand von kontrollierten Studien gibt. Bis dato liegen insgesamt sieben publizierte Gruppenstudien zur Wirksamkeit kognitiv-behavioraler Interventionen vor, sieben weitere Gruppenstudien prüfen den zusätzlichen Effekt pharmakologischer Interventionen. Diese Studien werden im Folgenden kurz dargestellt.

In der ersten kontrollierten Studie vergleichen (Berg & Fielding, 1978) die Wirksamkeit von drei- gegenüber sechsmonatiger stationärer Therapie an $N=32$ Patienten mit Schulvermeidung, die durchschnittlich 13 Jahre alt waren. Patienten mit expansiven Störungen wurden ausgeschlossen. Die multimodale, nicht manualisierte Therapie umfasste eine nicht näher beschriebene Mischung aus supportiver Psychothererapie, sozialem Fertigkeitentraining, Milieutherapie und familientherapeutischen Interventionen. Es fanden sich keine Unterschiede zwischen den Gruppen, auch nicht im Follow-up-Zeitraum, der 24 Monate umfasste. Diese Studie gibt also Hinweise darauf, dass eine längere stationäre Therapie nicht notwendigerweise wirkungsvoller als eine umschriebene Therapie ist.

Blagg und Yule (1984) untersuchten in einer nicht randomisierten Studie die Wirksamkeit von drei unterschiedlichen Interventionen an insgesamt $N=66$ Patienten mit Schulvermeidung im Alter von 11 bis 16 Jahren. Auch in dieser Studie wurden Kinder und Jugendliche mit expansiven Störungen ausgeschlossen. $N=30$ Schüler erhielten eine ambulante, nicht manualisierte kognitiv-behaviorale Therapie über durchschnittlich 2,5 Wochen, wobei die Intensität dieser Therapie nicht näher beschrieben wurde. Eine weitere Gruppe von $N=16$ Patienten erhielt eine stationäre, nicht behaviorale Therapie inklusive Besuch der Klinikschule über durchschnittlich 45,3 Wochen. Die dritte Gruppe mit insgesamt $N=20$ Patienten bekamen eine nicht behaviorale 14-tägige Beratung bei einem Kinder- und Jugendpsychiater und Sozialarbeiter, zudem erhielten sie eine Hausbeschulung. Die mittlere Behandlungsdauer dieser dritten Gruppe betrug $M=72{,}1$ Wochen. Die Gruppen unterschieden sich nicht bedeutsam zu Behandlungsbeginn. Zu Behandlungsende besuchten 83 % der KVT-Gruppe, 31 % der stationär behandelten und 0 % der hausbeschulten Patienten weitgehend regelmäßig die Schule. 1,1 bis 1,7 Jahre nach Therapieende lagen die Schulbesuchsraten dieser drei Gruppen bei 93 %, 38 % und 10 %. Diese Ergebnisse zeigen zum einen, dass eine zeitlich fokussierte, ambulante kognitiv-behaviorale Therapie einer fast einjährigen stationären Routinetherapie mit Klinikbeschulung überlegen sein kann, zudem verdeutlicht sie, dass von einer Hausbeschulung zur Behandlung von Schulvermeidung mit dem Ziel der schulischen Wiedereingliederung abzuraten ist.

Last et al. (1998) randomisierten $N = 56$ Kinder und Jugendliche mit Schulvermeidung zwischen 6 und 17 Jahren, die eine Angststörung hatten und bei denen depressive und expansive Störungen ausgeschlossen worden waren, in zwei Gruppen. Während die erste Gruppe eine manualisierte kognitiv-behaviorale Therapie mit durchschnittlich einer Sitzung wöchentlich über insgesamt 12 Wochen erhielt, bekamen Patienten der zweiten Gruppe eine vergleichbar intensive Mischung aus manualisierter Erziehungsberatung und supportiver Therapie inklusive täglichem Protokollieren der Angstintensität. Nach Therapieende besuchten 65 % der ersten und 48 % der zweiten Gruppe wenigstens 95 % der Zeit die Schule, diese Gruppenunterschiede waren statistisch aber nicht signifikant. Auch komorbide psychische Auffälligkeiten verminderten sich in beiden Gruppen weitgehend gleichermaßen. Diese Ergebnisse bleiben in einem sehr kurzen 4-Wochen-Follow-up stabil. Diese Studie, die zwei gleichintensive Interventionen vergleicht zeigt wiederum, dass kognitiv-behaviorale Therapie deutliche Verbesserungen erbringt. Sie verdeutlicht aber auch, dass auch nicht behaviorale Interventionen ähnliche Verbesserungen erbringen können und wirft die Frage nach der Spezifität der eingesetzten Interventionen und nach unspezifischen Therapieeffekten auf, die mit dieser Studie aber nicht beantwortet werden können.

King et al. (1998) randomisierten $N = 34$ Patienten mit Schulvermeidung mit verschiedenen Angststörungen zwischen fünf und 15 Jahren in zwei Gruppen: Gruppe 1 erhielt eine manualisierte kognitiv-behaviorale Therapie unter Einbezug von Eltern und Lehrern. Die Patienten bekamen über einen Zeitraum von vier Wochen insgesamt sechs Sitzungen, die Eltern weitere fünf Beratungstermine, ein weiterer Termin fand in der Schule mit Lehrern der Schule statt. Gruppe 2 erhielt keine Therapie (Wartelistenkontrollgruppendesign). Zu Therapieende zeigten Patienten der ersten Gruppe eine deutliche Verminderung von Schulvermeidung (94 % Schulanwesenheit) und Angstintensität, während Gruppe 2 sich gar nicht oder nur geringfügig veränderte. Diese Änderungen blieben im Katamnese-Zeitraum von drei Monaten sowie drei und fünf Jahre nach Therapieende stabil (King et al., 2001). Diese Untersuchung untermauert frühere Ergebnisse zur Wirksamkeit kognitiv-behavioraler Therapie, hier im Vergleich zu einer Nichtbehandlung. Zudem zeigt die Studie von King und Mitarbeitern, dass solche Veränderungen über einen Zeitraum von fünf Jahren stabil bleiben können.

Kearney und Silverman (1999) teilten in einer Studie an einer kleinen Fallzahl insgesamt $N = 8$ schulvermeidende Kinder und Jugendliche, die durchschnittlich 11 Jahre alt waren und verschiedene Angststörungen aufwiesen, in zwei Gruppen auf: Beide Gruppen erhielten eine kognitiv-behaviorale Therapie, die stark an den funktionalen Bedingungen von Schulvermeidung ansetzte, die in folgende vier Kategorien aufgeteilt wurden und mittels eines standardisierten Fragebogens im Selbst- und Elternurteil erfasst wurden: (1) Vermeidung negativer Affektivität, (2) Vermeidung von sozialen und Bewertungssituationen, (3) Aufmerksamkeitssuchendes Verhalten, (4) Aufsuchen von attraktiveren Tätigkeiten außerhalb der Schule. Die Therapie der ersten Gruppe war sehr fokussiert (4 bis 11 Sitzungen) und basierte auf derjenigen zugrunde liegenden Bedingung, die den höchsten Anteil in der Genese der Schwierigkeiten hatte (z.B. Schulvermeidung, um vorwiegend soziale oder Bewertungssituationen zu vermeiden), während die Therapie der zweiten Gruppe maximal zwei Sitzungen länger dauern durfte als diejenige aus der ersten Gruppe und auf der am wenigsten relevanten funktionalen Bedingung basierte. Es zeigte sich eine deutliche Verminderung von Fehlzeiten und Angstsymptomatik in Gruppe 1, während Patienten aus Gruppe 2 sich nicht veränderten oder verschlechterten. Die Ergebnisse blieben über einen Zeitraum von sechs Monaten weitgehend stabil. Diese Ergebnisse müssen aufgrund der geringen Stichprobengröße sicherlich zurückhaltend interpretiert werden, allerdings geben Sie Hinweise darauf, dass eine kognitiv-behaviorale Therapie, die sehr stark an den funktionalen Bedingungen der Schulvermeidung ansetzt, sehr wirkungsvoll sein kann.

Heyne et al. (2002) randomisierten $N=65$ Schulvermeider mit verschiedenen Angststörungen, die 7 bis 14 Jahre alt waren in drei Gruppen, die alle eine manualisierte kognitiv-behaviorale Therapie über vier Wochen erhielten: Patienten der ersten Gruppe bekamen eine reine kindzentrierte Therapie mit 8 Sitzungen, Teilnehmer der zweiten Gruppe bekamen eine Mischung aus eltern- und lehrerzentrierten Interventionen mit ebenfalls 8 Sitzungen, Gruppe 3 erhielt eine Kombination aus den Interventionen der ersten beiden Gruppen mit insgesamt 16 Sitzungen. In allen drei Gruppen zeigten sich bei Therapieende deutliche Verbesserungen. Kinder der kombinierten Gruppe hatten höhere Schulanwesenheitszeiten als diejenigen in der Gruppe der rein kindzentrierten Interventionen. Auch das reine Eltern-/Lehrertraining war effektiver als die kindzentrierte Therapie. Allerdings fanden sich keine signifikanten Unterschiede zwischen der Gruppe mit reinem Eltern-/Lehrertraining und der kombinierten Gruppe. Diese Unterschiede zwischen den Gruppen waren in einem 4,5-Monats-Follow-up nicht mehr sichtbar. Diese Ergebnisse untermauern die o.g. Ergebnisse zur Wirksamkeit und Nachhaltigkeit kognitiv-behavioraler Interventionen. Auch zeigen sie, dass der Einbezug von Eltern und Lehrern kurzfristig wirkungsvoller zu sein scheint als reine kindzentrierte Interventionen. Allerdings nivellieren sich diese Unterschiede, zudem war in dieser Studie die Intensität der Therapie in der Gruppe der Patienten, die eine Kombination von patienten-, eltern- und lehrerzentrierten Interventionen erhielt, doppelt so hoch. Diese erwartungswidrigen Ergebnisse werfen wiederum die Frage nach differenziellen Effekten auf – so könnte in dieser Gruppe von Angstpatienten möglicherweise v. a. Art und Ausmaß von Expositionssitzungen für den Erfolg ausschlaggebend sein – eine Frage, die zukünftige Studien noch klären müssen.

In der letzten Gruppenstudie zur Prüfung der Wirksamkeit von vorwiegend pädagogisch-therapeutischen Interventionen randomisierten Reissner et al. (2015b) $N = 112$ Patienten mit Schulvermeidung aus der kinder- und jugendpsychiatrischen Ambulanz der Uniklinik Essen zwischen 8 und 17 Jahren mit gemischten psychischen Störungen und 60 % schulischen Fehlzeiten innerhalb der letzten Woche in zwei Gruppen: Teilnehmer der ersten Gruppe erhielten eine niederfrequente manualisierte Therapie mit durchschnittlich 21 Sitzungen (davon durchschnittlich 14 Sitzungen spezifische kognitiv-behaviorale Interventionen, die restlichen Sitzungen umfassten Familien- und schulische Beratung sowie ein psychoedukatives Sportprogramm). Gruppe 2 erhielt eine ambulante Routineberatung bei niedergelassenen Kinder- und Jugendpsychiatern mit durchschnittlich knapp vier Terminen. Zudem besuchte ein Teil der Probanden in beiden Gruppen die Klinikschule, einige Patienten beider Gruppen erhielten zusätzlich psychopharmakologische Interventionen. In den 12 Monaten nach Einschluss in die Studie wurden 21 Patienten stationär in einer Kinder- und Jugendpsychiatrie behandelt. 6 Monate nach Studienbeginn zeigte sich in beiden Gruppen eine deutliche Verminderung von Schulabwesenheit, die nach weiteren 6 Monaten weiter zurückgegangen war auf 65 % Schulanwesenheit in der ersten und 61 % in der zweiten Gruppe. Beide Gruppen unterschieden sich also nicht signifikant im Verlauf. Es ist sehr begrüßenswert, dass nun auch in Deutschland eine größere Gruppenstudie an einer Inanspruchnahme-Population zur Behandlung von Schulvermeidern vorliegt. Die Ergebnisse legen auf den ersten Blick den Schluss nahe, dass auch eine sehr niederfrequente Beratung sehr starke Verbesserungen bringen kann und einer intensiveren multimodalen Therapie nicht notwendigerweise überlegen ist. Betrachtet man sich die Studie im Detail, so zeigt sich aber, dass eine große Gruppe der Teilnehmer ($N = 52$ von $N = 112$, also fast die Hälfte) im Verlauf der Studie nicht mehr erreichbar waren und von ihnen keine Verlaufsdaten vorliegen. Daher können Verzerrungen der Ergebnisse nicht ausgeschlossen werden. Zudem findet eine große Mischung von Interventionen (Inhalt der beiden Therapiebedingungen, Setting – ambulant, stationär –, Intensität) statt, was die Vergleichbarkeit und auch Rückschlüsse auf spezifische Interventionen erschwert. Vor diesem Hintergrund müssen diese Ergebnisse sicherlich mit deutlicher Zurückhaltung interpretiert werden.

Insgesamt zeigen die aufgeführten Studien zum einen, dass ambulante kognitiv-behaviorale Interventionen zu einer deutlichen Verminderung von Schulvermeidung und psychischen Auffälligkeiten führen, die auch über einen Katamnese-Zeitraum von bis zu fünf Jahren stabil bleiben. Vor diesem Hintergrund erscheint die ambulante kognitiv-behaviorale Therapie zum aktuellen Zeitpunkt als Methode der ersten Wahl. Allerdings muss einschränkend gesagt werden, dass Patienten mit expansiven Störungen mehrheitlich ausgeschlossen wurden und daher unklar ist, inwiefern diese Empfehlungen auch für diese Patienten gelten.

**Kognitiv-behaviorale Therapie als Methode der Wahl**

Demgegenüber scheine eine Hausbeschulung erwartungsgemäß zu keiner Verbesserung von Schulanwesenheitszeiten zu führen und sollte daher nicht erwogen werden. Zum anderen zeigen die obigen Studien auch, dass eine nicht kognitiv-behavioral ausgerichtete stationäre Behandlung einer ambulanten kognitiv-behavioralen Therapie unterlegen ist und dass auch eine längere Dauer der stationären Therapie nicht zu besseren Effekten führt. Vor diesem Hintergrund wäre daher eine ambulante kognitiv-behaviorale Therapie einer stationären Standardtherapie klar zu bevorzugen. Inwieweit dies auch für eine kognitiv-behavioral ausgerichtete stationäre Therapie gilt, kann durch diese Studien nicht beantwortet werden. In diesem Zusammenhang erscheinen die Studien der Arbeitsgruppe um Walter und Mitarbeiter aufschlussreich, die in mehreren einarmigen Studien zeigen konnten, dass eine stationäre, kognitiv-behaviorale Intensivtherapie von durchschnittlich fast acht Wochen bei Jugendlichen mit schwerer, chronischer Schulvermeidung und einer Vielzahl psychischer Auffälligkeiten eine deutliche Verminderung von Schulvermeidung und psychischen Auffälligkeiten erbringen kann und dass diese Effekte auch über ein 9-Monats-Follow-up (in dem ein großer Anteil von Patienten weiterhin ambulante kognitiv-behaviorale Therapie bekam) weitgehend stabil bleiben (Walter et al., 2011, 2013a; Walter et al., 2014; Walter et al., 2010a; Walter et al., 2010b). Mit etwa 90 % vollständigem Schulbesuch bei Entlassung erscheinen diese Ergebnisse an sehr stark beeinträchtigten schulvermeidenden Patienten vergleichbar mit denen der o.g. Studien zu ambulanter kognitiv-behavioraler Therapie bei Patienten mit mehrheitlich leichteren Formen von Schulvermeidung.

**Hausbeschulung ist kontraindiziert**

**Stationäre, kognitiv-behaviorale Therapie in schweren Fällen sinnvoll**

Schließlich lassen die oben aufgeführten Gruppenstudien keinen Rückschluss zu, welchen Anteil an den Veränderungen auch unspezifische Faktoren wie Erwartungshaltungen oder die therapeutische Beziehung spielen. Weitgehend unklar bleibt auch die Frage nach der Spezifität der Interventionen, d.h. welchen Anteil an den Veränderungen spezifische kognitiv-behaviorale Strategien haben (z.B. soziales Fertigkeitentraining, graduierte Expositionen) oder durch welche Mediatoren diese Veränderungen erklärt werden können. Diese Fragen müssen zukünftige Studien klären. Auch zur Frage der Vorhersage von Therapieeffekten existiert bislang nur wenig Evidenz, allerdings scheint der Behandlungserfolg ambulanter Therapie bei Jugendlichen mit sozialer Phobie geringer (Bernstein et al., 2001; Heyne et al., 2011; McShane et al., 2004). Einige Autoren fanden auch, dass stark beeinträchtigte Jugendliche (hohe Fehlzeiten, beglei-

**Spezifität der Behandlungseffekte unklar**

tende Komorbidität) weniger von ambulanter Therapie profitierten (Bernstein et al., 2001; Last et al., 1998; Layne et al., 2003; McShane et al., 2004). Demgegenüber fanden Walter und Mitarbeiter keinen Zusammenhang zwischen Schulabsentismus bei Therapiebeginn und bei Therapieende bei Jugendlichen, die stationär behandelt wurden (Walter et al., 2013b). Die stärker beeinträchtigten Jugendlichen profitierten also nicht am wenigsten und umgekehrt. Inwieweit diese Ergebnisse, die an ambulant behandelten Kohorten gefunden wurden, auf stationär behandelte Patienten übertragen werden können, ist also fraglich. Zudem wurde bislang der Einfluss schulischer Bedingungen nicht untersucht. Insgesamt ist also in dem Bereich differenzieller Effekte weitere Forschung notwendig.

An dieser Stelle soll nun der Frage nachgegangen werden, inwieweit eine medikamentöse Therapie zusätzlich zu Psychotherapie einen Effekt erbringen kann (vgl. Tobon et al., 2018). Insgesamt wurden sieben Gruppenstudien publiziert, die an mehr als 300 Patienten die zusätzliche Wirksamkeit von Antidepressiva (Trizyklika und Selektive Serotonin-Wiederaufnahmehemmer) sowie von Benzodiazepinen bei paralleler Psychotherapie untersuchten. Diese lassen sich wie folgt zusammenfassen:

- Bernstein et al. (1990) behandelten zunächst $N=17$ Patienten im Alter von 7 bis 18 Jahren mit einer ängstlich-depressiven Schulvermeidung in einer offenen Studie. Alle Patienten erhielten eine nicht näher bezeichnete Psychotherapie und bekamen zusätzlich eine pharmakotherapeutische Behandlung: $N=10$ erhielten ein Benzodiazepin (Alprazolam), die anderen $N=7$ bekamen ein TCA (Imipramin). In beiden Gruppen fand sich eine moderate Verbesserung der psychischen Symptomatik, 60 % besuchten wieder die Schule. In einem zweiten Schritt randomisierten sie $N=24$ Patienten mit gleicher Symptomatik in drei Gruppen: Jeweils eine der Gruppen erhielt zusätzlich zu einer ambulanten Psychotherapie entweder Alprazolam oder Imipramin, die dritte Gruppe ein Medikamentenplacebo. In den beiden Verumgruppen zeigten sich vergleichbare, signifikant stärkere Verminderungen ängstlich-depressiver Symptome als in der Placebogruppe, während die Verbesserungen im Bereich Schulanwesenheit in allen drei Gruppen vergleichbar waren. Diese Studie widerspricht den Ergebnissen von Berney und Mitarbeitern (1981) und untermauert diejenigen der Arbeitsgruppe von Gittelman-Klein (1971, 1973), denn sie zeigt eine medikamentenbedingte zusätzliche Verbesserung im Bereich psychischer Auffälligkeiten, während sich kein zusätzlicher Nutzen in puncto Schulanwesenheit fand. Möglicherweise können diese Unterschiede auf unterschiedliche Dosierungen oder Stichprobenzusammensetzungen (Alter, psychische Beeinträchtigung) zurückgeführt werden. Zudem gibt diese kleine Studie Hinweise darauf, dass Effekte eines zusätzlichen Benzodiazepins vergleichbar mit denen eines Trizyklikums sein können.
- Bernstein et al. (2000) untersuchten ebenfalls den zusätzlichen Effekt eines TCA (Imipramin) im Vergleich zu einem Medikamentenplacebo

an einer Gruppe von $N=63$ Patienten mit ängstlich-depressiver Schulvermeidung im Alter zwischen 12 und 18 Jahren. Beide Gruppen erhielten zusätzlich acht Sitzungen ambulante, manualisierte, kognitiv-behaviorale Therapie unter Einbezug der Eltern. Die Gruppe der mit TCA behandelten Patienten zeigte stärkere und auch schnelle Raten an Schulanwesenheit (70,1% vs. 27,6% Schulanwesenheit nach 8 Wochen). Ängstlich-depressive Auffälligkeiten verminderten sich in beiden Gruppen, allerdings verminderte sich die depressive Symptomatik in der Experimentalgruppe stärker. Diese Effekte blieben über einen Follow-up-Zeitraum von 12 Monaten stabil, allerdings erfüllten weiterhin zwei Drittel der Patienten die Kriterien für eine Angst- und ein Drittel für eine depressive Störung (Bernstein et al., 2001). Wichtig erscheint in diesem Zusammenhang auch die Tatsache, dass die Mehrheit der Patienten im Follow-up-Zeitraum eine ambulante Psychotherapie bzw. eine medikamentöse Therapie bekam. Diese Studie untermauert ebenfalls die Mehrheit der o.g. Befunde, die Hinweise zeigen, dass eine antidepressive Medikation zusätzlich zu einer Psychotherapie einen zusätzlichen Effekt haben kann. Sie zeigt aber auch, wie hartnäckig und beeinträchtigt Patienten mit dieser Symptomatik sind.

- Bislang wurden zwei Arbeiten publiziert, die der Frage von Effekten einer zusätzlichen SSRI-Behandlung zu Psychotherapie bei Patienten mit Schulvermeidung nachgehen. Wu et al. (2013) randomisierten $N=75$ Patienten mit ängstlich-depressiver Schulvermeidung in zwei unverblindete Gruppen: Beide Gruppen erhielten eine manualisierte kognitiv-behaviorale Therapie, Gruppe 1 erhielt zusätzlich ein SSRI. Die Behandlung dauerte 12 Wochen. Beide Gruppen zeigten eine deutliche Steigerung der Schulanwesenheitsraten (72,2% Monotherapie vs. 82,1% in der Kombinationsgruppe) und psychischen Auffälligkeiten, allerdings fanden sich trotz einer kleinen Effektstärke zugunsten der Gruppe mit zusätzlicher medikamentöser Therapie keine statistisch signifikanten Unterschiede zwischen den Gruppen. Diese Studie konnte also keinen zusätzlichen Nutzen von SSRIs nachweisen.
- Melvin et al. (2017) schließlich randomisierten $N=62$ Patienten mit ängstlich-depressiver Schulvermeidung im Alter zwischen 11 und 16 Jahren, die alle kognitiv-behaviorale Therapie erhielten, in zwei Gruppen (Fluoxetin vs. Medikamentenplacebo). Auch hier fanden sich in beiden Gruppen deutliche Verminderungen von Schulvermeidung und psychischen Auffälligkeiten, allerdings fanden sich auch in dieser Studie keine statistisch signifikanten Unterschiede zwischen den Gruppen, obwohl eine leicht stärkere Verminderung in der Gruppe resultierte, die zusätzlich Fluoxetin erhielt.

**Antidepressiva zusätzlich zu ambulanter Psychotherapie möglicherweise sinnvoll**

Zusammenfassend zeigen die Befunde zu einer medikamentösen Therapie, die zusätzlich zu einer Psychotherapie gegeben wurde, ein inkonsistentes Bild. Es überwiegen die Befunde, dass bei Patienten mit Schulvermeidung und ängstlich-depressiven Symptomen trizyklische Antidepressiva (drei Studien) und auch Benzodiazepine (eine Studie) die Wirksamkeit einer nicht näher spezifizierten Psychotherapie und auch einer kognitiven Verhaltenstherapie erhöhen können. Die beiden Arbeiten, die bislang den zusätzlichen Effekt von SSRIs untersucht haben, zeigten zwar eine etwas stärkere Verbesserung in der Gruppe der mit zusätzlicher Medikation behandelten Kinder und Jugendlichen, allerdings wurden diese Unterschiede statistisch nicht signifikant – somit fehlt bislang der endgültige Nachweis, dass SSRIs einen zusätzlichen Effekt haben. Einschränkend muss für alle aufgeführten Studien festgestellt werden, dass die Stichprobenzusammensetzung recht unterschiedlich war, Patienten mit expansiven Symptomen in der Regel ausgeschlossen wurden, unterschiedliche Messinstrumente und auch Dosierungen der untersuchten Präparate eingesetzt wurden. Zudem wurden nur kleine Stichproben untersucht, diese Studien verfügten also über keine hinreichende statistische Power, um auch kleinere bis mittlere Unterschiede zwischen den Gruppen detektieren zu können. Vor diesem Hintergrund erscheinen hochwertige Studien mit hinreichend großen Strichproben, die auch längere Follow-up-Intervalle untersuchen, dringend erforderlich, um diese inkonsistenten Befunde zu prüfen.

Vielfach belegt ist, dass bei Kindern und Jugendlichen mit schweren Angst- und depressiven Störungen eine zusätzliche medikamentöse Therapie einer Mono-Psychotherapie überlegen ist (z. B. Cipriani et al., 2016; Taylor et al., 2017). Diese Tatsache und der Umstand, dass bei Patienten mit schwerer Schulvermeidung ein schnelles Handeln angezeigt ist, lässt ebenfalls den Versuch einer Medikation zusätzlich zu kognitiv-behavioraler Therapie bei Patienten mit Angst- bzw. depressiven Störungen und Schulvermeidung als sinnvoll erscheinen. Allerdings sollte dabei nicht außer Acht gelassen werden, dass inzwischen gut belegt ist, dass Trizyklika im Jugendalter wirkungslos sind (z. B. Jureidini et al., 2004), zudem sollten Benzodiazepine aufgrund ihres Abhängigkeitspotenzials nicht ambulant verordnet werden (z. B. Witek et al., 2005).

Für Schulvermeidung in Kombination mit anderen psychischen Störungen gibt es bislang keine empirischen Studien. Daher sollte auf Empfehlungen zu der jeweiligen psychischen Störung zurückgegriffen werden.

# 2 Leitlinien

## 2.1 Leitlinien zur Diagnostik und Verlaufskontrolle

Grundlage für die spezifische Diagnostik von Schulvermeidung ist zum einen der aktuelle Forschungsstand (vgl. Kapitel 1), zum anderen die allgemeine Diagnostik bei Kindern und Jugendlichen mit psychischen Störungen (Döpfner & Petermann, 2012). Darüber hinaus werden die national und international anerkannten Leitlinien für depressive und Angststörungen sowie für Störungen des Sozialverhaltens der American Academy for Child and Adolescent Psychiatry (American Academy of Child and Adolescent Psychiatry, 1997, 2007a, 2007b), des National Institutes for Health and Care Excellence (NICE, 2013, 2015, 2016) und der Deutschen Gesellschaft für Kinder- und Jugendpsychiatrie, Psychosomatik und Psychotherapie (Deutsche Gesellschaft für Kinder- und Jugendpsychiatrie und -psychotherapie, 2007, 2018) berücksichtigt. Zudem finden sich in anderen Bänden der Reihe Leitfaden Kinder- und Jugendpsychotherapie Hinweise zur Diagnostik und Verlaufskontrolle bezogen auf die jeweilige psychische Störung (v. a. ADHS, aggressiv-oppositionelles Verhalten im Kindesalter, PTBS, Depression, soziale und Leistungsängste).

Leitlinie L1

Tabelle 1 gibt einen Überblick über die Leitlinien zur Diagnostik und Behandlungsindikation von Kindern und Jugendlichen mit Schulvermeidung. Die Exploration von Eltern, Lehrern und des Kindes/Jugendlichen (vgl. Leitlinie L1 in Kapitel 2.1.1) steht im Zentrum der Diagnostik. Die Beteiligten sollten dabei gemeinsam und auch getrennt exploriert werden, auch eine differenzierte Exploration der Lehrer ist in Zusammenhang mit schulvermeidendem Verhalten sehr wichtig. Die Exploration des Kindes/Jugendlichen enthält auch eine Verhaltensbeobachtung während der Exploration oder auch in anderen Situationen (z. B. testpsychologische Untersuchung, Verhaltensexperimente im Feld) sowie eine psychopathologische Beurteilung. Da es sich bei Schulvermeidung nicht um eine eigenständige klinische Diagnose handelt, müssen assoziierte psychische Auffälligkeiten sorgfältig geprüft werden. Zusätzlich ist es wichtig, sich einen umfassenden Überblick über Kompetenzen und Ressourcen des Patienten, seiner Familie und auch des Schul- und Klassenumfelds zu verschaffen. Eine ausführliche Schulanamnese inklusive der Sichtung von Schulzeugnissen liefert häufig wertvolle Informationen über Beginn und Verlauf der Schwierigkeiten. Zudem sollte sich der Therapeut einen Überblick über den familiären und auch sozialen Hintergrund des Patienten und seiner Familie verschaffen und Beginn und Verlauf der psychischen Symptomatik, die mit der Schulvermeidung in Zusammenhang stehen, genau explorieren. Schließlich sollten auch Therapieerwartungen aller Beteiligten erfasst werden.

**Tabelle 1:** Leitlinien zur Diagnostik und Indikation von Kindern und Jugendlichen mit Schulvermeidung

| | |
|---|---|
| **L1** | Exploration des Patienten, seiner Eltern und Lehrer |
| **L1.1** | Exploration und Beobachtung der aktuellen Schulvermeidungssymptomatik des Kindes/Jugendlichen |
| **L1.2** | Exploration der begleitenden psychischen Symptomatik und diagnostische Abklärung |
| **L1.3** | Exploration der relativen Stärken, Kompetenzen, Interessen und positiven Eigenschaften des Kindes/Jugendlichen und weiterer wichtiger Bezugspersonen |
| **L1.4** | Exploration der Schulanamnese und der aktuellen schulischen Leistungen des Kindes/Jugendlichen (hauptsächlich Elternexploration) |
| **L1.5** | Exploration des familiären und sozialen Hintergrunds |
| **L1.6** | Exploration zur störungsspezifischen Entwicklungsgeschichte des Kindes/Jugendlichen (hauptsächlich Elternexploration) |
| **L1.7** | Exploration der Einstellungen zur Therapie |
| **L2** | Fragebogenverfahren zur Erfassung der schulvermeidenden sowie der komorbiden Symptomatik |
| **L3** | Weitere psychologische Diagnostik |
| **L4** | Integration der Ergebnisse der multimodalen Diagnostik, Problemdefinition und -analyse |
| **L5** | Verlaufskontrolle und Qualitätssicherung |
| **L6** | Indikationen für die Wahl des Behandlungssettings – Differenzielle Indikation zu ambulanter oder (teil-)stationärer Therapie |
| **L7** | Indikationen für eine multimodale Behandlung von Schulvermeidung |

**Leitlinie L2** Standardisierte Fragebogenverfahren (vgl. Leitlinie L2 in Kapitel 2.1.2) stellen eine wichtige Ergänzung zur Exploration der Beteiligten dar und erleichtern das weitere diagnostische Vorgehen. Diese Verfahren sind v.a. zur Erfassung der komorbiden psychischen Symptomatik hilfreich. Die Ergebnisse können dann zur vertieften Exploration genutzt werden.

**Leitlinie L3** Die weitere psychologische Diagnostik (vgl. Leitlinie L3 in Kapitel 2.1.3) umfasst zunächst eine ausführliche leistungsdiagnostische Überprüfung (Intelligenz und Teilleistungen), die bei Patienten mit Schulvermeidung grundsätzlich indiziert ist.

Nach Abschluss der Exploration und Diagnostik werden dann die Ergebnisse integriert – auf dieser Basis werden in kategorialen Klassifikationssystemen klinische Diagnosen gestellt (vgl. Leitlinie L4 in Kapitel 2.1.4). Anschließend wird mit den Beteiligten ein Konsens über die zunächst zu vermindernden Verhaltensprobleme erarbeitet und ein gemeinsames Störungsmodell für die Schulvermeidung entwickelt. Ausgehend von aktuellen Problemen, deren Funktionalität und den vorhandenen Ressourcen und Kompetenzen werden realistische und angemessene Therapieziele entwickelt.

Leitlinie L4

Die Leitlinie zu Verlaufskontrolle und Qualitätssicherung (vgl. Leitlinie L5 in Kapitel 2.1.5) beschreibt das Vorgehen zum Überprüfen von Veränderungen während der Therapie. Bei erwartungswidrigen Verläufen können Ursachen herausgearbeitet werden und das therapeutische Vorgehen kann angepasst werden.

Leitlinie L5

Die Leitlinie gibt eine Zusammenfassung über die Kriterien, die bei der Auswahl des Interventionssettings berücksichtigt werden sollten (vgl. Leitlinie L6 in Kapitel 2.2).

Leitlinie L6

Für die Reduktion etwaig weiterer Belastungen können zusätzliche Interventionen erforderlich sein (z. B. Paartherapie der Eltern, Schuldnerberatung, Psychotherapie eines weiteren Familienmitglieds). Zu den Behandlungsindikationen für diese einzelnen Interventionen (multimodale Behandlung) liefert Leitlinie L7 eine Zusammenfassung (vgl. Leitlinie L7 in Kapitel 2.2).

Leitlinie L7

## 2.1.1 Exploration des Kindes/Jugendlichen, seiner Eltern und Lehrer

Leitlinie L1 gibt eine Übersicht über Empfehlungen zur Exploration des Kindes/Jugendlichen, seiner Eltern und der Lehrer (vgl. auch M01, S. 122). Diese Exploration baut auf allgemeinen Explorationsleitlinien bei Kindern und Jugendlichen mit psychischen Störungen auf, die im Leitfaden zur Diagnostik psychischer Störungen bei Kindern und Jugendlichen dargestellt wurden (Döpfner & Petermann, 2012). Mit dem Patienten und den Eltern sollten alle Bereiche exploriert werden, während der Lehrer nur diejenigen Bereiche beurteilt, in die er im schulischen Rahmen involviert ist, also Leistungs- und Sozialverhalten im schulischen Kontext. In der Regel werden die Beteiligten gemeinsam, aber auch getrennt voneinander exploriert. Die Reihenfolge der zu erfragenden Themenbereiche ist im Prinzip flexibel und muss auf die Problemkonstellation der Familie angepasst werden. In den folgenden Leitlinien wird auf diejenigen Bereiche eingegangen, die bei Kindern und Jugendlichen mit Schulvermeidung erhoben werden sollten.

Exploration gemeinsam und getrennt

Normalerweise bietet es sich an, die Exploration zunächst gemeinsam mit dem Patienten und seinen Eltern zu beginnen. Üblicherweise beginnt die gemeinsame Exploration mit der Frage nach dem Vorstellunganlass und orientiert sich zunächst an den Ausführungen der Beteiligten. Im weiteren Verlauf der Exploration ist dann eine zunehmende Strukturierung hilfreich, um alle relevanten Informationen zu erheben.

Diese erste Phase ist in den Leitlinien zur Diagnostik psychischer Störungen im Kindes- und Jugendalter (Döpfner & Petermann, 2012) und für Jugendliche speziell im Therapieprogramm „SELBST – Ein Therapieprogramm für Jugendliche mit Selbstwert-, Leistungs- und Beziehungsstörungen" (SELBST-Grundlagen; Walter et al., 2007) dargestellt. Dort finden sich auch Explorationsleitfäden, die eine sinnvolle Strukturierungshilfe bieten. Zusätzlich gibt es im Therapiemanual *Beratung und Therapie bei schulvermeidendem Verhalten* (Reissner et al., 2015a) viele Materialien und Explorationshilfen, die gut genutzt werden können.

Neben ersten Informationen lassen sich bei gemeinsamer Exploration wertvolle Hinweise über die Qualität der Beziehung zwischen den Anwesenden sowie das Ausmaß der Beeinträchtigung im Alltag und die damit einhergehende Belastung der Beteiligten gewinnen. Auch Gemeinsamkeiten und Unterschiede in den Beurteilungen der Beteiligten können so erfasst werden. Es sollte darauf geachtet werden, dass in dieser ersten Phase neben Problemen und Belastungen auch weniger belastende Themen angesprochen werden (beispielsweise Hobbys oder Freizeitaktivitäten des Patienten) und dass ein konstruktiver Austausch stattfindet. Dies hilft dabei, eine tragfähige Beziehung zum Patienten aufzubauen. Es ist auch wichtig, dass sich auch die Eltern angenommen und wertgeschätzt fühlen, um auch zu diesen eine vertrauensvolle Beziehung aufzubauen. Eltern von Patienten mit Schulvermeidung stehen häufig unter einem hohen Druck und machen sich große Sorgen, vielfach sind sie mit der Situation völlig überfordert und bekommen durch die Schule oder andere Institutionen zusätzlichen Druck. In dieser Situation ist es sehr hilfreich, den Eltern zu signalisieren, dass dies vom Therapeuten wahrgenommen wurde und dass die Eltern einen richtigen Schritt getan haben, indem sie sich professionelle Unterstützung gesucht haben.

**Tragfähige therapeutische Beziehung**

**Eltern unter hohem Druck**

**Lehrer ebenfalls befragen**

Die Exploration der Lehrer ist bei Kindern und Jugendlichen mit Schulvermeidung sehr wichtig. Sie erfolgt mit Einverständnis der Eltern, prinzipiell sollte gerade bei älteren Patienten auch dieser explizit einer Kontaktaufnahme zustimmen. Die Exploration erfolgt in der Regel telefonisch, ein persönliches Gespräch kann aber auch sehr hilfreich sein. Wichtige Ergänzungen stellen Schulzeugnisse, aktuelle Arbeitshefte, Berichte oder auch andere Beurteilungen dar (etwa bei der Prüfung auf sonderpädagogischen Förderbedarf). Während an Grundschulen in der Regel ein bis zwei Klassenlehrer einen Großteil des Unterrichts gestalten, ist es an weiterführenden Schulen durch das Fachlehrersystem deutlich problematischer, einen geeigneten Lehrer für eine Zusammenarbeit auszuwählen. Hier sollte im Allgemeinen derjenige Lehrer für eine Exploration bestimmt werden, der den Patienten gut kennt und möglichst häufig in der Schule sieht. In der Regel ist dies an der weiterführenden Schule der Klassenlehrer oder Stufenleiter.

## L1 Leitlinie 1: Exploration des Patienten, seiner Eltern und Lehrer

**1. Rahmenbedingungen für die Exploration der Patienten, Eltern und weiterer Hauptbezugspersonen (nach Döpfner & Petermann, 2012):**

- Die Exploration des Patienten, seiner Eltern und weiterer Bezugspersonen dient der Informationssammlung und dem Beziehungsaufbau.
- Soweit möglich, sollten beide Elternteile befragt werden.
- Häufig ist es sinnvoll, Eltern und Kind/Jugendlichen gemeinsam zu befragen. Bei Jugendlichen kann es hilfreich sein, die Exploration des Jugendlichen der Elternexploration voranzustellen.
- Der Patient sollte in jedem Fall zusätzlich ohne Anwesenheit der Eltern befragt werden.
- Zusätzlich zu einer gemeinsamen Exploration kann es wichtig sein, auch die Eltern ohne Anwesenheit des Kindes/Jugendlichen zu befragen.
- Familienbefragungen mit Geschwistern und anderen Familienangehörigen können ebenfalls wichtige Informationen liefern.
- Die Exploration von Lehrern gibt wertvolle Hinweise auf Symptomausprägungen und beeinflussende Faktoren im schulischen Kontext.
- Die Exploration kann sich über mehrere Sitzungen erstrecken.

**2. Nach der Exploration des Vorstellungsanlasses, der spontan berichteten Problematik und der Erwartungen des Kindes/Jugendlichen, der Eltern bzw. der Lehrer sollten in folgenden Bereichen jeweils spezifische Informationen eingeholt werden:**

- Aktuelle Schulvermeidungssymptomatik des Kindes/Jugendlichen (vgl. L1.1 in Kapitel 2.1.1.1),
- komorbide Symptomatik und differenzialdiagnostische Abklärung (vgl. L1.2 in Kapitel 2.1.1.2),
- relative Stärken, Kompetenzen, Interessen und positive Eigenschaften des Kindes/Jugendlichen (vgl. L1.3 in Kapitel 2.1.1.3),
- schulische Entwicklung (hauptsächlich Elternexploration) (vgl. L.1.4 in Kapitel 2.1.1.4),
- familiärer und sozialer Hintergrund (vgl. L1.5 in Kapitel 2.1.1.5),
- störungsspezifische Entwicklungsgeschichte des Kindes/Jugendlichen (hauptsächlich Elternexploration) (vgl. L1.6 in Kapitel 2.1.1.6),
- Einstellungen zur Therapie (vgl. L1.7 in Kapitel 2.1.1.7).

#### 2.1.1.1 Exploration und Beobachtung der aktuellen Schulvermeidungssymptomatik des Kindes/Jugendlichen

Leitlinie L1.1 gibt Hinweise zur Exploration und Beobachtung der aktuellen Schulvermeidungssymptomatik. Die wichtigsten Punkte, die in dieser Phase beachtet werden sollten, werden nun eingehender thematisiert.

**L1.1** **Leitlinie 1.1: Exploration und Beobachtung der aktuellen Schulvermeidungssymptomatik des Kindes/Jugendlichen**

Die Informationen sollten sowohl über das Selbsturteil des Patienten als auch über das Fremdurteil von Eltern und von Lehrern eingeholt werden. Das schulvermeidende Verhalten ist bei Kindern und Jugendlichen häufig schambesetzt, zudem neigen viele der Betroffenen zu Bagatellisierung oder Dissimulation. Die Eltern ihrerseits sind häufig durch die Problematik sehr belastet. Mitunter ist den Eltern das wahre Ausmaß der Schulvermeidung gar nicht bewusst, da der Patient den Eltern gar nicht vollständig berichtet, wann er der Schule ferngeblieben ist. Daher ist es sehr wichtig, die Beteiligten gemeinsam und auch getrennt zu explorieren und rasch einen Kontakt zu einem Lehrer der Schule des Patienten herzustellen. In der Regel werden sowohl das Kind bzw. der Jugendliche als auch die Eltern und Lehrer zu folgenden Aspekten exploriert:

1. *Ausmaß der Schulvermeidung.* Dabei sollten folgende Punkte unterschieden werden:
   - Fehlt der Patient ganze Tage oder nur einzelne Schulstunden?
   - Gibt es ein bestimmtes Muster für die Fehlzeiten (z. B. bestimmte Tage, bestimmte Fächer, nach Wochenenden)?
2. *Morgensituation.* Exploration folgender Schwerpunkte:
   - Wie verläuft ein typischer Morgen, an dem der Schulbesuch dann nicht gelingt?
   - Nimmt der Patient sich überhaupt vor, in die Schule zu gehen?
   - Gelingt es dem Patienten, rechtzeitig das Haus zu verlassen?
   - Was fällt dem Patienten am schwersten in Bezug auf den Schulbesuch?
   - Was befürchtet der Patient, das passieren würde, wenn er die Schule besuchen würde?
3. *Alternatives Verhalten.* Womit wird die Schulzeit verbracht?
   - Wird die Schulzeit zu Hause oder außerhalb verbracht?
   - Wissen die Eltern, dass der Patient gerade der Schule fernbleibt?
   - Werden Hausaufgaben nachgearbeitet?
4. *Belastungen und Funktionseinschränkungen.* Ausmaß der mit der Schulvermeidung verbundenen Belastungen und Funktionseinschränkungen:
   - Wie sind die aktuellen Schulleistungen des Patienten?
   - Geht der Patient nach der Schulzeit ganz normal seinen üblichen Freizeitaktivitäten nach?
   - Gibt es weiterhin Kontakte zu Gleichaltrigen – sowohl aus der Schule als auch außerhalb?
   - Ausmaß des Schamgefühls gegenüber Mitschülern.
   - Qualität der Beziehung zu Eltern und Lehrern.
5. *Störungsaufrechterhaltende Bedingungen.* Informationen zu störungsaufrechterhaltenden Bedingungen:
   - Konsequenzen der Symptomatik und Reaktionen der Interaktionspartner und der Bezugspersonen auf das Verhalten des Kindes/Jugendlichen.
   - Entlastung durch Vermeidung von schulbezogenen Situationen.
6. Bisherige Selbsthilfe- und Bewältigungsversuche, auch von Bezugspersonen.
7. Bisherige juristische Schritte seitens der Schule.

Ausmaß und Art der Fehlzeiten

Bei der Exploration der aktuellen Schulvermeidungssymptomatik sollten die *Häufigkeit, Intensität und auch Variabilität der Fehlzeiten* genau eruiert werden. Dies kann eine besondere Herausforderung darstellen, da dieses Thema bei vielen Patienten schambesetzt ist und Dissimulationstendenzen häufig sind. Eine tragfähige therapeutische Beziehung ist daher sehr hilfreich. Eine weitere Schwierigkeit ergibt sich, wenn die Eltern das wahre Ausmaß der Schulvermeidung gar nicht kennen, da der Patient dies nicht berichtet und/oder die Eltern von der Schule nicht ausreichend informiert werden. In solchen Fällen kann es dem Patienten schwerfallen, dies in einem gemeinsamen Gespräch mit den Eltern offenzulegen. Es ist daher in jedem Fall sinnvoll, die Beteiligten auch getrennt voneinander zu dieser Thematik zu explorieren, zumal die Beziehungen zwischen den Familienmitgliedern häufig belastet sind. Zudem ist ein enger Kontakt des Therapeuten zur Schule bereits in der Explorationsphase unerlässlich. Gemeinsam mit den Eltern und dem Patienten sollte überlegt werden, wer als Ansprechpartner sinnvollerweise ausgewählt werden sollte. In der Regel bietet es sich an, denjenigen Lehrer auszuwählen, der den Patienten möglichst gut kennt, ihn häufig sieht, bei dem sich die Schwierigkeiten auch zeigen und zu einer Kooperation bereit ist. In der Regel ist dies der Klassenlehrer, an weiterführenden Schulen kann aber auch der Vertrauens-, Stufenlehrer oder, falls vorhanden, Schulsozialarbeiter oder Schulpsychologe ein sinnvoller Ansprechpartner sein.

Geeigneten Lehrer für Kooperation auswählen

Der Therapeut sollte sich einen genauen Überblick über das Ausmaß der Fehlzeiten verschaffen. Er sollte klären, ob nur einzelnen Schulstunden oder ganzen Schultagen dem Unterricht ferngeblieben wird oder ob gar seit längerem gar kein Schulbesuch mehr stattfindet. Zudem ist es sinnvoll, in Erfahrung zu bringen, ob sich bestimmte Muster in den Fehlzeiten finden. So fällt vielen Patienten mit Schulvermeidung beispielsweise der Wiedereinstieg in die Schule nach den Wochenenden oder Schulferien oder auch nach einer körperlichen Krankheit besonders schwer. In diesem Zusammenhang ist es auch sinnvoll, die Abendsituationen vor Schultagen genau zu betrachten. Vielen der Betroffenen gelingt es abends beispielsweise nicht, zur Ruhe zu kommen und zu schlafen, da beunruhigende Gedanken wie schulbezogene Befürchtungen dominieren. Das schulvermeidende Verhalten kann jedoch auch an bestimmte Personen wie beispielsweise bestimmte Lehrer oder Mitschüler gebunden sein. In anderen Fällen liegt der Fokus der Schulvermeidung auf bestimmten Fächern. Fehlzeiten können aber auch stark an bestimmte Tageszeiten gebunden sein (etwa die ersten oder letzten Schulstunden). Ein genaues Verständnis von Häufigkeit und Funktionalität der Fehlzeiten ist bei der späteren Erarbeitung eines gemeinsamen Störungsmodells sehr hilfreich. Neben der Exploration können auch aktuelle Schulzeugnisse, auf denen Fehlzeiten vermerkt sind, wertvolle Informationen liefern.

**Morgensituation genau analysieren**

Im Anschluss daran sollten auch die *Morgensituation an Schultagen* und die Abendsituation vor Schultagen genau exploriert werden. Die meisten der betroffenen Schüler versuchen jeden Tag erneut, die Schule zu besuchen. Gerade bei stärkerer Chronifizierung oder höheren Fehlzeiten gibt es jedoch auch solche, die gar nicht mehr den Versuch unternehmen, morgens pünktlich aufzustehen. Es sollte also geklärt werden, ob und wann der Schüler überhaupt noch versucht, aufzustehen und ob er es auch schafft, rechtzeitig von zu Hause aufzubrechen. Zudem sollte der Therapeut die Morgensituation genau analysieren. So ist es wichtig, in Erfahrung zu bringen, wer überhaupt morgens zu Hause zugegen ist. Nicht selten müssen ein oder beide Elternteile bereits das Haus verlassen, bevor der Patient überhaupt für die Schule aufstehen oder aufbrechen muss. Sind ein oder beide Elternteile morgens zu Hause anwesend, kommt es häufig zu erheblichen Auseinandersetzungen, wenn sich abzeichnet, dass das Kind es voraussichtlich nicht schaffen wird, an dem Tag die Schule zu besuchen. Es gibt aber auch Patienten mit Schulvermeidung, die ganz normal morgens aufstehen, das Zuhause verlassen und vorgeben, in die Schule zu gehen. Nicht selten berichten diese Patienten ihren Eltern auch von ihrem Schultag, obwohl sie an dem betreffenden Tag gar nicht dort gewesen sind, sondern die Zeit beispielsweise draußen verbracht haben oder wieder nach Hause zurückgekehrt sind, nachdem alle Familienmitglieder die Wohnung verlassen haben. Diese Patienten versuchen also aktiv, ihr schulvermeidendes Verhalten vor den Eltern zu verbergen – gerade bei oppositionell-dissozialer Symptomatik kommt dies häufiger vor. Zudem ist es auch sinnvoll, etwaige somatische Symptome abzuklären, die gerade in der Morgensituation an Schultagen gehäuft auftreten können. Der Therapeut sollte auch die vom Patienten empfundenen Belastungen, die mit einzelnen schulbezogenen Situationen verbunden sind, sorgfältig analysieren. Diese können sehr vielfältig sein und von Fall zu Fall variieren. So bereitet einigen Patienten v. a. das Verlassen der Wohnung die meisten Schwierigkeiten (z. B. im Zuge einer allgemeinen Antriebsminderung), anderen fällt v. a. der Schulweg sehr schwer (z. B. aus Angst, bestimmte Mitschüler zu treffen, sich zu verfahren oder dass etwas passiert, beispielsweise sich zu übergeben), andere wiederum fürchten v. a. den Weg über den Schulhof (z. B. da sie das Gefühl haben, im Zentrum der Aufmerksamkeit zu stehen). Viele fürchten aber v. a. auch den Unterricht selbst (z. B., weil sie Angst haben, drangenommen zu werden oder von Mitschülern ausgelacht zu werden). Nicht übersehen werden sollten auch die Schulpausen – für einen nicht unerheblichen Anteil der Kinder und Jugendlichen mit Schulvermeidung stellen gerade diese wenig vorstrukturierten Situationen verbunden mit der Notwendigkeit, in Kontakt zu Gleichaltrigen zu treten, eine besondere Herausforderung dar. Es kann auch sinnvoll sein, mit dem Patienten zu überlegen, was seiner Meinung nach passieren würde, sollte es ihm gelingen, die Schule zu besuchen bzw. was ihm am allerschwersten fällt (z.B. „Was wäre denn das Schlimmste, was passieren würde, wenn es dir gelingen würde, an diesem Tag die Schule zu besuchen?"). Dabei sollte man versuchen, sich gemeinsam gedanklich möglichst konkret in die Situation zu begeben, es kann auch sinnvoll sein, beispielsweise eine Skala zu erstellen, auf der man für jede Situation die Schwierigkeit einschätzen lässt.

**Beispiel:**

„Stell dir vor, es ist Montagmorgen, du hast nicht gut geschlafen und wie immer klingelt der Wecker um 6.30 Uhr. In den ersten beiden Stunden hast du heute Mathe. Draußen ist es ziemlich kalt und auch noch dunkel. Du weißt, dass du nun aufstehen musst, um pünktlich loszukommen. Wie schwer würde dir das fallen auf einer Skala von 0 bis 10 (0 = sehr leicht, 10 = sehr schwer)? Nun bist du aufgestanden, hast dich fertiggemacht, etwas gegessen und musst nun das Haus verlassen, um den Bus pünktlich zu nehmen. Wie schwer würde es dir auf der Skala fallen, die Wohnung zu verlassen? Was wäre das Schlimmste, das passieren könnte, wenn du es wirklich schaffen würdest, die Wohnung zu verlassen?"

Es kann auch diagnostisch aufschlussreich sein, morgens einen Hausbesuch durchzuführen, um sich vor Ort einen Überblick über die Morgensituation zu verschaffen und den Patienten in die Schule zu begleiten. Die Morgensituation ist in jedem Fall eine Schlüsselsituation – gelingt es ihnen, die Schule zu betreten, schaffen viele es, den kompletten Tag im Unterricht zu verbleiben. Gerade bei expansiver psychischer Symptomatik kann aber auch eine stark unlustbetonte Weigerung, aufzustehen oder die Wohnung zu verlassen, vorherrschen, d.h. in solchen Fällen spielen emotionale Faktoren – wenn überhaupt – eine nur untergeordnete Rolle.

**Mobbingberichte objektivieren**

Nicht selten klagen Patienten über Mobbingerfahrungen in der Schule. Derartige Erlebnisse sollten behutsam mit dem Patienten und auch seinen Eltern exploriert werden. Zudem ist es zur Objektivierung in der Regel sinnvoll, auch die Meinung der Schule zu diesem Thema einzuholen. In diesem Zusammenhang ist es auch wichtig, sich aus der Sicht des Klassenlehrers/Stufenleiters/Schulsozialarbeiters einen Eindruck über die Zusammensetzung der Klasse, das allgemeine Klassenklima und auch Gruppenprozesse zu verschaffen. Beim Vorliegen objektiver, aktueller Mobbingereignisse sind kurzfristige Interventionen angezeigt (vgl. Leitlinie L11 in Kapitel 2.3.4).

**Tätigkeiten während der Schulzeit**

Ein weiteres wichtiges Thema betrifft die *Tätigkeit des Patienten während der Fehlzeiten*. Diese Informationen können wertvolle Hinweise zu störungsaufrechterhaltenden Bedingungen liefern und dann zu einem späteren Zeitpunkt in das gemeinsame Störungsmodell integriert werden (vgl. Leitlinie L8 in Kapitel 2.3.1). Gerade wenn die zu Hause verbrachte Schulzeit mit entlastenden oder angenehmen Tätigkeiten verbracht wird, trägt dies häufig zu einer Chronifizierung der Schulvermeidung dar. Der Therapeut sollte sich einen Überblick darüber verschaffen, ob der Patient die Zeit zu Hause oder außerhalb verbringt. Mehrheitlich werden die Fehlzeiten zu Hause verbracht. Es gibt aber auch Patienten, die, wie oben angesprochen, dem häuslichen Bereich fernbleiben und die Zeit stattdessen beispielsweise in Einkaufszentren, auf Spielplätzen oder in der Nachbarschaft verbringen. Im häuslichen Bereich wird die Zeit häufig mit angenehmen Tätigkeiten verbracht, dabei spielen digitale Medien eine wichtige Rolle. Viele Patienten spielen Videospiele, schauen Filme bzw. Videos oder beschäftigen sich mit ihrem Handy. Aber auch andere Tätigkeiten wie lesen, im Bett liegen oder schlafen sind häufig. Einige Patienten mit Schulvermeidung versuchen aber auch, schulbezogene Tätigkeiten zu Hause durchzuführen, beispielsweise Stoff aus dem Unterricht nachzuarbeiten oder Hausaufgaben zu erledigen. Es sollte auch geklärt werden, ob die Eltern überhaupt einen Überblick über die Fehlzeiten und auch alternative Tätigkeiten während der Schulzeit haben. Gerade wenn während der Schulzeit niemand zu Hause ist und die Eltern keinen engen Kontakt zur Schule halten, ist dies häufig nicht der Fall.

**Nutzung von digitalen Medien**

**Berufstätige Eltern**

Der Therapeut sollte sich auch einen Überblick über die *mit der Schulvermeidung verbundenen Belastungen und Funktionseinschränkungen* verschaffen. Zunächst sollten die aktuellen Schulleistungen des Patienten genau exploriert werden. Neben dem letzten Schulzeugnis sollten die Noten der letzten Tests und Klassenarbeiten, aber auch die mündliche Mitarbeit berücksichtigt werden. Neben der Exploration des Patienten und seiner Eltern sind in dieser Hinsicht Informationen der Schule unerlässlich. Folgende Punkte sollten dabei thematisiert werden:

- Aktueller Leistungsstand in allen Fächern, sowohl mündlich als auch schriftlich;
- Wissenslücken pro Fach (möglichst konkret, etwa nicht beherrschte Themen oder Seiten in einem Lehrbuch);
- Arbeitsverhalten, also ob der Schüler sein Arbeitsmaterial vollständig im Unterricht dabeihat, seine Hausaufgaben regelmäßig und angemessen erledigt und wie die mündliche Mitarbeit ist (z.B. Abklärung von Aufmerksamkeitsproblemen, impulsivem Arbeitsverhalten);
- Sozialverhalten und soziale Eingliederung, also Verhalten gegenüber Mitschülern und Lehrern (beispielsweise selbstunsicher, aggressiv), Eingebundenheit in den Klassen-/Stufenverband.

**Aktivitäten außerhalb der Unterrichtszeiten**

Darüber hinaus sollten die Aktivitäten des Patienten außerhalb der Schulzeiten exploriert werden. Gerade bei ausgeprägter Schulvermeidung neigen viele Patienten zu verstärktem sozialen Rückzug, etwa im Zuge einer allgemeinen Antriebsminderung oder weil sie die Sorge haben, Mitschüler zu treffen, und sich schämen bzw. nicht wissen, was sie sagen sollen, wenn sie gefragt werden, warum sie nicht in die Schule kommen. Allerdings gibt es auch Patienten mit Schulvermeidung (gerade solche mit expansiver Symptomatik), die zwar vormittags nicht in die Schule gehen, nachmittags aber ihren gewohnten Tätigkeiten wie Treffen mit Freunden, Vereinsaktivitäten oder Ähnlichem nachgehen.

**Belastung der intrafamiliären Beziehungen**

Schließlich ist es sinnvoll, sich einen Überblick über die Qualität der Beziehung zu wichtigen Bezugspersonen, also v. a. Eltern und Lehrern zu verschaffen. Häufig ist die Qualität der Beziehung zu den Eltern stark beeinträchtigt, weil sich die Eltern erhebliche Sorgen um die weitere schulische Zukunft machen, selbst mit der Situation überfordert sind und es ihrerseits nicht schaffen, ihr Kind einem regelmäßigen Schulbesuch zuzuführen. Zudem erhalten die Eltern neben Verständnis häufig auch Druck aus der Schule, gerade wenn die Schulvermeidung schon länger andauert. Dies hat zur Folge, dass auch die Beziehung zwischen Lehrern und Eltern nicht selten unter der Situation leidet. Dies betrifft natürlich auch die Beziehung zwischen Lehrern und Schülern. Zuweilen findet man allerdings auch eine Situation vor, die (gut gemeint) gänzlich auf Entlastung und Unterstützung ausgerichtet ist. So wartet die Schule beispielsweise über Wochen oder Monate zu, um dem Schüler bzw. der Familie die Zeit zu geben, das Problem eigenständig zu lösen. In solchen Fällen werden dann auch immer wieder besondere Vereinbarungen getroffen (etwa Einzelbeschulung, Schulstoff zu Hause nacharbeiten o. Ä.). Solche gut gemeinten Vereinbarungen sind allenfalls zeitlich begrenzt für wenige Wochen sinnvoll, um den Schüler wieder regelmäßig dem gemeinsamen Unterricht zuzuführen. Häufig tragen solche Absprachen aber zu einer Chronifizierung und Ausweitung der Schulvermeidung bei. In Einzelfällen tolerieren Schulen aber auch das schulvermeidende Verhalten, da sie dadurch beispielsweise selbst entlastet werden, etwa wenn der betreffende Schüler den Unterricht üblicherweise sehr gestört hat. Auch das Gewährenlassen trägt zur Chronifizierung bei.

**Verhältnis zwischen Schule und Familie**

**Längere entlastende Maßnahmen häufig kontraindiziert**

**Aufrechterhaltende Bedingungen beachten**

Ein im Zuge der Exploration sehr wichtiger Aspekt betrifft *Bedingungen, die die Schulvermeidung aufrechterhalten*. Diese können sehr vielfältig sein und sollten im Therapieverlauf bearbeitet werden. Allgemein lassen sich in diesem Zusammenhang intrapsychische von interpersonellen Konsequenzen unterscheiden, zudem können kurz- und langfristige positive und negative Verstärkungsprozesse voneinander abgegrenzt werden. Intrapsychische aufrechterhaltende Konsequenzen können etwa die Reduktion aversiver Gefühle des Patienten bei vorzeitigem Verlassen/Nichtbesuchen der Schule betreffen (negative Verstärkung, beispielsweise die Reduktion oder Vermeidung von Angst – häufig soziale oder Leistungsängste, aber auch allgemeine Schulunlust oder die Vermeidung unliebsamer Aktivitäten wie Hausaufgaben oder schulbezogene Misserfolge aufgrund von Wissenslücken – häufig bei Störungen des Sozialverhaltens oder ADHS). Aber auch positive intrapsychische Konsequenzen, etwa durch Lustgewinn durch Medienkonsum oder andere attraktive Tätigkeiten während der Schulzeit (positive Verstärkung), spielen eine Rolle.

Interpersonelle Konsequenzen berücksichtigen

Auch interpersonelle Konsequenzen sind sehr vielfältig. Der Therapeut sollte sich einen guten Überblick über Reaktionen von Bezugspersonen auf das schulvermeidende Verhalten verschaffen. Zunächst einmal betrifft dies die Reaktionen der Eltern auf die Schulvermeidung. In der Regel machen sich die Eltern große Sorgen, das elterliche Verhalten ist allerdings sehr unterschiedlich. Einige Eltern überlegen gemeinsam, wie das Problem gelöst werden kann, andere reagieren eher mit Sanktionen, wiederum andere versuchen, das Kind eher zu entlasten, häufig herrscht ein insgesamt inkonsistentes Erziehungsverhalten vor (intermittierende Verstärkung/Bestrafung). Manchmal tolerieren Eltern das schulvermeidende Verhalten, weil sie selbst der Meinung ist, dass an der Schule ungünstige Bedingungen herrschen (z. B. Mobbing durch Mitschüler) oder sich dann zu Hause besser um ihr Kind kümmern können. In Einzelfällen bleiben Kinder und Jugendliche auch der Schule fern, um ihre Eltern bei der Führung des Haushalts zu unterstützen oder sich um kranke Eltern zu kümmern. Gerade wenn Kinder und Jugendliche innerhalb der Familie sehr machtvoll sind, gelingt es den betroffenen Eltern häufig auch nicht, sich durchzusetzen. Viele schulvermeidende Kinder und Jugendliche geraten vor der Schule unter starken Druck, äußern Traurigkeit oder Ängste oder auch somatische Beschwerden (wie Bauch- oder Kopfschmerzen), andere verweigern aus Lustlosigkeit den Schulbesuch (gerade bei expansiven Störungen). Solche Situationen stellen für viele Eltern eine besondere Herausforderung dar und es fällt ihnen in der Folge schwer, geeignete Hilfestellungen zu geben. Häufig wird dann mit Zuwendung und Entlastung reagiert (positive und negative Verstärkung, beispielsweise vermehrte Aufmerksamkeit, Umsorgung, Krankschreibung, vorschnelle Initiierung eines Schulwechsels). Solche von den Eltern gut gemeinten Maßnahmen tragen in der Regel zu einer Verstärkung, Chronifizierung bzw. Verschiebung der Symptomatik bei (Schulwechsel) und sind daher nicht zu empfehlen. Für den Therapeuten ist es in jedem Fall wichtig, die Morgensituation auch unter funktionalen Bedingungen genau zu analysieren.

Interpersonelle Konsequenzen können aber auch Reaktionen von Mitschülern oder Freunden betreffen. Wenn das betroffene Kind beispielsweise in eine Gruppe von Gleichaltrigen eingebunden ist, die ebenfalls regelmäßig der Schule fernbleiben, so ist schulvermeidendes Verhalten häufig positiv besetzt und wird innerhalb dieser Gleichaltrigengruppe entsprechend positiv konnotiert. Im Zuge der modernen Medien spielen auch zunehmend Verstärkungsprozesse durch Onlinespiele, Chats oder Ähnliches eine Rolle. Insbesondere wenn Patienten täglich mehrere Stunden Onlinespiele spielen (gerade bei schlechter sozialer Isolation), gibt es auch dort feste

Regeln und Konventionen, beispielsweise, dass sie mit vielen anderen Mitspielern zu einer bestimmten Uhrzeit (häufig spät abends, nachts, manchmal auch während der Schulzeit) online fest verabredet sind (z. B., um mit virtuellen Mitspielern in eine gemeinsame Schlacht zu ziehen). Hierdurch können in dem betreffenden Spiel bestimmte Statusvorteile gesichert und positive Rückmeldungen von Mitspielern erhalten werden (positive Verstärkungsprozesse). Bei der Aufrechterhaltung der Schulvermeidung spielen in der Regel auch negative Verstärkungsprozesse eine Rolle, wenn beispielsweise unliebsame Situationen mit Mitschülern oder Lehrern durch Verlassen der Schule vorzeitig beendet oder komplett vermieden werden oder durch die Schulvermeidung unliebsame Lern- oder Hausaufgabensituationen umgangen werden.

**Bisherige Bewältigungsversuche beachten**

*Bisherige Bewältigungsversuche* der Familie stellen einen weiteren wichtigen Bereich dar, der differenziert exploriert werden sollte. Häufig hat die Familie im Vorfeld bereits eigenständig oder gemeinsam mit der Schule versucht, die Fehlzeiten zu vermindern. Hier sollte geklärt werden, welche spezifischen Maßnahmen (z. B. früher wecken, zur Schule bringen, engere Kooperation mit der Schule) eingeleitet wurden und wie der Effekt war. Viele der betroffenen Familien haben sich aber auch im Vorfeld bereits professionelle Hilfe gesucht (nicht selten auf Drängen der Schule), beispielsweise beim Schulsozialarbeiter, dem Schulpsychologischen Dienst, einer Beratungsstelle oder einem Kinder- und Jugendpsychiater. Da jedes Kind in Deutschland, Österreich und der Schweiz erst einmal grundsätzlich schulpflichtig ist (vgl. für Deutschland: Schulgesetz des jeweiligen Bundeslandes; Österreich: Schulpflichtgesetz; Schweiz: Schulobligatorium; vgl. Kasten 2), wurden im Falle ausgeprägter Schulvermeidung von der Schule teilweise auch schon weitere *juristische Schritte* eingeleitet, also z. B. das Schulamt informiert, das möglicherweise seinerseits bereits weitere Maßnahmen initiiert hat (z. B. Einschaltung von Polizei, Ordnungsamt, im Extremfall das Familiengericht). Es ist wichtig, sich einen guten Überblick über die verschiedenen Arten und Intensitäten der Hilfen zu verschaffen, die bereits in Anspruch genommen wurden, und auch darüber, welche konkreten Maßnahmen von der Familie als hilfreich bzw. weniger hilfreich wahrgenommen wurden. Hieran kann dann im weiteren Verlauf der Therapie angeknüpft werden.

**In Deutschland besteht Vollzeitschulpflicht für 10 Jahre (Österreich: 9 Jahre, Schweiz: 11 Jahre)**

**Schulen müssen bei Schulvermeidung reagieren**

**Kasten 2:** Schulpflicht in Deutschland (am Beispiel Nordrhein-Westfalen), Österreich und der Schweiz

### Deutschland

Die Schulpflicht ist in *Deutschland* gesetzlich festgeschrieben und liegt in der Hoheit der einzelnen Bundesländer. Je nach Bundesland umfasst die Vollzeit-Schulpflicht 9 oder 10 Jahre, d.h. Kinder und Jugendliche müssen in Deutschland 9 oder 10 Jahre die Schule besuchen. Im Anschluss daran beginnt die Berufsschulpflicht, die ebenfalls Ländersache ist. Die Berufsschulpflicht endet in der Regel mit Abschluss einer Berufsausbildung oder dem Ablauf des 12. Schulbesuchsjahres.

*Schulpflicht am Beispiel Nordrhein-Westfalen (Schulgesetz NRW – SchulG)*

In NRW besteht prinzipiell zehn Jahre Vollzeitschulpflicht (Gymnasium mit G8 – 9 Jahre, vgl. § 37 SchulG). Anschließend besteht bis zum vollendeten 18. Lebensjahr Berufsschulpflicht (§ 38, SchulG). Die Eltern haben dafür zu sorgen, dass der Schulpflichtige am Unterricht regelmäßig teilnimmt. Zudem sind Schulleitungen, Lehrerinnen und Lehrer an Schulen, an Berufsschulen auch Ausbilder und Arbeitgeber, dazu verpflichtet, auf die Einhaltung der Schulpflicht zu achten. Gelingt es den Beteiligten nicht, den Schüler regelmäßig der Schule zuzuführen, können Schule oder Schulamt das Ordnungsamt ersuchen, den Schüler zwangsweise der Schule zuzuführen bzw. ein Bußgeld verhängen (§§ 66–75 Verwaltungsvollstreckungsgesetz NRW). Grundsätzlich wird dabei das Jugendamt informiert (§ 41 SchulG). In besonders schweren Fällen kann das Familiengericht ein Verfahren einleiten und den Eltern Teile der elterlichen Sorge entziehen (beispielsweise Aufenthaltsbestimmungsrecht, Recht zur Regelung schulischer Angelegenheiten, Gesundheitsfürsorge) und einen Vormund bestimmen.

### Österreich

Auch in *Österreich* besteht eine Unterrichtspflicht von neun Schuljahren (vgl. Schulpflichtgesetz). Mit Ausbildungsbeginn folgt die Berufsschulpflicht, die bis zum Ende des Lehr- bzw. Ausbildungsverhältnisses andauert.

### Schweiz

In der *Schweiz* existiert eine Bildungs- bzw. Unterrichtspflicht von insgesamt 11 Jahren („Schulobligatorium"). Die ersten Jahre können in Form eines zweijährigen Kindergartens oder einer Eingangsstufe absolviert werden.

## Hilfreiche Materialien

Zur klinischen Beurteilung der Schulvermeidungssymptomatik eignen sich vor allem folgende Materialien:

- Das *Explorationsschema für Psychische Störungen bei Kindern und Jugendlichen (EPSKI)* stellt eine umfassende Grundlage für die Exploration von Schulvermeidung dar. Neben dem Vorstellungsanlass und Erwartungen an die Therapie werden eine ausführliche Eigen-, Familien- und Sozialanamnese sowie Ressourcen erhoben, zudem können aktuelle psychische Auffälligkeiten hinsichtlich ihrer Stärke beurteilt werden. EPSKI findet sich im Band „Diagnostik psychischer Störungen im Kindes- und Jugendalter" (Döpfner & Petermann, 2012).
- Die *Checkliste zur Exploration von Schulvermeidung* (vgl. M01, S. 122) kann sehr gut als Ergänzung zu EPSKI genutzt werden, um das schulvermeidende Verhalten im engeren Sinne zu explorieren.
- Für die Exploration speziell von Jugendlichen und deren Bezugspersonen kann alternativ das Explorationsschema *SELBST-EX* aus dem Band „Grundlagen der Selbstmanagementtherapie bei Jugendlichen" (Walter et al., 2007) verwendet werden, das ebenfalls eine umfassende Exploration erleichtert und speziell einen Teil zur Exploration der Schulanamnese und zu aktuellen Schulleistungen sowie Leistungsproblemen enthält.
- Die „Explorationshilfe FB 01" aus dem Therapiemanual „Beratung und Therapie bei schulvermeidendem Verhalten" (Reissner et al., 2015a).
- Zum Herausarbeiten von Verhaltensanalysen kann beispielsweise das Arbeitsblatt „Was ist passiert? (G15)" aus dem Therapieprogramm *SELBST* (Walter et al., 2007) oder auch das Arbeitsblatt „Verhaltensanalyse (D10)" aus dem Band „Soziale Ängste. Therapieprogramm für Kinder und Jugendliche mit Angst- und Zwangsstörungen (THAZ)" (Büch & Döpfner, 2011) eingesetzt werden.
- Bei der Erstellung einer Hierarchie angstauslösender Situationen lässt sich das „Angstthermometer (D4)" aus dem Band „Soziale Ängste" (Büch & Döpfner, 2011) gut einsetzen.
- Zur standardisierten Erfassung der funktionellen Bedingungen der Schulvermeidung kann die deutschsprachige Fassung der *School Refusal Assessment Scale – Revised (SRAS-R)* (Kearney, 2002) im Eltern- und ab 11 Jahren auch im Selbsturteil eingesetzt werden (für weitere Informationen vgl. Kapitel 3 sowie M02, S. 124).
- Zur klinischen Beurteilung der auslösenden und aufrechterhaltenden Faktoren der Schulvermeidung kann die *Checkliste funktionelle Faktoren Schulvermeidung (CL-FFSV)* eingesetzt werden, die zum einen eine psychopathologische Beurteilung der Schulvermeidung erlaubt, zum anderen können funktionelle Faktoren der Schulvermeidung, d.h. auslösende und aufrechterhaltende Bedingungen, klinisch beurteilt werden (für weitere Informationen vgl. Kapitel 3 sowie M03, S. 131).

### 2.1.1.2 Exploration der begleitenden psychischen Symptomatik und diagnostische Abklärung

Schulvermeidung ist grundsätzlich mit psychischer Begleitsymptomatik assoziiert und die Prävalenz psychischer Störungen ist in dieser Gruppe sehr hoch (vgl. Kapitel 1.1). Leitlinie L1.2 stellt die häufigsten psychischen Störungen dar, die mit Schulvermeidung auftreten, und hilft bei einer diagnostischen Abgrenzung. Abbildung 2 fasst die häufigsten psychischen Störungen, die mit Schulvermeidung auftreten können, zusammen.

**L1.2** **Leitlinie 1.2: Exploration der begleitenden psychischen Symptomatik und diagnostische Abklärung**

Bei Schulvermeidung sollten in erster Linie folgende psychische Störungen abgeklärt werden, die besonders häufig vorkommen:

- Soziale Angststörungen,
- Leistungsängste,
- Trennungsängste,
- Generalisierte Angststörungen,
- Agoraphobien,
- Depressive Störungen,
- Störung des Sozialverhaltens,
- Stoffgebundener/stoffungebundener Missbrauch/Abhängigkeit,
- Aufmerksamkeitsdefizit-/Hyperaktivitätsstörungen,
- Anpassungsstörungen,
- Posttraumatische Belastungsstörungen.

Wichtig ist bei der diagnostischen Abklärung, dass auch mehr als eine psychische Störung bei Schulvermeidung auftreten kann. Daher ist es unumgänglich, eine breit angelegte diagnostische Abklärung vorzunehmen. Zur Erfassung und Diagnostizierung von begleitenden psychischen Störungen dienen die Exploration der Beteiligten, die Verhaltensbeobachtung in der Explorations- und anderen Untersuchungssituationen sowie die psychopathologische Beurteilung des Kindes bzw. Jugendlichen.

**Angststörungen häufig**

*Soziale Angststörungen* sind wie alle anderen Angststörungen häufig mit Schulvermeidung assoziiert. Bei sozialen Angststörungen dominieren Ängste vor der Bewertung, Ablehnung und Ausgrenzung durch Mitmenschen. Bei Patienten mit Schulvermeidung beziehen sich die sozial ängstlichen Inhalte daher häufig auf Mitschüler, aber auch auf Lehrer. Typischerweise manifestieren sich diese Ängste mit beginnendem Jugendalter, es gibt allerdings auch Ängste vor Bewertung bei Kindern.

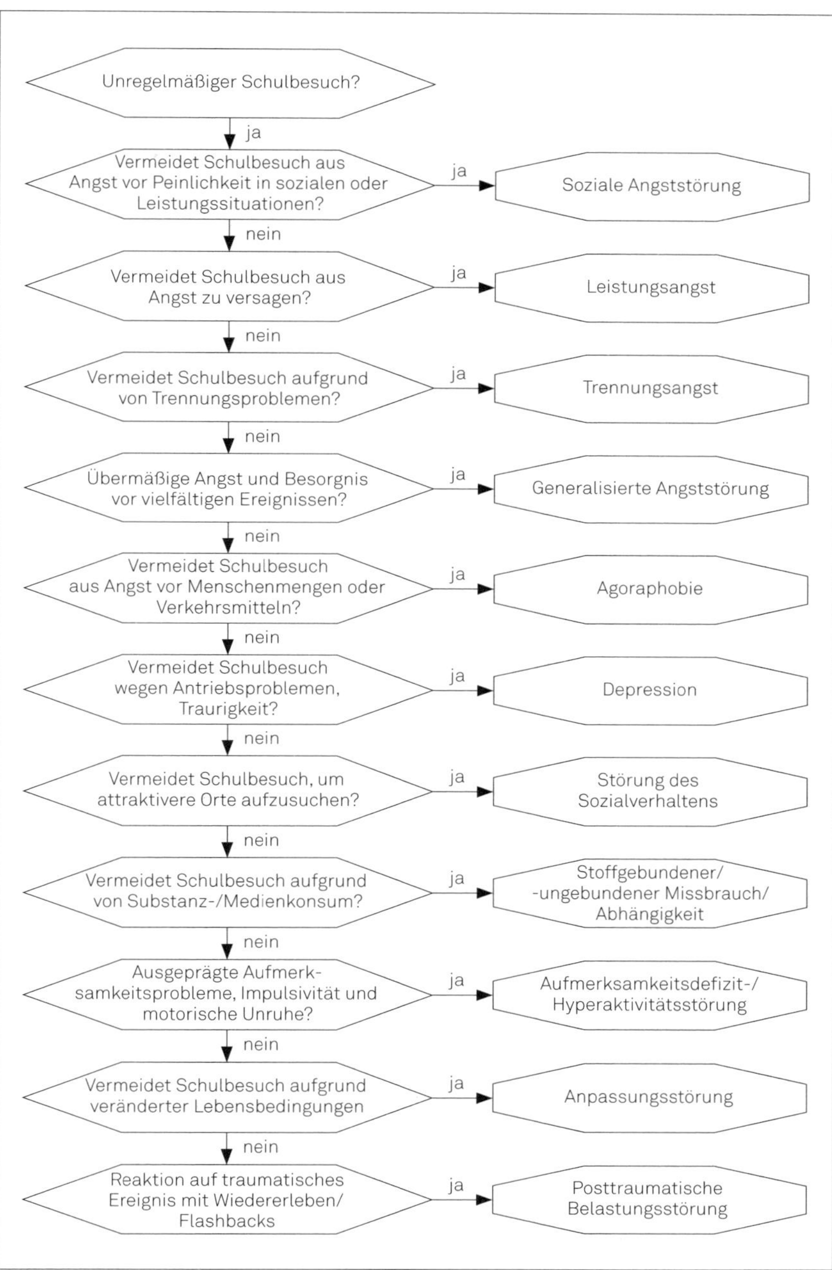


**Abbildung 2:** Diagnostischer Entscheidungsbaum bei Schulvermeidung (aus Walter & Döpfner, im Druck)

*Leistungsängste* kommen ebenfalls häufig bei Patienten mit Schulvermeidung vor. Hierbei dominieren Ängste vor schulischem Versagen, beispielsweise davor, etwas Falsches im Unterricht zu sagen. Ängste vor Tests und Klassenarbeiten sind ebenfalls typisch. Gerade im Vorfeld solcher Leistungsüberprüfungen geraten die Betroffenen zunehmend unter Druck, auch somatische Beschwerden wie Kopf- oder Bauchschmerzen, Schlafstörungen, aber auch Übelkeit kommen vor. Neben katastrophisierenden Kognitionen finden sich auch häufig unzureichende lernorganisatorische Fertigkeiten bzw. fehlende oder ineffiziente Lernstrategien.

*Trennungsängste* finden sich gerade bei Grundschulkindern mit Schulvermeidung häufig, dauern aber teilweise noch bis ins Jugendalter an. Zentrales Merkmal ist die unrealistische und anhaltende Besorgnis, einer Bezugsperson könne etwas zustoßen oder das Kind oder der Jugendliche könnte durch unglückliche Ereignisse von der Bezugsperson getrennt werden. In der Regel beziehen sich diese Ängste auf die Eltern, meistens die Mutter. Nicht selten spielen auch elterliche Ängste eine Rolle. Für Patienten mit Schulvermeidung mit dieser psychischen Störung und ihre Familien ist gerade die Morgensituation, wenn das Kind bzw. der Jugendliche zur Schule aufbrechen soll, eine besondere Herausforderung.

*Generalisierte Angststörungen* kommen bei Kindern und Jugendlichen mit Schulvermeidung ebenfalls vor und sind durch vielfältige, anhaltende, unkontrollierbare und übermäßige Sorgen und Ängste gekennzeichnet, die über mindestens sechs Monate andauern müssen. Häufig gehen Konzentrationsschwierigkeiten, Ruhelosigkeit, Reizbarkeit oder auch Schlafprobleme damit einher. Die Angstsymptome beziehen sich dabei nicht auf ein spezifisches Hauptthema. Den betroffenen Kindern und Jugendlichen fällt eine altersgerechte Teilhabe am Alltag häufig schwer, viele verbringen einen Großteil ihrer Zeit zu Hause, haben wenig Sozialkontakte und auch Schulbesuchsprobleme.

*Agoraphobien* finden sich häufiger im Jugend- als im Kindesalter und kommen daher eher bei Patienten mit Schulvermeidung an weiterführenden Schulen vor. Die Betroffenen zeigen eine anhaltende Furcht vor Menschenansammlungen (beispielsweise Straßenbahnen) oder auch öffentlichen Plätzen (z. B. in den Innenstädten). Gemeinsames Merkmal dieser vielfältigen Situationen ist, dass die Betroffenen die Sorge haben, nicht rasch genug die Situation verlassen zu können. Häufig kommen körperliche Beschwerden hinzu, etwa Herzklopfen, Schweißausbrüche oder auch Schwindel. Schulvermeidenden Patienten fällt etwa der Weg zur Schule mit öffentlichen Verkehrsmitteln schwer oder auch der Weg über den Schulhof – auch die Unterrichtssituation selbst kann für die Betroffenen eine Herausforderung darstellen.

*Depressive Störungen* sind durch vielfältige Symptome wie eine traurige Stimmung, Antriebsmangel, Schlaf- und Konzentrationsstörungen oder

Anhedonie gekennzeichnet und finden sich ebenfalls häufiger bei Kindern und Jugendlichen mit Schulvermeidung an weiterführenden als an Grundschulen. Nicht selten weisen die Betroffenen weitere psychische Störungen auf (z.B. Angststörungen, ADHS), die meist zeitlich vor der Depression entstanden sind. Depressive Patienten zeigen häufig einen deutlichen sozialen Rückzug und auch einen Leistungsabfall in der Schule, je nach Symptomschwere kommt es auch zu schulischen Fehlzeiten.

**Depression: komorbide Störungen häufig**

*Störungen des Sozialverhaltens* sind durch ein anhaltendes Muster von aggressiven, oppositionellen oder auch dissozialen Verhaltensweisen gekennzeichnet, das seit mindestens sechs Monaten besteht. Häufig dominieren Streitigkeiten oder Tyrannisierung von Mitmenschen, erhebliche Destruktivität gegenüber Eigentum, aber auch häufiges Lügen oder Weglaufen von zu Hause. Die betroffenen Patienten bleiben in der Regel der Schule fern, um attraktiveren Tätigkeiten nachzugehen (z.B. Konsolen spielen in Kaufhäusern, Diebstähle begehen, „Chillen" mit anderen Patienten mit Schulvermeidung).

*Stoffgebundener und -ungebundener Missbrauch und Abhängigkeit.* Schulvermeidung kann ab dem beginnenden Jugendalter assoziiert sein mit schädlichem Gebrauch oder Abhängigkeit von psychotropen Substanzen (illegale Substanzen: vor allem Cannabinoide; legale Substanzen: v.a. Störungen durch Alkohol). Hierdurch gelingt es den Patienten immer weniger, die Schule zu besuchen, nicht selten findet der Konsum auch bereits während der Schulzeit statt. Auch der Missbrauch oder die Abhängigkeit von digitalen Medien stellt ein zunehmendes Problem dar, das sowohl Ursache als auch Folge von Schulvermeidung sein kann (z.B. soziale Medien wie Facebook oder Online-Multiplayerspiele, Videos im Internet). In der Regel werden viele Stunden täglich mit digitalen Medien verbracht, nicht selten bis tief in die Nacht, was in der Folge mit einer Dysregulation des gesamten Schlaf-Wach-Rhythmus einhergehen kann und so einen Einfluss auf die schulischen Fehlzeiten nimmt.

*Aufmerksamkeitsdefizit-/Hyperaktivitätsstörungen* als eine der häufigsten psychischen Störungen bei Kindern und Jugendlichen sind durch Unaufmerksamkeit, motorische Unruhe und verminderte Impulskontrolle gekennzeichnet. Bei den betroffenen Patienten finden sich gehäuft Schulleistungsprobleme in Form von schlechten Schulleistungen, aber auch Schwierigkeiten mit Mitschülern und Lehrern, was die Wahrscheinlichkeit für Schulvermeidung erhöht.

*Anpassungsstörungen* sind durch vielfältige psychische Symptome infolge von subjektiv bedeutsamen Lebensereignissen gekennzeichnet. Es können ängstlich-depressive, aber auch expansive Symptome auftreten. Subjektiv bedeutsame Lebensereignisse bei Kindern und Jugendlichen können beispielsweise familiäre (etwa Trennung der Eltern), aber auch schulische Veränderungen (wie Lehrer- Klassen- oder Schulwechsel) darstellen. Auch bedeutsame Veränderungen im sozialen Umfeld können zu Anpassungsstörungen führen (z. B. wenn die einzige und beste Freundin weggezogen ist, Tod eines Haustieres). Bei Patienten mit Schulvermeidung und einer Anpassungsstörung findet sich daher im Vorfeld ein für den Patienten bedeutsames Lebensereignis, in dessen Folge sich innerhalb von wenigen Wochen die psychische Symptomatik manifestiert und es in diesem Zuge zu einem Anstieg von Schulabwesenheitszeiten gekommen ist.

*Posttraumatische Belastungsstörungen* sind durch anhaltende Erinnerungen und Wiedererleben mit Flashbacks nach einem traumatischen Lebensereignis (z. B. einem Verkehrsunfall) gekennzeichnet. Die betroffenen Patienten zeigen häufig eine Gleichgültigkeit, Freudlosigkeit und eine Vermeidung von Situationen, die Erinnerungen an das belastende Ereignis hervorrufen können. Derartige Reaktionen können sich natürlich auch auf den Schulbesuch beziehen und schulvermeidendes Verhalten bedingen.

### Hilfreiche Materialien

Da eine Vielzahl von psychischen Störungen abgeklärt werden muss, ist es unerlässlich, eine breit angelegte Diagnostik psychischer Störungen durchzuführen. Bei der Beurteilung und diagnostischen Abklärung stehen verschiedene Hilfsmittel zur Verfügung, die für die Exploration genutzt werden können und das klinische Urteil abbilden und die einzeln oder kombiniert eingesetzt werden können:

- *Das Explorationsschema für Psychische Störungen bei Kindern und Jugendlichen (EPSKI)* (Döpfner & Petermann, 2012).
- Die *Checkliste zur Exploration von Schulvermeidung* (vgl. M01, S. 122).
- *Diagnosechecklisten aus dem Diagnostik-System für Psychische Störungen im Kindes- und Jugendalter nach ICD-10 und DSM-5 (DISYPS-III)* (Döpfner & Görtz-Dorten, 2017), insbesondere die *Diagnosechecklisten zum Screening psychischer Störungen (DCL-SCREEN)*, zu *Angststörungen (DCL-ANG)*, *depressiven Störungen (DCL-DES)*, *Störungen des Sozialverhaltens (DCL-SSV)*, *Aufmerksamkeitsdefizit-/Hyperaktivitätsstörungen (DCL-ADHS)* sowie zu *trauma- oder belastungsbezogenen Störungen (DCL-TBS)*.
- *Interviewleitfäden aus dem Diagnostik-System für Psychische Störungen im Kindes- und Jugendalter nach ICD-10 und DSM-5 (DISYPS-III)* (Döpfner & Görtz-Dorten, 2017; Görtz-Dorten & Döpfner, in Vorb.), v. a. der *Screening-Interviewleitfaden (ILF-SCREEN)*, sowie der zu *internalen (ILF-Internal)* und zu *externalen Störungen (ILF-external)*.
- Das *Psychopathologische Befundsystem für Kinder und Jugendliche (CASCAP-D)* (Döpfner et al., in Vorb.) kann genutzt werden, um ein breites Spektrum psychischer Auffälligkeiten genau einzuschätzen. Das Kind bzw. der Jugendliche sowie die Eltern oder auch weitere Bezugspersonen können anhand dieses Verfahrens exploriert und die psychischen Auffälligkeiten während der Exploration, aber auch außerhalb des therapeutischen Settings können beurteilt werden.

- Weitere Hinweise zur Diagnostik von psychischen Störungen finden sich in den anderen Bänden der Reihe *Leitfaden Kinder- und Jugendpsychotherapie* zu den jeweiligen psychischen Störungen.
- Schließlich geben standardisierte Fragebögen für Eltern, Kinder, Jugendliche und Lehrer spezifische Hinweise auf psychische Symptome (vgl. Leitlinie L2 in Kapitel 2.1.2)

### 2.1.1.3 Exploration der relativen Stärken, Kompetenzen, Interessen und positiven Eigenschaften des Kindes/Jugendlichen und weiterer wichtiger Bezugspersonen

**Ressourcen und Kompetenzen beachten**

Neben dem Fokus auf schulvermeidendes Verhalten und auf die psychische Symptomatik ist es sehr wichtig, die Ressourcen, Kompetenzen und positiven Eigenschaften des Patienten und weiterer relevanter Bezugspersonen (v. a. Eltern, Lehrer) zu erfassen. Hierdurch lässt sich zum einen die therapeutische Beziehung zu den Beteiligten stärken, auf der anderen Seite ist diese Ressourcenanalyse eine wichtige Hilfe bei der späteren Therapieplanung. Zudem lässt sich durch einen solchen Fokus auch das Selbstwertgefühl der Beteiligten stärken.

Die ressourcenorientierte Exploration des Patienten, seiner Eltern und auch Lehrkräfte orientiert sich im Wesentlichen am Band „Diagnostik psychischer Störungen im Kindes- und Jugendalter“ (Döpfner & Petermann, 2012). Leitlinie L1.3 zeigt eine Übersicht über die wichtigsten Aspekte, die bei der Exploration angesprochen werden sollten.

**L1.3** **Leitlinie 1.3: Exploration der relativen Stärken, Kompetenzen, Interessen und positiven Eigenschaften des Kindes/Jugendlichen und weiterer wichtiger Bezugspersonen**

**Kind/Jugendlicher:**

- Spielvorlieben und Freizeitinteressen allein und mit Gleichaltrigen (einschließlich elektronischer Medien).
- Spezielle Talente, Begabungen.
- Andere positive Eigenschaften und Kompetenzen (beispielsweise soziale Stärken wie hohe Empathiefähigkeit, Gerechtigkeitssinn, Selbstsicherheit).
- Religiöse und weltanschauliche Orientierung, persönliche Ziele und Zukunftsperspektive (v. a. im Jugendalter; auch Übereinstimmung mit Werten der Familie).
- Auswirkung des schulvermeidenden Verhaltens auf seine Fähigkeit, seine üblichen Freizeitaktivitäten durchzuführen.

**Eltern:**

- Allgemeine Lebenszufriedenheit beruflich, familiär, sozial.
- Persönliche Stärken und Eigenschaften, gemeinsame Interessen.
- Art und Intensität der Beziehung zum Kind/Jugendlichen.
- Zeitliche Verfügbarkeit im Alltag des Kindes/Jugendlichen.
- Beeinträchtigung durch schulvermeidendes Verhalten des Kindes/Jugendlichen.

**Schule:**

- Art und Intensität der Beziehung der Lehrer zum Kind/Jugendlichen.
- Zeitliche und persönliche Ressourcen, um in schulbezogene Interventionen eingebunden zu werden.

**(Re-)Integration in den Freizeitbereich wichtig**

Häufig sind bei Patienten mit Schulvermeidung Freizeitaktivitäten wie Verabredungen oder auch Vereinsaktivitäten deutlich eingeschränkt. Zudem finden sich auch häufig belastete zwischenmenschliche Beziehungen. Daher ist es wichtig, neben der Exploration der Schulvermeidungs- und psychischen Symptomatik (vgl. Leitlinien L1.1 in Kapitel 2.1.1.1 und L1.2 in Kapitel 2.1.1.2) mit den Beteiligten herauszuarbeiten, welche persönlichen Stärken, Vorlieben und Interessen unabhängig von der Schulvermeidung bestehen bzw. in der Vergangenheit bestanden haben. Eine Wiederaufnahme von Freizeitaktivitäten sowie die Stärkung der zwischenmenschlichen Beziehungen auf der Basis einer Ressourcenanalyse stellen in der Regel wichtige therapeutische Ziele dar. Im Rahmen einer Ressourcenanalyse sollten sowohl Stärken jeder Person in der Familie, also auch Stärken der Familie als Ganzes herausgearbeitet werden. Hierzu können die Beteiligten gebeten werden, eigene Stärken zu notieren, oder auch andere Familienmitglieder oder Freunde zu bitten, ihnen Stärken zu nennen, die sie an ihnen wahrnehmen.

**Familiäre Beziehungen stärken**

Es ist auch wichtig, sich einen Überblick über die Qualität der Beziehung zwischen dem Patienten und seinen Eltern zu machen. Häufig ist diese im Zuge der Schulvermeidung stark belastet. Ein therapeutisches Ziel kann dann darin liegen, die intrafamiliären Beziehungen zu stärken und familiäre Interessen und Aktivitäten wieder mehr in den Vordergrund zu rücken (vgl. Leitlinie L10 in Kapitel 2.3.3).

### 2.1.1.4 Exploration der Schulanamnese und der aktuellen schulischen Leistungen des Kindes/Jugendlichen (hauptsächlich Elternexploration)

**L1.4** **Leitlinie 1.4: Exploration der Schulanamnese und der aktuellen schulischen Leistungen des Kindes/Jugendlichen (hauptsächlich Elternexploration)**

Informationen über die bisherige schulische Entwicklung sollten in erster Linie über die Eltern erfragt werden. Je nach Alter und Entwicklungsstand des Patienten sollte dieser zunehmend aktiv in diesen Prozess einbezogen werden. Bei der Exploration von aktuellen Schulleistungen sowie von aktuellem Schulleistungs- und Sozialverhalten in der Schule sollte die Schule intensiv in diesen Prozess miteinbezogen werden.

Folgende Bereiche sollten dabei thematisiert werden:

1. Bisherige schulische Entwicklung:
   - Bewältigung besonderer schulischer Anforderungen (z. B. Ein-/Umschulung),
   - außerplanmäßige Schulwechsel und Klassenwiederholungen.
2. Vergangene und aktuelle Schulleistungen:
   - Verlauf der Schulnoten auf Zeugnissen,
   - aktuelle Noten mündlich und schriftlich.
3. Schulleistungsverhalten:
   - mündliche Mitarbeit,
   - lernorganisatorisch-planerische Fertigkeiten,
   - Lernstrategien,
   - Anstrengungsbereitschaft/-vermeidung.
4. Wissenslücken.
5. Sozialverhalten in der Schule.
6. Einbindung der Eltern.

**Differenzierte Schulanamnese ist sehr wichtig**

Die genaue *Exploration der bisherigen schulischen Entwicklung* ist innerhalb des diagnostischen Prozesses sehr wichtig, um weitere Aufschlüsse über ätiologische Bedingungen des schulvermeidenden Verhaltens zu erhalten. Hierbei sollten Schulleistungen im engeren Sinne, aber auch Schulleistungsverhalten (beispielsweise mündliche Mitarbeit im Unterricht, Erledigen von Hausaufgaben) und Sozialverhalten sowie die Eingebundenheit in den Klassenverband berücksichtigt werden. Viele Grundschulkinder besuchen inzwischen die Ganztagsschule – es ist daher hilfreich, auch die Nachmittagsbetreuung inklusive der dort stattfindenden Hausaufgabenzeit in den diagnostischen Prozess miteinzubeziehen.

Veränderungen des Alltags der Kinder, etwa im Zuge des Schuleintritts, aber auch nach Schul-/Klassenwechseln stellen für viele Schüler eine Herausforderung dar. Daher sollten diese Situationen und deren Bewältigung durch die Patienten genau analysiert und eine mögliche psychische Symptomatik exploriert werden.

Bei Patienten mit Schulvermeidung ist es unerlässlich, sich einen guten Überblick über die *vergangenen und aktuellen Schulleistungen* des Patienten zu verschaffen. Hierzu sollten zunächst alle Schulzeugnisse gesichtet werden. Gerade die Zeugnisse der ersten Grundschuljahre, die das Verhalten der Schüler differenziert beschreiben, erlauben wertvolle Hinweise auf schulbezogenes Verhalten und die Entwicklung möglicher Auffälligkeiten im Leistungs- und sozialen Bereich sowie von psychischer Symptomatik in den ersten Schuljahren. Zur Beurteilung der aktuellen Schulleistungen sollten die erbrachten Leistungen in den letzten schriftlichen Prüfungen (z. B. Klassenarbeiten oder Tests) erfragt und auch mündliche Leistungen in Erfahrung gebracht werden.

**Analyse von Schulzeugnissen ist hilfreich**

Auch das *Schulleistungsverhalten* sollte differenziert exploriert werden. Dies betrifft zum einen lernorganisatorisch-planerische Fertigkeiten (z. B. wissen, welche Hausaufgaben an dem Tag aufgegeben wurden und zu Hause alle Materialien verfügbar haben, die zum Erledigen der Hausaufgaben notwendig sind). Darüber hinaus spielen Lernstrategien des Patienten eine wichtige Rolle, etwa wie es ihm gelingt, effektiv Vokabeln zu lernen oder komplexere Aufgabenstellungen zu lösen. Die mündliche Mitarbeit bzw. Störverhalten des Patienten sollten v. a. von ihm selbst und dem Lehrer beurteilt werden. Schließlich hat natürlich auch die Anstrengungsbereitschaft einen erheblichen Einfluss auf die Schulleistungen und sollte daher mit allen Beteiligten thematisiert werden.

Im Rahmen der Schulanamnese sollte zudem geklärt werden, ob und in welchem Ausmaß *Wissenslücken* vorliegen, die die weitere schulische Entwicklung benachteiligen. Hierzu sollte an weiterführenden Schulen nach Möglichkeit eine direkte Rückmeldung der jeweiligen Fachlehrer eingeholt werden (beispielsweise über den Klassenlehrer). Ein wichtiges therapeutisches Ziel kann nachfolgend darin bestehen, gemeinsam einen Lernplan zu entwickeln, wie diese Lücken (mit oder ohne externe Unterstützung) aufgeholt werden können. Übersteigen die Wissensdefizite ein gewisses Ausmaß, muss gemeinsam überlegt werden, inwieweit das Wiederholen einer Klasse oder ein Wechsel auf eine leichtere Schulform nicht eine bessere Alternative darstellt.

**Auch Sozialverhalten beachten**

Neben schulischem Leistungsverhalten im engeren Sinne sollte auch das *Sozialverhalten in der Schule*, also v. a. der Kontakt zu Mitschülern und Lehrern genauer betrachtet werden. Dies betrifft das Verhalten außerhalb des Unterrichts, also auf dem Hin- und Rückweg sowie v. a. während der Pausen, Übermittagsbetreuung, Schulkantine usw. In diesem Zusammenhang sollte die soziale Eingebundenheit in den Klassen-/Stufenverband, das Niveau an sozialen Fertigkeiten (beispielweise Initiierung von Kontakten, Spielverhalten, Konfliktlösung, aggressiv-dissoziales Sozialverhalten, Selbstsicherheit) und auch der Kontakt und die Beziehung zu den Lehrern beurteilt werden. Zudem ist es sinnvoll, in Erfahrung zu bringen, in welche Art von Gleichaltrigengruppe der Patient in Bezug auf Lern-, Leistungs- und Sozialverhalten eingebunden ist (beispielsweise ob gute schulische Leistungen von den relevanten Mitschülern begrüßt oder abgewertet werden, ob ein eher aggressives Sozialverhalten üblich und gewünscht ist usw.).

Schließlich sollte man sich auch einen guten Überblick darüber verschaffen, in welcher Weise und in welchem Ausmaß die *Eltern in schulbezogene Belange eingebunden* sind. Dies betrifft zum einen die Unterstützung im häuslichen Bereich, etwa bei den Hausaufgaben oder bei der Vorbereitung auf Klassenarbeiten und Tests. Zudem ist es aber auch hilfreich, in Erfahrung zu bringen, wie der Kontakt der Eltern zur Schule ist, d.h. Art und Intensität des Austauschs zwischen Eltern und Lehrern und die Qualität der Beziehung zwischen ihnen.

**Hilfreiche Materialien**

Zur Exploration der Schulanamnese sollten, wie oben beschrieben, alle Schulzeugnisse gesichtet werden. Darüber können folgende Materialien bei der Exploration des Patienten, seiner Eltern und der Lehrer eine sinnvolle Unterstützung bieten:

- Das *Explorationsschema für Psychische Störungen bei Kindern und Jugendlichen (EPSKI)* (Döpfner & Petermann, 2012) stellt eine allgemeine Explorationshilfe dar und thematisiert auch die schulische Entwicklung.
- Die *Checkliste zur Exploration von Schulvermeidung* (vgl. M01, S. 122).
- Das *Explorationsschema für Jugendliche und Eltern (SELBST-EX)* aus dem Band „Grundlagen der Selbstmanagementtherapie bei Jugendlichen" (Walter et al., 2007) eignet sich insbesondere für die differenzierte Exploration für Patienten an weiterführenden Schulen und greift auch die Schulanamnese auf.
- Die *Checkliste Leistungsprobleme (SELBST-CL-Leistung)* aus dem Band „Leistungsprobleme im Jugendalter" (Walter & Döpfner, 2009b) ist besonders für die Exploration von aktuellen Schulleistungsproblemen von Patienten an weiterführenden Schulen geeignet. Sie kann für die Exploration (gemeinsam oder getrennt) des Jugendlichen, der Eltern, des Lehrers genutzt werden und erfasst differenziert dysfunktionale leistungsbezogene Einstellungen des Schülers und ggf. seiner Eltern, Defizite im Bereich organisatorisch-planerischer Fertigkeiten, das Niveau von Lernstrategien, das Verhalten im Unterricht und auch Wissenslücken.
- Die *Lehrereinschätzliste für Sozial- und Lernverhalten (LSL)* (Petermann & Petermann, 2013) kann für die Erfassung des Sozialverhaltens des Patienten von 6 bis 19 Jahren sowie seiner Anstrengungsbereitschaft aus der Sicht des Lehrers eingesetzt werden.

### 2.1.1.5 Exploration des familiären und sozialen Hintergrunds

**L1.5 Leitlinie 1.5: Exploration des familiären und sozialen Hintergrunds**

1. Familie (hauptsächlich Elternexploration), neben den in den allgemeinen diagnostischen Leitlinien aufgeführten Punkten, insbesondere hinsichtlich:
   - Qualität der Eltern-Kind-/Jugendlichen-Beziehung (z. B. Nähe, Wärme, schöne Momente, gemeinsame Aktivitäten, Konflikte),
   - Beziehung des Patienten zu Geschwistern oder anderen relevanten Familienmitgliedern (z. B. Nähe, Wärme, Konflikte, gemeinsame Aktivitäten, Rivalität),
   - vorherrschende emotionale Stimmung in der Familie und Rolle des Patienten dabei,
   - familiäre Regeln, Aufgabenverteilung,
   - Problemlöse- und Kommunikationsstil in der Familie,
   - ethnischer/kultureller Hintergrund, finanzielle Situation,
   - Schulvermeidung aktuell oder in der Vergangenheit bei anderen Familienmitgliedern.
2. Eltern (hauptsächlich Elternexploration):
   - vorherrschender Erziehungsstil (z. B. autoritär, übersanktionierend, nachlässig, inkonsistent),
   - schulbezogenes Erziehungsverhalten (z. B. übertrieben kontrollierend, zu wenig unterstützend),
   - dysfunktionale Einstellungen der Eltern in Bezug auf Schule (z. B. überzogene Leistungserwartungen, Katastrophisierung, eigene Erfahrungen mit Schule),
   - besondere Belastungen in der Familie (z. B. Arbeitslosigkeit, Schulden, beengte Wohnverhältnisse, Paarprobleme).
3. Psychische Störungen und Erkrankungen bei den Eltern und anderen Familienmitgliedern:
   - psychische Störungen bei den Eltern (z. B. Depression, Angststörung),
   - psychische Störungen bei Geschwistern (z. B. ADHS, Trennungsangst),
   - körperliche Erkrankungen in der Familie.
4. Bedingungen im Wohnumfeld, in der Schule und in der Gleichaltrigengruppe:
   - Anzahl und Art der Freunde, Häufigkeit von Verabredungen, Veränderung in Zusammenhang mit Schulvermeidung,
   - regelmäßige Freizeitaktivitäten aktuell oder in der Vorgeschichte,
   - Eingebundenheit in Klassenverband,
   - Wertvorstellungen und schulbezogene Normen innerhalb der relevanten Gleichaltrigengruppe,
   - Lehrer-Patienten- und Lehrer-Eltern-Beziehung.

Im Band „Diagnostik psychischer Störungen im Kindes- und Jugendalter" (Döpfner & Petermann, 2012) finden sich allgemeine Hinweise zur Exploration des familiären und sozialen Hintergrunds bei Patienten mit psychischen Störungen.

**Mit Eltern und ggf. Jugendlichen explorieren**

Der Bereich *Familie* sollte v. a. mit den Eltern exploriert werden. Je nach Alter des Patienten kann dieser zunehmend in die Exploration miteingebunden werden. Es kann auch hilfreich sein, einmal die Geschwister mit einzuladen. Zunächst sollten die Zusammensetzung der Familie, mögliche Veränderungen sowie die berufliche, finanzielle und soziale Situation thematisiert werden. Hinweise auf die Qualität der Beziehung zwischen dem Patienten und seinen Eltern lassen sich durch die Beobachtung während gemeinsamer Gespräche gewinnen und auch über die Art, wie die Eltern über ihr Kind berichten. Zudem kann die Eltern-Kind-Beziehung auch direkt thematisiert werden, indem beispielsweise gemeinsame Aktivitäten, schöne Momente oder auch die Häufigkeit von Streitigkeiten mit den übrigen Familienmitgliedern exploriert werden. Darüber hinaus sollte sich der Therapeut einen Überblick über die Aufgabenverteilung sowie Regeln in der Familie verschaffen. Im Zuge der Exploration sollte auch die Qualität der Beziehungen zu den Geschwistern und auch mögliche Koalitionen innerhalb der Familie in Erfahrung gebracht werden. Bei der Fokussierung des Problemlöse- und Kommunikationsstils kann es hilfreich sein, sich neben der Verhaltensbeobachtung in Familiensitzungen zusätzlich häufige Konfliktthemen und den Umgang der Beteiligten damit schildern zu lassen. Zudem sollte der Therapeut auch den kulturellen bzw. ethnischen Hintergrund explorieren, der einen Einfluss auf familiäre Bedingungen und elterliches Erziehungsverhalten hat. Schließlich sollte auch schulvermeidendes Verhalten bei anderen Familienmitgliedern erfragt werden.

**Eltern auch allein explorieren**

Der Abschnitt *Eltern* sollte mit beiden Eltern gemeinsam und auch mit dem jeweiligen Elternteil allein bearbeitet werden. Der Therapeut sollte den vorherrschenden Erziehungsstil der Eltern erfragen, sich problematische Situationen aus dem Familienalltag schildern lassen und den elterlichen Umgang damit analysieren. Dabei sollte auch geklärt werden, inwieweit es zwischen den Eltern einen einheitlichen Erziehungsstil gibt oder ein eher inkonsistentes elterliches Erziehungsverhalten vorherrscht. Das schulbezogene Erziehungsverhalten der Eltern von Patienten mit Schulvermeidung ist von besonderer Bedeutung, also beispielsweise die Art und Intensität, wie die Eltern in schulische Angelegenheiten eingebunden sind (z.B. Unterstützung bei den Hausaufgaben, Vorbereitung auf Klassenarbeiten, Kommunikation mit Lehrern) und sollte mit den Eltern differenziert exploriert werden. Zudem sollten auch dysfunktionale Einstellungen und Grundannahmen und eigene Erfahrungen der Eltern bezogen auf die Schule exploriert werden. So fällt es vielen Eltern der betroffenen Kinder und Jugendlichen beispielsweise schwer, sich in Konfliktsituationen angemessen durchzusetzen (z.B. bei der Morgensituation, wenn das Kind/der Jugendliche sich weigert, in die Schule zu gehen, oder wenn das Kind trotz Schulvermeidung nachmittags seinen üblichen Freizeitaktivitäten nachgehen möchte). In diesem Zusammenhang kann es sehr hilfreich sein, die bei den Eltern zugrunde liegenden Einstellungen herauszuarbeiten (z.B. „Wenn ich jetzt streng bin, wird alles noch schlimmer“ oder „Mein Kind hat es schon so schwer im Leben, da muss wenigstens ich mich liebevoll um ihn kümmern“). Andere Eltern reagieren übertrieben harsch in solchen

**Elterliche Einstellungen/Grundannahmen beachten**

Situationen, beispielsweise da sie sehr rigide Erziehungsvorstellungen haben (z. B. „Es ist nicht akzeptabel, wenn mein Kind meinen Aufforderungen nicht nachkommt"). Schließlich sollten auch besondere Belastungen in der Familie wie Arbeitslosigkeit oder Paarprobleme auf der Elternebene behutsam angesprochen werden.

**Psychische Störungen der Eltern**

Bei der Exploration von eigenen *psychischen Störungen der Eltern* sollten vor allem depressive, Angst- und Störungen des Sozialverhaltens bei den Eltern im Zentrum stehen, die sehr häufig mit Schulvermeidung der Kinder assoziiert sind. Aber auch Suchterkrankungen und andere psychische Störungen kommen bei Eltern von Patienten mit Schulvermeidung vor. Sollten die Eltern zum gegenwärtigen Zeitpunkt psychisch stark belastet sein, sollte der Grad der Einschränkung im Alltag und die damit assoziierten psychosozialen Belastungen sowie die Bedeutung für die Schulvermeidung des Kindes/Jugendlichen geklärt werden. Im weiteren Verlauf können die Eltern dann dazu motiviert werden, sich eine geeignete eigene Hilfe zu holen. Bei einer psychischen Störung in der Vergangenheit sollte der Verlauf, die Erfahrung bei der Bewältigung der psychischen Störung und auch Schlussfolgerungen daraus für ihr Kind erfragt werden. Zudem sollten auch körperliche Erkrankungen und die damit verbundene Einschränkung im Alltag erfragt werden.

Bei der *Exploration von Bedingungen im Umfeld, in der Schule und in der Gleichaltrigengruppe* sollten neben der Exploration der Eltern auch verstärkt Informationen des Patienten berücksichtigt werden. Zudem ist es sinnvoll, bei der Exploration der schulischen Bedingungen und des Gleichaltrigenbereichs auch den Lehrer miteinzubeziehen. Im Rahmen der Freizeitanamnese sollte sich der Therapeut einen Überblick über die Gleichaltrigenbeziehungen des Patienten, die Häufigkeit von Verabredungen und auch regelmäßige Freizeitaktivitäten in der Vergangenheit und aktuell verschaffen. Die Eingebundenheit in den Klassenverband und auch Wertvorstellungen von relevanten Gleichaltrigen (z. B. „In der Schule gute Leistungen erbringen machen nur Streber") sollten mit dem Patienten und auch dem Lehrer thematisiert werden. So sollte beispielsweise die Einbindung in eine aggressiv-dissoziale Gleichaltrigengruppe oder aber auch eine völlige soziale Isolation in den therapeutischen Gesamtplan aufgenommen werden (vgl. Kapitel 2.3). Bei beeinträchtigten Beziehungen sollte der Therapeut mit den Beteiligten gemeinsam die Ursachen herausarbeiten (z. B. viele deviante Gleichaltrige im Umfeld, soziale Fertigkeitendefizite des Patienten, ausgeprägte soziale Ängste, vgl. Leitlinie L8 in Kapitel 2.3.1). Schließlich sollte sich der Therapeut einen Überblick über die Beziehung der Lehrer zu dem Patienten und auch den Eltern verschaffen. Die Stärkung belasteter Beziehungen kann später ein wichtiges therapeutisches Ziel darstellen, während aktuell tragfähige, wertschätzende und unterstützende Beziehungen zu den Lehrern eine wertvolle Ressource darstellen können.

**Gleichaltrigenbeziehungen explorieren**

**Hilfreiche Materialien**

Folgende Materialien können bei der Exploration des Patienten, seiner Eltern und der Lehrer hilfreich sein:

- *Explorationsschema für Psychische Störungen bei Kindern und Jugendlichen (EPSKI)* aus dem Band „Diagnostik psychischer Störungen im Kindes- und Jugendalter" (Döpfner & Petermann, 2012).
- Das *Explorationsschema für Jugendliche und Eltern (SELBST-EX)* aus dem Band „Grundlagen der Selbstmanagementtherapie bei Jugendlichen" (Walter et al., 2007) kann bei Patienten an weiterführenden Schulen gut eingesetzt werden.

### 2.1.1.6 Exploration zur störungsspezifischen Entwicklungsgeschichte des Kindes/Jugendlichen (hauptsächlich Elternexploration)

Diese Leitlinie zur störungsspezifischen Entwicklungsgeschichte wird normalerweise vornehmlich mit den Eltern durchgeführt und durch Informationen aus der Schule ergänzt. Bei älteren Patienten ist es zudem sehr hilfreich, diese mehr in den Prozess zu integrieren.

**Vor allem mit Eltern explorieren**

**L1.6 Leitlinie 1.6: Exploration zur störungsspezifischen Entwicklungsgeschichte des Kindes/Jugendlichen (hauptsächlich Elternexploration)**

- Vorschulische Entwicklung:
  - Schwangerschafts-/Geburtskomplikationen, Komplikationen in der Neugeborenenperiode und Verzögerungen in der frühkindlichen Entwicklung,
  - Auffälligkeiten bei der motorischen, Sprach- und Sauberkeitsentwicklung,
  - Temperamentsmerkmale im Säuglings- und Kleinkindalter,
  - Kindergartenzeit.
- Entwicklung der Beziehungen und der soziometrischen Positionen in Gleichaltrigengruppen.
- Beginn der Schulvermeidung, spezifische Auslöser, damalige psychosoziale Bedingungen und Reaktionen der Bezugspersonen und Gleichaltrigen.
- Verlauf des schulvermeidenden Verhaltens (konstant, fluktuierend, Abhängigkeit von äußeren Bedingungen, beispielsweise besonders ausgeprägt vor/nach Schulferien).

Da viele Patienten mit Schulvermeidung in der Anamnese bereits früh Auffälligkeiten zeigen, sollte die Exploration zur störungsspezifischen Entwicklungsgeschichte auch die vorschulische Zeit miteinschließen, um zu klären, inwieweit auch bereits in dieser Zeit Symptome bestanden, die im weiteren Verlauf die Entwicklung von schulvermeidendem Verhalten begünstigt haben. Zunächst sollten Schwangerschaft, Geburt und frühkindliche Entwicklung orientierend exploriert werden, zudem ist es sinnvoll, auch den elterlichen Umgang mit den veränderten Lebensbedingungen im Zuge des neuen Kindes genauer zu explorieren. Auch sollten mögliche ungünstige Temperamentsmerkmale (beispielsweise hohe Impulsivität, geringe Frustrationstoleranz, Verhaltenshemmung) genauer abgeklärt werden. Da auch Geburten von Geschwisterkindern familiäre Anpassungsleistungen erforderlich machen, sollten auch diese Ereignisse und die Reaktionen des Patienten darauf erfragt werden. Bei Eintritt in den Kindergarten sind viele Kinder erstmalig für einen längeren Zeitraum in eine größere Gruppe von Kindern eingebettet und werden mit verschiedenen, oft neuen Anforderungen konfrontiert. Daher sollte diese Zeit orientierend exploriert werden (v.a. Beginn, ängstliche Symptome, Einhalten von Regeln, Spielverhalten, oppositionell-aggressives Verhalten, Somatisierungstendenzen). Darüber hinaus sollte sich der Therapeut insgesamt einen guten Überblick über die soziale Entwicklung des Patienten verschaffen (beispielsweise soziale Fertigkeiten und Eingebundenheit in der Vergangenheit und aktuell, Fähigkeit, überdauernde Freundschaften zu pflegen, Konfliktlösekompetenz, Selbstsicherheit).

**Störungsbeginn analysieren**

Der Beginn des schulvermeidenden Verhaltens schließlich sollte differenziert analysiert werden. So ist es sinnvoll, nach spezifischen Auslösern zu fragen (beispielsweise infolge eines Lehrer- oder Klassenwechsels, nach einer körperlichen Erkrankung). Zudem sollten auch die Reaktionen der Bezugspersonen (Eltern, Geschwister, Lehrer, Mitschüler) analysiert werden und der weitere Verlauf der Schulmeidung erfragt werden. Dazu ist es sehr hilfreich, alle Schulzeugnisse zu sichten. Ein fluktuierender, phasenhafter Verlauf der Fehlzeiten ist häufig, d.h. es finden sich über einen längeren Zeitraum Fehlzeiten unterschiedlichen Ausmaßes, ohne dass es über die Zeit zu einer deutlichen Zunahme der Schulvermeidung kommt. In anderen Fällen kann die Schulvermeidung sehr abrupt beginnen (in der Regel infolge eines auslösenden Ereignisses) und sehr schnell den gesamten Unterricht betreffen. Insgesamt erhöhen unterrichtsfreie Zeiten (Ferien, Wochenende, Krankheit usw.) die Wahrscheinlichkeit nachfolgender Fehlzeiten, weil der Wiedereinstieg schwerfällt.

#### 2.1.1.7 Exploration der Einstellungen zur Therapie

Am Ende der Explorationsphase sollten bisherige eigene Lösungsversuche zur Verminderung der Schulvermeidung, aber auch Vorbehandlungen und dortige Erfahrungen sowie Einstellungen des Patienten, seiner Eltern und des kooperierenden Lehrers erfragt werden (vgl. Leitlinie L1.7). Dieser Teil der Exploration basiert im Wesentlichen auf den Punkten, die im Band „Diagnostik psychischer Störungen im Kindes- und Jugendalter“ angesprochen wurden (Döpfner & Petermann, 2012).

## L1.7 Leitlinie 1.7: Exploration der Einstellungen zur Therapie

- Bisherige Versuche des Kindes/Jugendlichen selbst und der Familie sowie der Schule zur Bewältigung der Problematik und ihre Ergebnisse.
- Vorbehandlungen (z.B. psychotherapeutisch, medikamentös, Jugendhilfe) und bisherige Therapieerfahrungen.
- Vorstellungen des Kindes/Jugendlichen, der Eltern und der Lehrer zu den Ursachen der Störung (Störungskonzepte).
- Therapieerwartungen des Kindes/Jugendlichen, der Eltern und der Erzieher/Lehrer.
- Behandlungsziele des Kindes/Jugendlichen, der Eltern und der Lehrer (Zielsymptome).
- Bereitschaft des Kindes/Jugendlichen, der Eltern und der Lehrer zur aktiven Mitarbeit (Therapiemotivation).

**Eigene Lösungsversuche herausarbeiten**

Zunächst sollten bisherige Versuche, die schulischen Fehlzeiten zu vermindern, erfragt werden. In der Regel haben die Eltern, aber auch Patienten und mehrheitlich die Schule bereits etliche eigene Versuche unternommen, um einen weitgehend regelmäßigen Schulbesuch zu gewährleisten. Vielfach findet sich auf der Elternebene eine Mischung aus unterstützendem, häufig auch entlastendem Erziehungsverhalten, aber auch Sanktionen bei Fehlzeiten. Aufseiten der Schule findet man unterschiedliche Reaktionen. Einige Schulen schreiben die Eltern schon sehr früh an, weisen auf die Fehlzeiten hin, laden zu einem Termin ein oder schalten in einem frühen Stadium das Ordnungsamt ein, da die Schulpflicht nicht eingehalten wird. Andere Schulen warten zunächst einmal ab und versuchen, gemeinsam mit den Beteiligten eine schrittweise Lösung zu erarbeiten. Diese kann beispielsweise zunächst den Besuch einzelner Schulstunden pro Tag betreffen oder einen zeitlich begrenzten Einzelunterricht im Nachbarraum. In Einzelfällen kommt es vor, dass der Schüler den Lernstoff von der Schule erhält und zu Hause nacharbeiten soll. Auch die betroffenen Kinder/Jugendlichen selbst berichten häufig von eigenen Anstrengungen, um die Fehlzeiten wieder zu reduzieren. Diese können das Umgehen von angstbesetzten Situationen betreffen (z.B. morgens nicht mehr mit einem bestimmten Schulbus fahren oder bestimmte Schulstunden vermeiden, aber wenigstens am übrigen Unterricht teilnehmen) oder auch Versuche, Konflikte mit Mitschülern oder Lehrern zu klären. Auch „Kompensationsangebote“ aufseiten der Patienten kommen häufiger vor – beispielsweise sich stattdessen an der Erledigung des Haushalts zu beteiligen, zu Hause Schulstoff nachzuholen usw.

**Behandlungsanamnese erstellen**

Darüber hinaus sollten auch Vorbehandlungen erfragt werden. Viele der betroffenen Schüler waren bereits beim Schulsozialarbeiter oder beim schulpsychologischen Dienst, nicht selten wurde der Patient auch bereits kinder- und jugendpsychiatrisch vorgestellt bzw. medikamentös oder psychotherapeutisch behandelt. Nicht selten wurde auch bereits das zuständige Jugendamt einbezogen. Es ist sehr wichtig, diese Maßnahmen und deren Ergebnis möglichst differenziert zu erfragen, da derartige Erfahrungen einen Einfluss auf aktuelle Therapieerwartungen haben (hatte beispielsweise früheres Wecken am Morgen keinen Erfolg, wird die Familie häufig einem erneuten Versuch eher reserviert gegenüberstehen).

**Ursachenzuschreibungen und Interventionserwartungen herausarbeiten**

Wesentlich ist es auch, die subjektiven Störungskonzepte aller Beteiligten zu erheben. Diese Annahmen über die Ursachen der Schulvermeidung sind für die weitere Behandlung sehr wichtig, da sie zum einen das Verhalten der Beteiligten steuern und zum anderen in hohem Maße deren Interventionserwartungen beeinflussen. Diese subjektiven Krankheitseinstellungen stellen die Basis dar, um nachfolgend ein gemeinsames Modell über die auslösenden und aufrechterhaltenden Faktoren der Schulvermeidung zu entwickeln (vgl. Leitlinie L8 in Kapitel 2.3.1 – Störungsmodell und Vereinbarung von Therapiezielen), aus denen dann die nachfolgenden Interventionen abgeleitet werden. Zudem sollten auch zum Abschluss der Explorationsphase Erwartungen an die Therapie und subjektive Therapieziele erfragt werden (Wer muss was tun, um die Fehlzeiten und assoziierte Schwierigkeiten zu vermindern? Was soll mithilfe der Therapie erreicht werden?). Ein letzter, sehr grundlegender Punkt betrifft die die Exploration der Behandlungsmotivation. Diese kann von Fall zu Fall sehr unterschiedlich sein. Viele der betroffenen Patienten haben einen hohen Leidensdruck und möchten möglichst rasch wieder einen vollständigen Schulbesuch herstellen. Nicht selten haben sich die Patienten aber auch in ihrem alternativen Tagesablauf „einrichtet“ (gerade bei ausgeprägter Schulvermeidung), zumal er häufig subjektiv attraktive Alternativen enthält (beispielsweise Medienkonsum, Lesen, im Bett liegen). In diesem Fall findet sich eine sehr begrenzte oder zumindest ambivalente Änderungsmotivation. Auch aufseiten der Eltern ist die Motivation sehr unterschiedlich. Viele Eltern haben einen sehr hohen Leidensdruck, da sie sich um die schulische Zukunft ihres Kindes große Sorgen machen. Zudem erhalten sie häufig zusätzlichen Druck aus der Schule. Auf der anderen Seite haben Eltern zuweilen auch Verständnis für die Lage ihrer Kinder, sehen eher externe Ursachen für die Schulvermeidung und zeigen ein sehr gespaltenes Verhältnis zur Symptomatik ihres Kindes. Diese Behandlungsmotivation zu stärken und Ambivalenzen zu vermindern, stellt ein wichtiges therapeutisches Ziel dar. Aufseiten der Schulen kann die Motivation ebenfalls sehr unterschiedlich sein. In der Regel ist es den Schulen sehr wichtig, dass ihre Schüler möglichst rasch wieder vollständig am Unterricht teilnehmen. Allerdings können die Vorstellungen, wie dies am besten erreicht werden kann, sehr unterschiedlich sein. Während einige Schulen einen eher bürokratischen Weg gehen mit zeitnahen Briefen an die Eltern, frühem Einschalten von Schul- und Ordnungsamt, tendieren andere Schulen eher dazu, den Schülern mehr Zeit zu geben, um sich zu stabilisieren und irgendwann wieder regelmäßig in die Schule zu gehen (zumal viele Familien ja Anstrengungen unternehmen, was von den Schulen wahrgenommen und geschätzt wird). In jedem Fall ist es sehr wichtig, diese Einstellungen aller Beteiligten zu erheben, um sie später in ein gemeinsames Störungsmodell zu integrieren und Therapieziele festzulegen (vgl. Leitlinie L8 in Kapitel 2.3.1), um auf dieser Basis dann die indizierten Interventionen implementieren zu können.

### 2.1.2 Fragebogenverfahren zur Erfassung der schulvermeidenden sowie der komorbiden Symptomatik

**L2 Leitlinie 2: Fragebogenverfahren zur Erfassung der schulvermeidenden sowie der komorbiden Symptomatik**

- Fragebögen, die Schulvermeidung im speziellen adressieren, können helfen, einen Überblick über die zugrunde liegenden und aufrechterhaltenden Symptome von Schulvermeidung zu erhalten.
- Störungsübergreifende Fragebögen, die ein breites Spektrum psychischer Auffälligkeiten und auch Ressourcen und Kompetenzen erfragen, bieten einen guten Überblick über psychische Auffälligkeiten.
- Störungsspezifische Instrumente dienen dazu, spezifische psychische Auffälligkeiten näher zu analysieren.

**Standardisierte Fragebögen einsetzen**

Standardisierte Fragebögen im Selbst-, Eltern- und Lehrerurteil sind sehr hilfreich, da sie es erlauben, in ökonomischer Weise eine Vielzahl möglicher Auffälligkeiten aus verschiedenen Perspektiven zu erfassen und diese durch ihre Normierung mit verschiedenen Stichproben Gleichaltriger zu vergleichen. Zudem fällt es einigen Patienten (und auch Bezugspersonen) leichter, bestimmte Schwierigkeiten in Fragebögen zu nennen als in der persönlichen Exploration. Schließlich wird mit dem Einsatz solcher Instrumente die Wahrscheinlichkeit vermindert, dass Symptome übersehen werden. Es ist in jedem Fall ratsam, unterschiedliche Beurteiler mit einzubeziehen, d.h. nach Möglichkeit Eltern und Lehrer und ab etwa 8 Jahren je nach Instrument auch das Selbsturteil zu erfassen.

**Breitband-, störungs- und problemspezifische Verfahren kombinieren**

Aufgrund der Komplexität der Symptomatik sollte zum einen mithilfe von standardisierten Instrumenten, die Schulvermeidung adressieren, die Schulvermeidungssymptomatik und deren Funktionalität genauer erhoben werden. Zur Erfassung von psychischen Auffälligkeiten bietet es sich zudem an, zunächst sogenannte Breitbandverfahren einzusetzen, die störungsübergreifend eine breite Palette möglicher Auffälligkeiten abfragen. Nachfolgend oder parallel können zudem störungsspezifische Instrumente genutzt werden, um spezifische Symptome näher zu prüfen. Sollte der Patient mit Schulvermeidung beispielsweise emotionale Symptome aufweisen, so sollten störungsspezifische Verfahren zur Erfassung von Angst- und depressiven Störungen eingesetzt werden.

Da bei vielen Patienten mit Schulvermeidung die Morgensituation vor dem Verlassen der eigenen Wohnung bis zum Beginn des Unterrichts eine besondere Herausforderung darstellt, ist es sinnvoll, diese genauer zu betrachten. Sollte es organisatorisch möglich sein, ist es hilfreich, zu diagnostischen Zwecken eine Verhaltensbeobachtung im Feld zu machen, indem der Therapeut bei der Morgensituation direkt anwesend ist. Auf diese Weise lassen sich zusätzliche Informationen über die Art und auch die Funktionalität der Symptomatik gewinnen (beispielsweise familiäre Bedingungen, die bei der Aufrechterhaltung eine Rolle spielen).

Tabelle 2 gibt einen Überblick über standardisierte Selbst- und Fremdbeurteilungsbögen, die zur Erfassung des schulvermeidenden Verhaltens und der mit Schulvermeidung am häufigsten vorkommenden psychischen Symptomatik hilfreich sein können.

**Tabelle 2:** Standardisierte Selbst- und Fremdbeurteilungsbögen zur Erfassung von Schulvermeidung und psychischer Symptomatik

| Spezifische Fragebogenverfahren | Elternurteil | Lehrerurteil | Selbsturteil |
|---|---|---|---|
| **Schulvermeidung** | SRAS-R | | SRAS-R |
| **Breitbandverfahren** | CBCL/6–18R (6–18 Jahre) FBB-SCREEN | TRF/6–18R (6–18 Jahre) FBB-SCREEN | YSR/11–18R SBB-SCREEN |
| **Angst** | FBB-ANZ | FBB-ANZ | SBB-ANZ PHOKI SPAIK DAI AFS |
| **Depression** | FBB-DES | FBB-DES | SBB-DES DIKJ DTK-II BDI-II |
| **ADHS** | FBB-ADHS | FBB-ADHS | SBB-ADHS |
| **Störung des Sozialverhaltens** | FBB-SSV | FBB-SSV | SBB-SSV |
| **Somatoforme Störungen** | | | SOMS-KJ |

## Hilfreiche Materialien

- Die deutschsprachige Version der *School Refusal Assessment Scale-Revised (SRAS-R)* (Kearney, 2002; deutsche Bearbeitung von Walter et al., 2017) (weitere Informationen vgl. Kapitel 3 sowie M02, S. 124).
- Der *Elternfragebogen über das Verhalten von Kindern und Jugendlichen (CBCL/6–18R)* (Döpfner et al., 2014a), der *Lehrerfragebogen über das Verhalten von Kindern und Jugendlichen (TRF/6–18R)* (Döpfner et al., 2014c) und der *Fragebogen für Jugendliche (YSR/6–18R)* (Döpfner et al., 2014b) sind Breitbandverfahren, die sich als fester Standard in der klinischen Forschung und Praxis etabliert haben. Die Items können zu acht Problemskalen zusammengefasst werden (Ängstlich/depressiv, Rückzüglich/depressiv, Körperliche Beschwerden, soziale Probleme, Denk-, [Schlaf-] und repetitive Probleme, Aufmerksamkeitsprobleme, Regelverletzendes Verhalten und Aggressives Verhalten), zudem können drei übergeordnete Skalen berechnet werden (Gesamtauffälligkeit, Internale Probleme, Externale Probleme). Im Elternurteil liegen Normen für 6- bis 18-jährige Kinder und Jugendliche vor (Selbsturteil: 11 bis 18 Jahre).
- Die Screeningbögen (Eltern- und Lehrerurteil: *FBB-SCREEN*, Selbsturteil: *SBB-SCREEN*) aus dem *Diagnostik-System für psychische Störungen nach ICD-10 und DSM-5 für Kinder und Jugendliche – III (DISYPS-III)* (Döpfner & Görtz-Dorten, 2017) erfassen ein breites Spektrum an psychischen Auffälligkeiten mit insgesamt 49 Items, die Hinweise auf psychische Störungen in insgesamt 19 Bereichen geben können (Aufmerksamkeitsdefizit-/Hyperaktivitätsstörungen, Störungen des Sozialverhaltens, Angststörungen, Mutismus, Posttraumatische Belastungsstörungen, Schlaf- und depressive Störungen, somatische Belastungsstörungen, Ess- und Entwicklungsstörungen, Ausscheidungs- und Autismus-Spektrums-Störungen, Bindungs- und Beziehungsstörungen, Zwangs- und Tic-Störungen, Beziehungs-/Affektlabilität, selbstverletzendes Verhalten, Halluzinationen sowie Substanzmissbrauch/Spielsucht). Die meisten Items können zu Skalen zusammengefasst werden, die teilweise zu übergeordneten Skalen aggregiert werden können. Es liegen Normen im Elternurteil für 4 bis 18 Jahre und im Selbsturteil von 11 bis 18 Jahren vor. Für das Lehrerurteil können orientierende Bewertungen vorgenommen werden.
- Symptome verschiedener Angststörungen nach ICD-10 und DSM-5 können mit dem *Fremdbeurteilungsbogen für Angststörungen (FBB-ANG)* und dem *Selbstbeurteilungsbogen für Angststörungen (SBB-ANG)* aus dem *Diagnostik-System für psychische Störungen nach ICD-10 und DSM-5 für Kinder und Jugendliche – III (DISYPS-III)* (Döpfner & Görtz-Dorten, 2017) erfasst werden (vgl. Kapitel 3). Es liegen für das DISYPS-III Stanine-Normen für FBB-ANG im Elternurteil, nicht aber im Lehrerurteil vor. Für den SBB-ANZ sind ab dem Alter von 11 Jahren Normen verfügbar.
- Phobische Ängste können im Selbsturteil mit dem *Phobiefragebogen für Kinder und Jugendliche (PHOKI)* (Döpfner et al., 2006) gemessen werden. Die 96 Items laden auf insgesamt sieben Skalen: (1) Angst vor Gefahr/Tod, (2) Trennungsängste, (3) soziale Ängste, (4) Angst vor Bedrohlichem und Unheimlichem, (5) Tierphobien, (6) Angst vor medizinischen Engriffen und (7) Schul- und Leistungsängste. Für den PHOKI liegt eine Normierung für den Altersbereich von 8 bis 18 Jahren vor.

- Das *Sozialphobie und -angstinventar für Kinder (SPAIK)* (Melfsen et al., 2001) ist ein Fragebogen, der soziale Ängste im Selbsturteil bei Kindern und Jugendlichen von 8 bis 16 Jahren auf insgesamt 26 Items erfasst. Es liegen getrennte Normwerte für Mädchen und Jungen vor.
- Das *Differentielle Leistungsangst-Inventar (DAI)* von Rost und Schermer (2007) ist ein Fragebogen zur Erfassung von Leistungsängstlichkeit bei Schülern der 8. bis 13. Klassenstufe, der als Kurz- (96 Items) und Langform (146 Items) vorliegt. Der Fragebogen besteht aus vier Bereichen (Angstauslösung, Angstmanifestation, Angst-Copingstrategien, Angststabilisierung) mit insgesamt 12 Skalen. Es liegen Gymnasialnormen der 8. bis 13. Klasse vor, dadurch ist die Interpretationsgüte für Schüler anderer Schulformen eingeschränkt.
- Der *Angstfragebogen für Schüler (AFS)* (Wieczerkowski et al., 2016) erfasst ängstliche und unlustvolle Erfahrungen bei Schülern zwischen 9 und 18 Jahren. AFS ist 2016 an einer repräsentativen Stichprobe ($N$=2.300) neu normiert und kann im Alter von 9 bis 18 Jahren eingesetzt werden. Die 50 Items der vier Skalen erfassen situationsspezifische Prüfungsängste, habituelle Ängste, Schulunlust, soziale Erwünschtheit. Aufgrund der höheren Differenziertheit sollte bei Jugendlichen ab 13 Jahren dem DAI der Vorzug gegeben werden.
- Depressive Symptome nach ICD-10 und DSM-5 können mit dem *Fremd- und Selbstbeurteilungsbogen für depressive Störungen (FBB-DES, SBB-DES)* aus dem *Diagnostik-System für psychische Störungen nach ICD-10 und DSM-5 für Kinder und Jugendliche – III (DISYPS-III)* (Döpfner & Görtz-Dorten, 2017) erhoben werden (vgl. Kapitel 3). Es liegen für das DISYPS-III Stanine-Normen für das Eltern- und Selbsturteil ab 11 Jahren vor.
- Das *Depressionsinventar für Kinder und Jugendliche (DIKJ)* (Stiensmeier-Pelster et al., 2014) erfasst depressive Symptome bei Kindern und Jugendlichen zwischen 8 und 16 Jahren. Die 29 Items werden zu einer Gesamtskala zusammengefasst. Die aktuelle, dritte Auflage wurde an mehr als 3.000 Schülerinnen und Schülern in Deutschland neu normiert.
- Der *Depressionstest für Kinder – II (DTK-II)* (Rossmann, 2014) ist ein Selbstbeurteilungsbogen für Kinder von 9 bis 14 Jahren und erfasst depressive Symptome von Kindern. Es kann die Langform mit 55 Items eingesetzt werden, die auf den drei Skalen „Selbstwertprobleme/dysphorische Stimmung", „agitiertes Verhalten" und „Müdigkeit und andere psychosomatische Aspekte" laden. Zudem ist eine Kurzform mit nur 11 Items erhältlich. Es liegen Normen als Prozentränge vor.
- Das *Beck Depressions-Inventar II (BDI-II)* (Hautzinger et al., 2009) ist ein Instrument zur Beurteilung der Schwere der Depression bei Jugendlichen ab 13 Jahren und Erwachsenen. Die 21 Items werden zu einer Gesamtskala zusammengefasst, es liegen klinische und Normen für Gesunde, aber keine repräsentativen Normen vor. Zusätzlich wurde noch eine Kurzform veröffentlicht, die gerade mal aus sieben Items besteht (BDI-FS; Kliem & Brähler, 2013). Insgesamt sollte das Beck Depressionsinventar als Langfassung und allenfalls für Schüler der Oberstufe eingesetzt werden. Da es leider keine repräsentativen Normen gibt, ist den anderen Verfahren aber eher der Vorzug zu geben.

- Die Symptome einer Aufmerksamkeitsdefizit-/Hyperaktivitätsstörung nach ICD-10 und DSM-5 können mit dem *Fremd- und Selbstbeurteilungsbogen für ADHS (FBB-ADHS, SBB-ADHS)* aus dem *Diagnostik-System für psychische Störungen nach ICD-10 und DSM-5 für Kinder und Jugendliche – III (DISYPS-III)* (Döpfner & Görtz-Dorten, 2017) erhoben werden (vgl. Kapitel 3). Auch für diese Fragebögen liegen Stanine-Normen für das Eltern- und Selbsturteil ab 11 Jahren vor.
- Die Symptomkriterien von Störungen des Sozialverhaltens nach ICD-10 und DSM-5 können mit dem *Fremd- und Selbstbeurteilungsbogen für Störungen des Sozialverhaltens (FBB-SSV, SBB-SSV)* aus dem *Diagnostik-System für psychische Störungen nach ICD-10 und DSM-5 für Kinder und Jugendliche – III (DISYPS-III)* (Döpfner & Görtz-Dorten, 2017) erhoben werden (vgl. Kapitel 3). Stanine-Normen liegen für das Eltern- und Selbsturteil ab 11 Jahren vor.
- Psychosomatische Beschwerden können bei Patienten zwischen 11 und 17 Jahren anhand des *Screenings für Somatoforme Störungen des Kindes- und Jugendalters (SOMS-KJ)* (Winter, 2018) im Selbsturteil mit insgesamt 33 Items erfasst werden, insgesamt kann eine Punktesumme von 7 erreicht werden, der Cut-off liegt bei einem Punktwert von 4.

## 2.1.3 Weitere psychologische Diagnostik

**L3** **Leitlinie 3: Weitere psychologische Diagnostik**

- Bei Schulkindern mit Schulvermeidung ist eine ausführliche Diagnostik von intellektuellen Fähigkeiten und schulischen Teilleistungen unerlässlich, um eine schulische Überforderung (manchmal auch Unterforderung) sowie Teilleistungsstörungen zu prüfen.
- Familiendiagnostische Verfahren können eine wichtige Ergänzung zur Exploration der Beteiligten leisten, um die Relevanz familiärer Bedingungen in der Genese der Schulvermeidung abzuklären.

**Leistungs- und Teilleistungsdiagnostik unerlässlich**

Leitlinie L3 beschreibt Empfehlungen zu zusätzlicher Diagnostik. Bei Patienten mit Schulvermeidung sollte grundsätzlich eine ausführliche Leistungs- und bei Indikation auch Teilleistungsdiagnostik durchgeführt werden, da eine intellektuelle Über- oder Unterforderung bzw. Teilleistungsstörungen bei Schulvermeidung häufig vorkommen. Im Band „Diagnostik psychischer Störungen im Kindes- und Jugendalter" (Döpfner & Petermann, 2012) werden diese Verfahren und ihr Einsatz umfassend beschrieben. In jedem Fall sollte aufgrund von konzeptionellen Stärken und Differenziertheit ein mehrdimensionaler, aktuell normierter Intelligenztest sowie bei Hinweisen auf Teilleistungsstörungen aktuell normierte

Teilleistungstests durchgeführt werden. Die Ergebnisse mehrdimensionaler Intelligenztests erlauben eine Profilanalyse und können auf die individuelle Testsituation angepasst werden. Neben den rein numerischen Ergebnissen ist auch die Verhaltensbeobachtung während der Testung wichtig, weil hierdurch Aufschlüsse über leistungsrelevante psychische Faktoren wie Anstrengungsbereitschaft, Leistungsängste, Daueraufmerksamkeit oder kognitive Impulsivität gewonnen werden können. Um weitere Hinweise auf Lern- und Arbeitsstrategien zu erhalten, sollten neben einer standardisierten Leistungsdiagnostik auch Arbeitsproben durchgeführt werden, indem mit dem Kind beispielsweise Hausaufgaben oder vergangene Tests oder Klassenarbeiten bearbeitet werden.

**Zusätzliche Familiendiagnostik ist hilfreich**

Familiendiagnostische Verfahren wie der *Family Relations Test* (FRT; Schürmann & Döpfner, 2018) oder die *Familienbögen* (Cierpka & Frevert, 1994) können eingesetzt werden, um Hinweise über die Qualität der Beziehung und Interaktionen zwischen den Familienmitgliedern zu erhalten. Diese werden ausführlich im Band „Diagnostik psychischer Störungen im Kindes- und Jugendalter“ dargestellt (Döpfner & Petermann, 2012).

### 2.1.4 Integration der Ergebnisse der multimodalen Diagnostik, Problemdefinition und -analyse

**Gesamtüberblick verschaffen**

**Differenzierte Problemdefinition und -analyse erstellen**

Die Integration der Ergebnisse der multimodalen Diagnostik dient dazu, einen Gesamtüberblick über die Symptomatik mit psychischen Auffälligkeiten, psychosozialen Belastungen, aber auch Ressourcen und Kompetenzen des Patienten und seines Umfelds zu erhalten. Auch Definition und Analyse von Problemen sowie die Analyse auslösender und aufrechterhaltender Bedingungen ist für die weitere Therapieplanung sehr wichtig, da sie die Grundlage für die Psychoedukation, die Erarbeitung eines Störungsmodells und die Vereinbarung von Therapiezielen darstellen (vgl. Leitlinie L8 in Kapitel 2.3.1). Leitlinie L4 fasst die wichtigsten Aspekte der Integration der Ergebnisse, der Problemdefinition und -analyse zusammen.

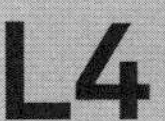

## Leitlinie 4: Integration der Ergebnisse der multimodalen Diagnostik, Problemdefinition und -analyse

- Der Patient und seine Eltern müssen altersgerecht über die Ergebnisse der multimodalen Diagnostik informiert werden.
- Die Integration der Ergebnisse erfolgt sowohl dimensional als auch kategorial in ein Klassifikationssystem.
- Familiendiagnostische Verfahren können eine wichtige Ergänzung zur Exploration der Beteiligten leisten, um die Relevanz familiärer Bedingungen in der Genese der Schulvermeidung abzuklären.
- Neben psychischen Auffälligkeiten und anderen Problemen werden auch Ressourcen und Kompetenzen des Kindes/Jugendlichen und seiner Eltern und der Schule berücksichtigt.
- Gemeinsam mit allen Beteiligten wird ein Konsens über die Hauptprobleme des Patienten, die vermindert werden sollen, erstellt. Diese werden verhaltensnah operationalisiert und hierarchisiert.
- Die Hauptschwierigkeiten werden vom Therapeuten hinsichtlich ihrer Funktionalität analysiert.

**Patient und seine Eltern ausführlich aufklären**

Zunächst werden alle Ergebnisse der bisherigen Diagnostikphase zusammengefasst und den Beteiligten mitgeteilt. Nach § 630c BGB hat der Therapeut die Pflicht, dem Patienten zu Beginn der Behandlung in verständlicher Weise sämtliche für die Behandlung wesentliche Umstände zu erläutern. Dies betrifft v.a. die Diagnose, die Prognose, mögliche Therapien (z.B. über allgemeine Aspekte des eingesetzten Therapieverfahrens) und auch die während und nach der Therapie zu ergreifenden Maßnahmen (Bundespsychotherapeutenkammer [BPtK], 2017). Hierbei sollten die Ergebnisse aus der Exploration des Kindes/Jugendlichen, der Eltern und der Schule zusammengefasst werden und Informationen aus anderen Quellen wie Vorbefunden, Schulzeugnissen, Verhaltensbeobachtung und standardisierter Diagnostik ebenfalls integriert werden. Dabei sollte der Therapeut darauf achten, diese Inhalte so zu vermitteln, dass die Beteiligten dies auch nachvollziehen können (also Orientierung z.B. am Lebensalter des Patienten oder der kognitiven Differenziertheit der Beteiligten). Unterschiede zwischen den Beurteilern bzw. verschiedenen Informationsquellen sollten unter Berücksichtigung des klinischen Urteils herausgearbeitet und mögliche Ursachen sollten bearbeitet werden (beispielsweise Dissimulationstendenzen des Kindes/Jugendlichen, Aggravierungstendenzen bei den Eltern, unterschiedliche Urteilsanker, Situationsspezifität der Symptomatik). Auf der Basis dieser diagnostischen Erkenntnisse wird auch eine kategoriale Diagnose anhand der Symptomkriterien der kategorialen Diagnosesysteme ICD-10 bzw. DSM-5 vergeben.

Neben dem Fokus auf der psychischen Symptomatik sollten auch die in Leitlinie L1.3 (vgl. Kapitel 2.1.1.3) erhobenen Stärken, Kompetenzen, Interessen des Kindes/Jugendlichen und auch seiner Bezugspersonen kurz zusammengefasst werden. Hierdurch wird ein zu starker Fokus auf Defiziten vermieden und so die therapeutische Beziehung zu den Beteiligten weiter gestärkt, auf der anderen Seite bietet eine solche Zusammenfassung wichtige Anknüpfungspunkte für die therapeutischen Interventionen.

**Problemdefinitionen verhaltensnah operationalisieren**

In einem nächsten Schritt werden die Hauptprobleme definiert und es wird eine Problemanalyse durchgeführt. Häufig benennen die Beteiligten eine beträchtliche Anzahl an Schwierigkeiten und Problemen, unter denen das Kind/der Jugendliche, aber auch seine Familie leiden. Aufgabe des Therapeuten ist es, diese Schwierigkeiten und Probleme zu konkretisieren, zu ordnen und zu reduzieren. Je nach Alter des Kindes/Jugendlichen bietet es sich an, diesen Prozess zunächst mit den Beteiligten getrennt zu beginnen, um in einem nächsten Schritt die unterschiedlichen Problemdefinitionen zusammenzuführen. Gerade bei Patienten mit Schulvermeidung ist natürlich auch das Lehrerurteil sehr wichtig. In diesem Zusammenhang ist es die Aufgabe des Therapeuten, den Lehrer zu explorieren (häufig telefonisch) und dessen Einschätzung in den therapeutischen Prozess miteinzubringen. Bei der Erarbeitung von Hauptproblemen ist es hilfreich, diese Schwierigkeiten möglichst konkret zu operationalisieren (z.B. Verhalten, Häufigkeiten, Uhrzeiten in die Problemdefinition integrieren). Bei Patienten mit Schulvermeidung stellt in der Regel die rasche und schrittweise Reduktion von Fehlzeiten, d.h. die Wiederherstellung eines vollständigen Schulbesuchs das oberste Ziel dar. Zudem sollte der Therapeut den Beteiligten dabei helfen, eine auch aus therapeutischer Sicht sinnvolle Auswahl derjenigen Schwierigkeiten zu treffen, die in einem ersten Schritt bearbeitet werden sollen. Dabei sollte auch die Funktionalität der Schulvermeidung einbezogen werden, d.h. es sollte diejenige psychische Symptomatik, die zur Schulvermeidung beiträgt, auch Eingang in die Problemdefinition finden (z.B. bei einem Patient mit Schulvermeidung mit depressiver Symptomatik „schafft es nicht, morgens das Bett um 6.45 Uhr zu verlassen und aufzustehen oder nachmittags sein Zimmer zu verlassen“; „schläft tagsüber mindestens zwei Stunden“). Der Prozess der Problemdefinition impliziert in der Regel also auch eine Reduktion der vielfältigen Probleme und Sorgen auf die Hauptschwierigkeiten. Wenn mit allen Beteiligten zunächst getrennt eine Auswahl der Hauptprobleme getroffen wurde, dann sollte in einem nächsten Schritt in gemeinsamen Sitzungen mit dem Kind/Jugendlichen und den Eltern ein Konsens über die Art und Reihenfolge der zu bearbeitenden Probleme angestrebt werden. Es kann auch hilfreich sein, hierzu den kooperierenden Lehrer miteinzuladen. Die finale Problemliste sollte auch die Sicht des Therapeuten widerspiegeln und sich auf etwa vier Probleme beschränken. In der Regel bietet es sich an, diese Probleme auf einer

Problemliste zu verschriftlichen und beispielsweise jede Woche von der Schule, dem Kind/Jugendlichen und seinen Eltern eine Einschätzung zu Häufigkeit des Problems und dadurch resultierende Belastung vornehmen zu lassen (vgl. Hilfreiche Materialien, S. 64).

Im Anschluss erstellt der Therapeut für diese Hauptprobleme eine funktionale Bedingungsanalyse (Mikro- und Makroanalyse) hinsichtlich der auslösenden und aufrechterhaltenden Faktoren, die die Basis für die Erarbeitung eines gemeinsamen Störungsmodells, der Psychoedukation und der Vereinbarung von Therapiezielen darstellt (vgl. Leitlinie L8 in Kapitel 2.3.1). Die Mikroanalyse besteht aus der funktionalen Analyse der Hauptschwierigkeiten in der konkreten Situation, um zu verstehen, welche intrapsychischen (z. B. dysfunktionale Bewertungen) und interpersonellen (z. B. Medienkonsum nach Schulvermeidung) Prozesse das Problemverhalten auslösen und aufrechterhalten. Dabei sollten auch schulische Bedingungen berücksichtigt werden (z. B. Außenseiterposition, Klassenclown, viele aggressive Mitschüler). Entsprechend Kanfer und Mitarbeitern (2012) werden im S-O-R-K-C-Modell folgende Parameter unterschieden, die anhand einer typischen Situation von Patienten mit Schulvermeidung näher ausgeführt werden:

**In Problemanalysen Mikro- und Makroanalyse integrieren**

- Auslösende Situation (S) – Kind soll morgens das Haus verlassen, um in die Schule zu gehen.
- Organismusvariable (O) – z. B. dispositionelle Verhaltenshemmung.
- Reaktion (R)
  - Kognitiv: z. B. „Ich schaff das nicht und ich habe auch keine Lust auf Schule".
  - Emotional: Angst.
  - Physiologisch: Anspannung.
  - Verhalten: fängt an zu weinen, weigert sich, das Haus zu verlassen.
- Konsequenz (C): muss nicht in die Schule gehen (negative Verstärkung), Mutter sagt Arbeit ab und bleibt zu Hause, um sich um ihr Kind zu kümmern (positive Verstärkung).

Bei der Makroanalyse werden Faktoren berücksichtigt, die zwar in der Situation nicht unbedingt direkt sichtbar sind, aber eine wesentliche verhaltenssteuernde Funktion haben. Dies können Merkmale des Kindes/Jugendlichen selbst sein (z. B. starke Schulunlust, ausgeprägte soziale Kompetenzdefizite), aber auch Eigenschaften der Eltern (etwa gesundheitliche Probleme, Arbeitsüberlastung, starke Impulsivität) oder zusätzliche Belastungen können im Hintergrund eine wesentliche problemaufrechterhaltende Funktion haben (z. B. drohende Arbeitslosigkeit, beengte Wohnverhältnisse, alleinerziehender Elternteil). Es ist sehr wichtig, dass der Therapeut sich einen guten Überblick über diese funktionellen Faktoren verschafft, um diese später in ein gemeinsames Störungsmodell integrieren zu können und daraus angemessene Therapieziele ableiten zu können (vgl. Leitlinie L8 in Kapitel 2.3.1). Die *Checkliste funktionale Faktoren von*

*Schulvermeidung* (CL-FFSV, vgl. Leitlinie L1.1 in Kapitel 2.1.1.1 sowie Kapitel 3 und M03 in Kapitel 4), die vom Therapeuten beurteilt wird, kann dabei eine unterstützende Funktion einnehmen.

**Hilfreiche Materialien**

Folgende Materialien können bei der der Problemdefinition und -analyse hilfreich sein:

- Das Arbeitsblatt „Was ist das Problem?“ und das Arbeitsblatt „Individuelle Problemliste“ aus dem Band „Grundlagen der Selbstmanagementtherapie bei Jugendlichen“ (Walter et al., 2007) oder das Arbeitsblatt „Individuelle Problemliste“ aus dem Band „Therapieprogramm für Kinder mit hyperkinetischem und oppositionellem Problemverhalten THOP“ (Döpfner et al., 2019a).
- „Fallkonzeption VT 03“ aus dem Therapiemanual „Beratung und Therapie bei schulvermeidendem Verhalten“ (Reissner et al., 2015a).

### 2.1.5 Verlaufskontrolle und Qualitätssicherung

Leitlinie L5 thematisiert die wichtigsten Aspekte zur Verlaufskontrolle und Qualitätssicherung bei der Behandlung von Schulvermeidung.

**L5 Leitlinie 5: Verlaufskontrolle und Qualitätssicherung**

Überprüfung des Verlaufs hinsichtlich der Zielsymptome der Schulvermeidung und komorbider psychischer Symptome oder Probleme, vor allem:

- die Häufigkeit und das Ausmaß der Schulvermeidung sowie die damit verbundene Belastung,
- den Verlauf der psychischen Symptomatik,
- mögliche weitere Beeinträchtigungen.

Um den Therapieverlauf zu prüfen, sollten die Häufigkeit und das Ausmaß der Schulvermeidung sowie die damit verbundenen Belastungen des Kindes/Jugendlichen und seiner Bezugspersonen erfasst werden. Diese Verlaufskontrolle kann durch die Exploration der Beteiligten erfolgen. Sie sollte in jedem Fall auch die Exploration der Schule zu Fehlzeiten einschließen, da die Eltern nicht immer das reale Ausmaß der Fehlzeiten kennen und die Patienten selbst nicht selten zu Bagatellisierung oder Dissimulation neigen. Bei der Exploration des Patienten und seiner Eltern sollte insbesondere die Morgensituation und die damit verbundenen Schwierigkeiten in den Fokus genommen werden. Selbst- und Fremdbeurteilungsinstrumente, auf denen der Patient beispielsweise das Ausmaß der Angst oder

Schulunlust in der Morgensituation protokolliert oder die Eltern die Höhe der Verweigerungstendenzen in der Morgensituation beurteilen, können hilfreich sein. Diese Beobachtungen können von Zeit zu Zeit durch den Einsatz standardisierter Fragebögen ergänzt werden. Neben der Schulvermeidungssymptomatik im engeren Sinne sollten aber auch weitere Lebensbereiche im Verlauf kontrolliert werden, also beispielsweise das Ausmaß der Einbindung in den Gleichaltrigenbereich, der Medienkonsum des Patienten oder das Ausmaß der elterlichen Belastung. Darüber hinaus sollten auch psychische Symptome regelmäßig beurteilt werden (z. B. Angstsymptomatik, Somatisierungstendenzen, Dissozialität). Hierzu können die oben aufgeführten standardisierten Fragebögen genutzt und regelmäßig ein psychopathologischer Befund erhoben werden.

**Regelmäßige Zwischenbilanzen durchführen**

Etwa alle sechs Monate sollte der Therapeut eine Zwischenbilanz ziehen, um die bereits erreichten Veränderungen mit den Beteiligten zusammenzuführen und ggf. auch Widerstände und Misserfolge bearbeiten zu können. Hierzu ist es hilfreich, zumindest ausgewählte standardisierte Fragebögen, die bereits zu Therapiebeginn erhoben wurden, nochmals von den Beteiligten beurteilen zu lassen, um diese im Verlauf betrachten zu können.

**Erhebung standardisierter Diagnostik zur Therapieevaluation**

Bei Therapieende sollten die Fragebögen, die bei Therapiebeginn erhoben wurden, nochmals eingeholt werden, um auch über diese standardisierten Instrumente die Veränderungen von Therapiebeginn zu Therapieende quantifizieren zu können. Zudem erleichtert ein normorientierter Vergleich der Angaben zu Therapieende eine Beurteilung noch vorhandener klinischer Auffälligkeiten.

### Hilfreiche Materialien

- Arbeitsblatt „Individuelle Problemliste“ aus dem Band „Grundlagen der Selbstmanagementtherapie bei Jugendlichen“ (Walter et al., 2007) oder dem Band „Therapieprogramm für Kinder mit hyperkinetischem und oppositionellem Problemverhalten THOP“ (Döpfner et al., 2019a).
- „Zielliste“ aus dem Band „Grundlagen der Selbstmanagementtherapie bei Jugendlichen“ (Walter et al., 2007).
- Die deutschsprachige Fassung der *School Refusal Assessment Scale – Revised (SRAS-R)* (Kearney, 2002; Walter et al., 2017; weitere Informationen vgl. Kapitel 3 sowie M02, S. 124).
- Am Therapieabschluss können die *Fragebögen zur Beurteilung der Behandlung (FBB)* (Mattejat & Remschmidt, 1999) eingesetzt werden, um die Therapie zu evaluieren (Ergebnisqualität [Behandlungserfolg] und Prozessqualität [Behandlungsverlauf]). Es liegen Versionen für den Therapeuten, die Eltern und ab 12 Jahren auch für den Patienten vor.
- Spezifische psychische Symptome können mit den *Fremd- und Selbstbeurteilungsbogen* aus dem *Diagnostik-System für psychische Störungen nach ICD-10 und DSM-5 für Kinder und Jugendliche – III (DISYPS-III)* (Döpfner & Görtz-Dorten, 2017) erfasst werden.

## 2.2 Leitlinien zu Behandlungsindikationen

Die Leitlinie L6 gibt eine Zusammenfassung über die Kriterien bei der Auswahl des Interventionssettings. Prinzipiell können Kinder und Jugendliche mit Schulvermeidung ambulant, teilstationär (d.h. tagesklinisch) oder vollstationär behandelt werden.

**L6 Leitlinie 6: Indikationen für die Wahl des Behandlungssettings – Differenzielle Indikation zu ambulanter oder (teil-)stationärer Therapie**

Das Behandlungssetting wird in Abhängigkeit von

- der Stärke und dem Chronifizierungsgrad der Schulvermeidung,
- dem Ausmaß psychischer Störungen und
- den Ressourcen bei dem Patienten selbst, seiner Familie und dem weiteren Umfeld

gewählt. Das Behandlungssetting kann sich auf ambulante, stationäre oder teilstationäre Maßnahmen beziehen. Wenn die Schulvermeidung nicht zu stark ausgeprägt ist, kann ein ambulanter Behandlungsversuch erfolgen. Eine stationäre bzw. teilstationäre kinder- und jugendpsychiatrische Behandlung kann unter folgenden Bedingungen indiziert sein:

- bei besonders schwer ausgeprägter und chronifizierter Schulvermeidung mit hohen Fehlzeiten;
- bei besonders schwer ausgeprägten und chronifizierten komorbiden Störungen (z.B. starke Trennungsangst, ausgeprägtes ADHS oder schwere depressive Störung);
- bei sehr geringen Ressourcen in der Familie oder besonders ungünstigen psychosozialen Bedingungen;
- nach nicht erfolgreichem ambulanten Therapieversuch;
- bei akuter Eigengefährdung in Verbindung mit behandlungsbedürftiger psychischer Störung (z.B. Suizidalität) (nur stationäre Therapie).

**Normalerweise ambulant beginnen**

In der Regel kann mit einem umschriebenen ambulanten Behandlungsversuch begonnen werden. Hierbei hat es sich als hilfreich erwiesen, zu Beginn der ambulanten Therapie einen Behandlungsvertrag abzuschließen (vgl. M04, S. 133), in dem die genauen Bedingungen für einen ambulanten Therapieversuch festgelegt werden und der auch Grenzen der ambulanten Therapie aufgreift und damit den Rahmen der ambulanten Therapie festlegt. Diese Bedingungen umfassen v.a. die für die ambulante Therapie notwendige Mindestschulbesuchszeit. Sinnvoll ist es hierbei, diesen Vertrag zunächst über die folgenden drei bis vier Schulwochen abzuschließen und danach unter Anpassung der Zielkriterien zu verlängern. Gemeinsam sollte für jede Woche genau definiert werden, an wie vielen Tagen das Kind oder der Jugendliche die Schule wie lange besuchen muss (z.B. in der kommenden Woche an mindestens drei Tagen vollständiger Schulbesuch). Dabei muss zuvor geklärt werden, ob die aktuelle Beschulung in derselben Klasse weiterhin sinnvoll ist oder ein Klassen- oder Schulwechsel nötig ist (v.a. wegen einer generellen Überforderung, nicht

**Behandlungsvertrag ist sinnvoll**

aufholbarer Wissenslücken oder sehr ungünstiger schulischer Bedingungen). Die Anzahl der zu besuchenden Tage sollte sich an dem aktuellen Ausmaß der Schulvermeidung des Patienten orientieren, oberstes Ziel ist eine möglichst rasche (aber nicht den Patienten oder sein Umfeld überfordernde) Herstellung eines vollständigen Schulbesuchs. Im ambulanten Rahmen sollte ein weitgehend vollständiger Schulbesuch in der Regel innerhalb weniger Wochen wiederhergestellt werden. Ein solcher Behandlungsvertrag sollte von dem Patienten, seinen Eltern und – falls möglich – auch von der Schule unterschrieben werden. Die Schule sollte in jedem Fall intensiv in diesen Prozess miteinbezogen werden und es muss sichergestellt werden, dass der Therapeut verlässliche Informationen über Fehl- und Schulbesuchszeiten erhält – dies sollte in der Regel über einen direkten Kontakt zwischen Therapeuten und der Schule geschehen (z.B. telefonisch, per E-Mail). Nach Finalisierung des Behandlungsvertrags können dann Unterstützungsmaßnahmen installiert werden, um dem Patienten die Wiedereingliederung zu erleichtern (z.B. bei einem leistungs-/sozial ängstlichen Patienten die Absprache mit den Lehrkräften, dass dieser zunächst im Unterricht nicht aufgerufen wird; Patient darf in der nächsten Woche von dem Vater bis vor das Klassenzimmer gebracht werden).

In Abhängigkeit des Ausmaßes und der Chronifizierung der Schulvermeidung, der Rate an komorbiden psychischen Störungen, den Ressourcen innerhalb der Familie und ggf. dem Erfolg vorausgegangener Behandlungsversuche muss das Behandlungssetting angepasst werden. Bei Vorliegen einer akuten Eigengefährdung muss der Patient zunächst stationär auf einer geschützten Station behandelt werden. Liegt diese nicht vor (was die Regel bei Patienten mit Schulvermeidung ist), so erscheint eine teilstationäre oder stationäre Behandlung umso eher indiziert, je stärker die Schulvermeidung ausgeprägt ist (z.B. komplette Schulabwesenheit seit mehreren Wochen), je stärker begleitende psychische Störungen vorliegen (z.B. schwere depressive Episode, ausgeprägte Trennungsangst mit Unfähigkeit, sich von Bezugspersonen zu trennen, sehr starke Somatisierungstendenzen), je weniger Ressourcen in der Familie zur Verfügung stehen (z.B. alleinerziehende Mutter, die morgens sehr früh zur Arbeit muss) bzw. besonders ungünstige familiäre Bedingungen vorherrschen (erzieherisch wenig durchsetzungsfähige Eltern, ein vorwiegend auf Entlastung ausgerichtetes familiäres Umfeld) oder wenn ein ambulanter Behandlungsversuch keine hinreichende Verbesserung erbracht hat.

**Nicht zu lange Zuwarten**

Erscheint ein ambulanter Behandlungsversuch bzw. eine Fortführung der begonnenen ambulanten Therapie aufgrund ausbleibender Therapieerfolge prognostisch ungünstig, so ist es in der Regel ratsam, zunächst einen vollstationären kinder- und jugendpsychiatrischen Behandlungsversuch anzustreben – dieser ist im Allgemeinen einer tagesklinischen Behandlung vorzuziehen. Da die Morgensituation und der Weg zur Schule häufig eine besondere Herausforderung darstellen, können diese Schwierigkeiten in einem vollstationären Setting einfacher behandelt werden. Eine zeitlich befristete tagesklinische Behandlung direkt in Anschluss an eine vollstationäre Therapie ist häufig sinnvoller, um zu prüfen, ob die Behandlungseffekte der stationären Therapie auch mit weniger therapeutischer Unterstützung erhalten bleiben. In der Regel startet der Patient dabei von zu Hause aus in die Schule und kommt nach der Schule zur Station. In Einzelfällen kann eine initiale tagesklinische Behandlung aber sinnvoll sein, beispielsweise um einen Patienten bzw. seine Bezugspersonen zu motivieren, nachfolgend eine vollstationäre Therapie zu beginnen.

In letzter Zeit werden auch zunehmend aufsuchende, stationsersetzende Behandlungen für verschiedene Zielgruppen entwickelt und erprobt (z.B. sog. „home treatment", bei dem Therapeuten die Patienten zu Hause aufsuchen). Derartige Behandlungsansätze erscheinen auch für Patienten mit Schulvermeidung erfolgversprechend, da die Schwierigkeiten direkt im Alltag aufgesucht und behandelt werden können. Da bei Kindern und Jugendlichen mit Schulvermeidung gerade die Morgensituation und der Weg bis in den Unterricht eine besondere Herausforderung darstellt, erscheinen derartige Ansätze als vielversprechender Behandlungsbaustein. Auch das Problem der Generalisierung von Therapieeffekten in den Alltag lässt sich damit vermutlich vermindern. Teilweise werden solche spezialisierten Unterstützungen durch freie Träger der Jugendhilfe angeboten (z.B. Apeiros, 2019), auch immer mehr Krankenkassen initiieren derartige Pilotprojekte. Aber auch Kinder- und Jugendlichenpsychotherapeuten haben die Möglichkeit, solche intensiven Interventionen im Rahmen von regulären Richtlinientherapien durchführen. Sollten daher solche Behandlungssettings vor Ort realisierbar sein, können diese Interventionen anstelle von, vor oder auch im Anschluss an eine stationäre kinder- und jugendpsychiatrische Behandlung zeitlich begrenzt eingesetzt werden.

**(Teil-) stationäre Therapie gut vorplanen**

Die Anbahnung einer (teil-)stationären Therapie kann eine besondere Herausforderung darstellen, weil sie von vielen Patienten zumindest sehr ambivalent erlebt wird. Auch Eltern haben zwar häufig einen hohen Leidensdruck, können einer stationären Therapie aber ebenfalls ambivalent oder ablehnend gegenüberstehen. Daher muss die Motivation der Beteiligten für eine (teil-)stationäre Therapie geprüft und häufig zunächst gestärkt werden. Gerade bei Patienten mit Trennungsangst oder auch sozialer Phobie kann ein Wechsel des sozialen Umfelds eine zusätzliche Belastung darstellen. Aber auch den Eltern selbst kann die Aufnahme ihres Kindes in die Klinik mit einhergehender Trennung sehr schwerfallen. Daher ist es günstig, gerade die Aufnahmesituation mit allen Mitarbeitern der Station kleinschrittig vorzuplanen. Nicht selten sind mehrere (teil-)stationäre Behandlungsversuche notwendig, da der Aufnahmetermin nicht wahrgenommen wurde oder die (teil-)stationäre Therapie nach kurzer Zeit wieder abgebrochen wurde. In jedem Fall ist es wichtig, die Schule in diesen Prozess der

Anbahnung einer (teil-)stationären Therapie miteinzubeziehen und über den laufenden Stand zu informieren. Aufgabe des Therapeuten ist es daher auch, die erforderlichen Maßnahmen mit allen Beteiligten zu thematisieren und aufeinander abzustimmen.

In besonders schwerwiegenden Fällen, wenn Patienten aufgrund ihrer psychischen Störung unzureichende Krankheitseinsicht besitzen, also nicht verstehen, warum eine Behandlung nötig ist, kann auch im Einzelfall eine stationäre Therapie gegen den Willen des Patienten indiziert sein. Da dies eine freiheitsentziehende Maßnahme darstellt, muss gemeinsam mit den Eltern, die diese Maßnahme beantragen müssen, das zuständige Familiengericht eingeschaltet werden, das diese Maßnahme auf Grundlage eines ärztlichen Zeugnisses genehmigen muss (§ 1631b BGB, mit Freiheitsentziehung verbundene Unterbringung). In seltenen Fällen, wenn die sorgeberechtigten Eltern einer erforderlichen stationären Behandlung nicht zustimmen, kann in Kooperation mit dem zuständigen Jugendamt das Familiengericht eingeschaltet werden, um einen Vormund bzw. Ergänzungspfleger zu bestellen, der Teile der elterlichen Sorge übertragen bekommt (in der Regel die Gesundheitsfürsorge und das Aufenthaltsbestimmungsrecht gemäß § 1666 Abs. 1 BGB, gerichtliche Maßnahmen bei Gefährdung des Kindeswohls) und damit anstelle der Eltern entscheidet, welche Art der Behandlung der Patient erhalten soll.

Sollte die Schulvermeidung besonders ausgeprägt und stark chronifiziert sein, ist im (teil-)stationären Rahmen häufig eine schrittweise Wiedereingliederung in den Schulalltag in einem geschützten Rahmen sinnvoll. Viele kinder- und jugendpsychiatrische Kliniken verfügen über eigene Klinikschulen, die hierfür sehr gut genutzt werden können, da sie in einem geschützten Rahmen individualisiert ein sehr kleinschrittiges Vorgehen ermöglichen können. Dort kann sehr graduiert (einzelne Schulstunden, sehr wenige Mitschüler) eine schulische Wiedereingliederung vollzogen werden, bevor die Rückführung auf eine Regelschule initiiert wird. Ziel für eine (teil-)stationäre Therapie sollte in jedem Fall die vollständige Wiederherstellung des Schulbesuchs sein, nach Möglichkeit auf seiner Heimatschule. Wie bereits angesprochen, ist es in diesem Zusammenhang sehr wichtig, zu prüfen, ob eine Rückführung in die alte Klasse überhaupt sinnvoll ist. Auch hierzu ist neben einer Untersuchung der intellektuellen Fähigkeiten und Teilleistungen (vgl. Leitlinie L3 in Kapitel 2.1.3) eine enge Zusammenarbeit mit der betreffenden Schule sehr wichtig, um auch sehr ungünstige schulische Bedingungen prüfen zu können (beispielsweise starke Außenseiterposition in der Klasse, massive Ausgrenzungserfahrungen, stark negativ veränderte Lehrer-Schüler-Beziehung). Mitunter kann eine Umschulung in eine andere Klasse oder eine andere Schule eine sinnvollere Alternative darstellen, die gemeinsam mit allen Beteiligten erwogen werden muss. Während der (teil-)stationären Therapie sollten ebenfalls Schule und die Eltern miteinbezogen werden, um zum einen die zugrunde liegenden und aufrechterhaltenden Bedingungen im schulischen und familiären Bereich bearbeiten zu können. Zum anderen sollten Lehrkraft und Eltern in die Behandlung integriert werden, um eine Generalisierung von Therapieeffekten aus dem (teil-)stationären Rahmen in das natürliche Umfeld zu verbessern. Nach einer (teil-)stationären Therapie ist in der Regel eine nahtlose ambulante Therapie indiziert, die bereits während des stationären Aufenthaltes angebahnt werden sollte. Diese hat eine Stabilisierung und einen Ausbau der erreichten Veränderungen zum Ziel. Eine enge Verzahnung von (teil-)stationärer und ambulanter Therapie ist daher sinnvoll.

**Jugendhilfemaßnahmen teils hilfreich**

Mitunter führen die o.g. Maßnahmen zu keiner Verminderung der Fehlzeiten, da keine Veränderung bei den familiären Rahmenbedingungen erzielt werden kann. Bei anderen Patienten erscheinen bereits zu Behandlungsbeginn die familiären Bedingungen sehr ungünstig. In solchen Fällen können Maßnahmen der Jugendhilfe eine sinnvolle Ergänzung darstellen (vgl. Leitlinie L13 in Kapitel 2.3.6). Diese sollten in den therapeutischen Prozess miteinbezogen und aufeinander abgestimmt werden und können als ambulante Hilfe (etwa in Form einer Erziehungshilfe oder sozialpädagogischen Familienhilfe) den Eltern beispielsweise dabei helfen, konsistentes Erziehungsverhalten zu zeigen und basale familiäre Regeln zu installieren bzw. durchzusetzen (z.B. altersangemessener Medienkonsum). Sie können auch den Patienten dabei unterstützen, Freizeitaktivitäten wiederaufzunehmen (etwa durch einen Einzelfallhelfer). Sollten diese Maßnahmen keine hinreichenden Veränderungen erbringen, so kann auch eine längerfristige Unterbringung in einer teilstationären oder vollstationären Jugendhilfeeinrichtung erforderlich sein, die teilweise auch eine angegliederte Beschulung in einem geschützten Rahmen anbieten.

**Schulmüdenprojekte**

In Einzelfällen gelingt gerade gegen Ende der Pflichtschulzeit eine Wiedereingliederung in das Regelschulsystem nicht oder ist möglicherweise nicht sinnvoll (z.B. Schulwechsel in der zweiten Hälfte des letzten Schulbesuchsjahres). In solchen Fällen können auch sogenannte „Schulmüdenprojekte“ eine Alternative darstellen, die regional sehr unterschiedlich sind und von verschiedenen Trägern angeboten werden. Je nach Maßnahme ist auch das Erreichen eines Hauptschulabschlusses möglich. In diesen Projekten findet mehrheitlich Kleingruppenunterricht statt, zudem werden praktische Erfahrungen in verschiedenen Bereichen gesammelt.

Insgesamt hat sich in der Praxis und auch in kleineren Studien gezeigt, dass die Prognose bei Kindern/Jugendlichen mit Schulvermeidung umso ungünstiger ist,

- je länger die Symptomatik besteht (z.B. kein Schulbesuch seit einem halben Jahr),
- je stärker Trennungsprobleme und Ängste auch bei wichtigen Bezugspersonen (z.B. der Mutter) ausgeprägt sind,

- je stärker das Umfeld eher auf Entlastung orientiert ist und
- je dominanter der Patient in der Familie ist.

Gerade wenn solche Faktoren eine wichtige Rolle spielen, sollte ein ambulanter Therapieversuch nur unter sehr klaren und engen Absprachen erfolgen.

**Multimodale Therapie**

Unabhängig vom Setting wird in der Regel eine multimodale Therapie durchgeführt, d.h. abhängig von der Funktionalität der Symptomatik wird für den jeweiligen Patienten und seine Bezugspersonen ein individuelles Interventionspaket zusammengeschnürt. Die Behandlung fokussiert zum einen die Verminderung der Schulvermeidung, zum anderen die Bearbeitung von komorbiden psychischen Auffälligkeiten und versucht, das Funktionsniveau zu verbessern. Folgende Interventionsebenen können zur Verminderung von Schulvermeidung und psychischen Auffälligkeiten unterschieden werden:
- *elternzentrierte Interventionen*, die neben einer Aufklärung und Beratung (Psychoedukation) v.a. auf die Verminderung von elterlichen Bedingungen bei der Symptomatik abzielt (z.B. Verminderung von überbehütendem, auf Entlastung ausgerichtetes Erziehungsverhalten),
- *patientenzentrierte Interventionen*, die nach einer Psychoedukation kognitiv-behaviorale Interventionen zur Verminderung von Schulvermeidung und psychischen Auffälligkeiten beinhaltet und teilweise auch im Gruppensetting stattfinden können,
- *familienzentrierte Interventionen* zur Verminderung von familiären Schwierigkeiten (beispielsweise Reduktion von ausgeprägten familiären Streitigkeiten),
- *schulzentrierte Interventionen* unter Einbezug der Lehrkraft zur Verminderung von Fehlzeiten und psychischer Symptomatik (z.B. hochfrequente positive Rückmeldungen der Lehrkraft),
- *Interventionen in der Gleichaltrigengruppe*, um die soziale Integration zu fördern oder Gleichaltrigenprobleme wie Mobbing zu beenden,
- *Maßnahmen der Jugendhilfe* zur Stärkung der Eltern bzw. der Verbesserung der Integration in den Gleichaltrigenverband,
- *Pharmakotherapie* zur Verminderung ausgeprägter psychischer Symptome (z.B. Depression, ADHS, Angststörung).

Zusätzlich können weitere Interventionen erforderlich sein, um zusätzliche Belastungen zu reduzieren (z.B. Paartherapie der Eltern, Schuldnerberatung, Psychotherapie eines weiteren Familienmitglieds). Leitlinie L7 gibt eine Zusammenfassung der Behandlungsindikationen für diese einzelnen Interventionen.

## L7 Leitlinie 7: Indikationen für eine multimodale Behandlung von Schulvermeidung

Die Behandlung der Schulvermeidung muss entsprechend der Stärke und dem Chronifizierungsgrad der Symptomatik, dem Vorliegen komorbider psychischer Symptome, den spezifischen störungsaufrechterhaltenden Bedingungen und den Ressourcen des Patienten und seines Umfeldes individuell zugeschnitten werden:

- Bei leichten Formen von Schulvermeidung mit einzelnen Fehltagen sind zunächst begrenzte Interventionen, vor allem Psychoedukation/Beratung des Patienten und seiner Bezugspersonen inklusive der Lehrkraft indiziert.
- Bei milden, nicht chronifizierten Formen können zusätzlich patientenzentrierte kognitiv-behaviorale Interventionen angewendet werden, wie z.B. graduierte Expositionen, soziale Fertigkeitentrainings oder die Identifikation und Modifizierung von dysfunktionalen Kognitionen.
- Bei schwereren und chronifizierten Formen ist in der Regel eine multimodale Behandlung indiziert, die patienten-, familien-, und schulzentrierte Interventionen kombiniert.
- Medikamentöse Therapie kann bei schweren Formen von psychischen Störungen (z.B. schwerer depressiver Episode) und nach nicht erfolgreicher Psychotherapie zusätzlich indiziert sein.

Grundlage der multimodalen Behandlung ist die Aufklärung und Beratung (Psychoedukation) des Kindes/Jugendlichen und seiner Eltern. Auf dieser Basis werden folgende Indikationen für die einzelnen Behandlungskomponenten einer multimodalen Therapie gestellt:

- Bei schulischer Überforderung oder nicht veränderbaren, ungünstigen schulischen Bedingungen sollte zunächst eine adäquate Beschulung eingeleitet werden (Schul-/Klassenwechsel).
- Wenn das familiäre Umfeld sehr stark beeinträchtigt ist, beispielsweise bei ausgeprägten psychischen Störungen der Eltern (z.B. depressive Störung, schwerer Angststörung) oder starken Partnerschaftskonflikten der Eltern sind parallel entsprechende therapeutische Maßnahmen indiziert, denn sie tragen in der Regel wesentlich zur Aufrechterhaltung der Symptomatik bei. Sollten diese Interventionen nicht umzusetzen oder nicht erfolgreich sein, kann ein Wechsel des familiären Umfeldes indiziert sein (teilstationäre oder stationäre Jugendhilfemaßnahme).
- Steht bei dem Kind/Jugendlichen eine ausgeprägte Antriebsminderung, depressive Stimmung bzw. ein stark verschobener Schlaf-Wach-Rhythmus im Zentrum, so sind Interventionen zur Steigerung des Antriebs und des Aktivitätsniveaus indiziert. Zudem sollten Maßnahmen zur Normalisierung des Schlaf-Wach-Rhythmus eingeleitet werden. Sind diese sehr stark ausgeprägt oder unzureichend durch psychotherapeutische Maßnahmen zu behandeln, kann eine Kombination mit Pharmakotherapie notwendig sein.
- Zeigt der Patient ausgeprägte dysfunktionale Grundannahmen oder verzerrte soziale Wahrnehmungen, sind Interventionen zur Bearbeitung dieser verzerrten Kognitionen und sozialen Wahrnehmungsprozesse angezeigt. Gerade kognitive Interventionen müssen sehr sorgfältig auf das Entwicklungsalter des Patienten abgestimmt sein, um gerade jüngere Kinder nicht damit zu überfordern.
- Liegen bei dem Kind/Jugendlichen soziale Kompetenzdefizite vor, dann sollten Interventionen zur Verbesserung der sozialen Fertigkeiten und der Problemlösung durchgeführt werden. Diese sollten vor Expositionsbehandlungen im realen sozialen Umfeld durchgeführt werden.

- Finden sich ausgeprägte situative oder objektbezogene Ängste (beispielsweise Angst vor Trennung von den Eltern, soziale Ängste), so sind Expositionsverfahren indiziert.
- Zeigt der Patient eine starke soziale Isolation oder nur Aktivitäten mit geringem sozialen Bezug (beispielsweise ausgeprägten Medienkonsum), sollten Interventionen zur Stärkung der Integration in den Gleichaltrigenbereich, zum Aufbau regelmäßiger Aktivitäten und zur Begrenzung übermäßigen Medienkonsums eingesetzt werden.
- Liegen bei dem Kind/Jugendlichen unzureichende lernorganisatorische Fertigkeiten, fehlende Lerntechniken, ausgeprägte Wissenslücken oder auch Teilleistungsstörungen vor, so sind Interventionen zur Verbesserung der Lernorganisation, der Lernstrategien sowie Interventionen zum Aufholen verpasster Stoffinhalte indiziert. Bei schulischen Teilleistungsstörungen (z. B. Lese-/Rechtschreibstörung, Rechenstörung) sollten spezifische Fördermaßnahmen eingeleitet werden. Lassen sich hierdurch keine deutlichen Verbesserungen erzielen, kann es sinnvoll sein, in Zusammenarbeit mit der Schule die Leistungsanforderungen zu vermindern (z. B. durch Gewährung eines Nachteilsausgleichs).
- Herrschen ungünstige Erziehungsbedingungen/erzieherische Überforderung der Eltern vor, sind Elterntrainings zum Aufbau von konsistentem Erziehungsverhalten indiziert, die ggf. mit Jugendhilfemaßnahmen kombiniert werden müssen.
- Finden sich ungünstige Verstärkerprozesse in Zusammenhang mit der Schulvermeidung (z. B. wenn die Schulzeit zu Hause mit attraktiven Alternativen verbracht wird), dann sollten Maßnahmen des Kontingenzmanagements eingesetzt werden, um angemessene Verstärkungsbedingungen herzustellen.
- Schulzentrierte Interventionen sind bei Patienten mit Schulvermeidung in der Regel indiziert, da sich die psychische Symptomatik im schulischen Kontext in der Regel äußert.
- Der Einbezug von Gleichaltrigen aus dem schulischen Umfeld kann sehr sinnvoll ein, um den Patienten im Alltag bei der Bewältigung schwieriger Situationen zu unterstützen.
- Sollte das Kind/der Jugendliche sowohl während der Schulzeit als auch außerhalb der Schule eine Funktionsbeeinträchtigung aufweisen, dann sollten Interventionen in der Schule, aber auch in den anderen Lebensbereichen (z. B. zu Hause, Freizeit) parallel durchgeführt werden. Eine Generalisierung von einem Lebensbereich in den anderen sollte nicht von vornherein erwartet werden.

Die Grundlage für alle diese Interventionen bildet die Erarbeitung konkret operationalisierter und hierarchisierter Probleme inklusive der funktionalen Analyse (vgl. Leitlinie L4 in Kapitel 2.1.4), die Aufklärung und Beratung (Psychoedukation) sowie die Erarbeitung eines gemeinsamen Störungsmodells mit dem Kind/Jugendlichen, seinen Eltern und der kooperierenden Lehrkraft (vgl. Leitlinie L8 in Kapitel 2.3.1). Diese Interventionen werden grundsätzlich durchgeführt, bevor die spezifischen kognitiv-behavioralen Interventionen installiert werden (vgl. Leitlinien L9 bis L13 in den Kapiteln 2.3.2 bis 2.3.6). Diese einzelnen Behandlungskomponenten werden nur bei entsprechender Indikation durchgeführt. In der Regel ist eine Kombination von verschiedenen Interventionen erforderlich. Dabei können patientenzentrierte Maßnahmen mit Interventionen in der Familie, der Schule oder der Gleichaltrigengruppe sowie mit Jugendhilfemaßnahmen oder ggf. Pharmakotherapie kombiniert werden.

Die Behandlung der Schulvermeidung orientiert sich
- an der Stärke und dem Chronifizierungsgrad der Schulvermeidung,
- dem Ausmaß komorbider psychischer Störungen,
- den spezifischen störungsaufrechterhaltenden Bedingungen und
- den Ressourcen des Patienten und seines Umfeldes.

**Zusätzliche medikamentöse Therapie**

Die Therapie sollte daher entsprechend dieser Faktoren auf den Patienten und sein Umfeld individuell zugeschnitten sein. Häufig ist eine multimodale Therapie indiziert, die die verschiedenen Interventionsarten und -ebenen miteinander kombiniert. Eine medikamentöse Therapie kann bei besonders schwerer psychischer Symptomatik mit erheblicher Funktionseinschränkung und hohen Fehlzeiten angezeigt sein, die Art der medikamentösen Therapie richtet sich dabei nach der psychischen Symptomatik. Eine solche Medikation kann in diesen schweren Fällen die Durchführung von psychotherapeutischen Interventionen erleichtern.

**Richtige Beschulung prüfen!**

Nicht selten liegt aufgrund einer unzureichenden intellektuellen Begabung eine schulische Überforderung vor – dann macht die Fehlbeschulung einen erheblichen ätiologischen Anteil der Schulvermeidung aus. In anderen Fällen können nicht veränderbare, ungünstige schulische Bedingungen vorherrschen (z.B. eine bereits lange andauernde, starke Außenseiterposition in der Klasse; stark negativ veränderte Beziehung zwischen Lehrkraft und Patienten). Bei solchen sehr ungünstigen schulischen Bedingungen ist es meist sinnvoll, einen möglichst zeitnahen schulischen Settingwechsel zu realisieren (Klassen- bzw. Schulwechsel). Hierzu ist es günstig, zunächst die Schule um eine Einschätzung zu bitten und ggf. Unterschiede in den Wahrnehmungen zu bearbeiten. In einem nächsten Schritt müssen dann auch Eltern und das Kind/der Jugendliche selbst miteinbezogen werden, um mit ihnen diese Notwendigkeit zu thematisieren und nachfolgend die erforderlichen Maßnahmen einleiten zu können, die von den Eltern initiiert werden müssen.

Zuweilen stammen Kinder und Jugendliche mit Schulvermeidung aus einem stark beeinträchtigten familiären Umfeld. Solche häufig die Eltern überfordernden Bedingungen können durch Trennung der Eltern mit hoher Berufstätigkeit des verbleibenden Elternteils resultieren, aber auch andere ungünstige Lebensbedingungen umfassen (z.B. psychische Störung eines Elternteils, Arbeitslosigkeit, Schulden, beengte Wohnverhältnisse, ausgeprägte Partnerschaftskonflikte). Liegen solche starken Beeinträchtigungen des familiären Umfeldes vor, so sind parallel Interventionen zur Verminderung von zusätzlichen familiären Belastungen indiziert, da diese in der Regel zur Schulvermeidung beitragen (beispielsweise Psychotherapie oder psychiatrische Mitbehandlung des Elternteils, Schuldnerberatung). Sollten derartige Interventionen nicht realisierbar sein oder keine Verbesserung der familiären Situation erbringen, sollte geprüft werden, ob ein Wechsel des familiären Umfeldes indiziert ist (beispielsweise Tagesgruppe, vollstationäre Jugendhilfeeinrichtung).

Manchmal liegen auch Bedingungen vor, die das Kindeswohl gefährden können. In diesen Fällen muss geprüft werden, ob es sich um eine unmittelbare Kindeswohlgefährdung handelt (beispielsweise Vernachlässigung, sexueller Missbrauch oder Misshandlung des Kindes/Jugendlichen). Liegen akute Gefährdungen vor, dann müssen unmittelbar Maßnahmen zum Schutz des Patienten eingeleitet werden (Gefährdungsmeldung nach § 8a SGB VIII). Hierzu muss Kontakt zum zuständigen Jugendamt hergestellt werden, die in Zweifelsfällen auch zunächst anonym eine Einschätzung der Gefährdungslage vor dem Hintergrund der vorliegenden Informationen vornehmen können.

Patientenzentrierte kognitiv-behaviorale Interventionen sind fast immer indiziert. Bei sehr jungen Kindern mit nur leichter psychischer Begleitsymptomatik (z. B. einer leichten Angstsymptomatik oder leichten expansiven Symptomen) und erzieherisch unsicheren Eltern, die durch ihr auf Entlastung ausgerichtetes Erziehungsverhalten die Schulvermeidung aufrechterhalten, können ausschließlich elternzentrierte Interventionen ausreichen. Meistens sind aber patientenzentrierte Interventionen zur Verminderung von funktionalen Faktoren der Schulvermeidung indiziert.

Liegt bei dem Patienten eine starke Antriebsminderung oder eine depressive Stimmung vor, die die Schulvermeidung maßgeblich aufrechterhält, so sollten Interventionen zur Steigerung des Antriebs, der Stimmung und des Aktivitätsniveaus durchgeführt werden. Zudem sollten auch Maßnahmen zur Normalisierung des Schlaf-Wach-Rhythmus installiert werden, was häufig einen Einbezug der Eltern erforderlich macht. Meistens stehen diese Schwierigkeiten in Zusammenhang mit einer depressiven Symptomatik. Bei sehr stark ausgeprägter Symptomatik oder nicht erfolgreichen therapeutischen Interventionen sollte daher ärztlicherseits die Indikation einer begleitenden antidepressiven Medikation abgeklärt werden.

Dominieren bei dem Patienten in Zusammenhang mit der Schulvermeidung ausgeprägte dysfunktionale Grundannahmen (z. B. „In der Schule habe ich eh keine Chance, egal was ich mache“) oder verzerrte situative Bewertungen (beispielsweise „Wenn ich in die Schule komme, schauen mich wieder alle so doof an“), so sind kognitive Interventionen zur Prüfung und Veränderung solcher Annahmen und Wahrnehmungsprozesse angezeigt. Gerade bei jüngeren oder intellektuell weniger differenzierten Patienten ist es wichtig, diese Interventionen sorgfältig auf den Entwicklungsstand des Kindes/Jugendlichen zuzuschneiden, um diese nicht zu überfordern.

Bei vielen Patienten mit Schulvermeidung liegen erhebliche soziale Kompetenzdefizite vor. Etliche der betroffenen Kinder/Jugendlichen waren bereits im Vorfeld der Schulvermeidung sozial nicht gut eingebunden, teilweise entwickelte sich aber auch erst im Zuge der Schulvermeidung ein zunehmender sozialer Rückzug von Gleichaltrigen, der eine Ausweitung sozialer Fertigkeitendefizite mit sich bringt. Gerade bei sehr starker Schulvermeidung zeigen die Betroffenen eine ausgeprägte soziale Isolation, nicht selten beschränken sich mit zunehmendem Alter Sozialkontakte auf einen rein digitalen Kontaktaustausch (gemeinsame Onlinespiele, Chatten usw.). Wenn es den Betroffenen nicht gelingt, sich in soziale Alltagssituationen zu begeben, geeignete Problemlösungen zu entwickeln und diese auch auf der Verhaltensebene auszuführen (z.B. bei der Kontaktaufnahme, in Konflikten, zur Durchsetzung eigener Interessen), dann sind soziale Fertigkeitentrainings indiziert. Diese können zunächst im Einzelsetting unter Anwesenheit des Therapeuten durchgeführt werden. Allerdings ist es gerade bei solchen Interventionen günstig, diese zusätzlich oder alternativ gemeinsam mit anderen gleichaltrigen Mitpatienten einzuüben (Kleingruppe geeigneter Mitpatienten). Teilweise können auch Gleichaltrige aus dem Alltag eingebunden werden. Wenn auch Expositionsverfahren indiziert sind, so sollte das soziale Fertigkeitentraining in der Regel zuvor durchgeführt werden.

Gerade wenn eine ausgeprägte Angstsymptomatik vorliegt, zeigen die betroffenen Kinder oder Jugendlichen häufig erhebliches Vermeidungsverhalten. Finden sich solche situativen (z.B. die Bahnfahrt zur Schule, morgens vor der Schule über den Schulhof gehen) oder auch objektbezogenen Ängste (z.B. vor Spinnen im Schulgebäude), dann sollten Expositionsverfahren mit Reaktionsverhinderung durchgeführt werden, bei denen der Patient schrittweise mit dem angstauslösenden Reiz konfrontiert wird. Sollte dieses Vermeidungsverhalten auch auf soziale Kompetenzdefizite zurückgeführt werden können, dann sollte zunächst ein soziales Fertigkeitentraining durchgeführt werden, bevor mit Expositionsverfahren begonnen wird. Auch hier kann bei ausgeprägter Symptomatik eine medikamentöse Behandlung mit einem SSRI die psychotherapeutischen Interventionen begleiten oder sogar erst ermöglichen.

Viele Patienten mit Schulvermeidung verbringen den Hauptanteil ihrer Zeit mit elektronischen Medien (Spielkonsolen, Handys), gerade wenn dies von den Eltern nicht oder nur unzureichend kontrolliert wird. Derartige Tätigkeiten haben einen nur geringen realen sozialen Bezug und diese soziale Isolation trägt häufig zu der Schulvermeidung bei. Daher sollten in diesen Fällen Interventionen eingesetzt werden, die den Medienkonsum begrenzen und die soziale Integration fördern. Hierzu ist der Einbezug der Eltern erforderlich.

Viele Patienten zeigen erhebliche lernorganisatorische Defizite (beispielsweise wissen sie nicht, welche Hausaufgaben aufgegeben wurden oder wann Klassenarbeiten geschrieben werden) und schlechte oder fehlende Lerntechniken (z.B. fehlen ihnen Techniken, um Vokabeln effektiv zu lernen). Zudem finden sich durch die hohen Fehlzeiten zumeist ausgeprägte Wissenslücken und auch Teilleistungsstörungen kommen häufig vor (vgl. auch den Band „Lese-/Rechtschreibstörung [LRS]“; Schulte-Körne &

Galuschka, 2019). Bei diesen Patienten sollten lernorganisatorische Fertigkeiten und Lerntechniken an schulischem Material eingeübt werden. Darüber hinaus sollte sich in Zusammenarbeit mit der Schule ein Überblick verschafft werden über das Ausmaß der Wissenslücken, um nachfolgend zu entscheiden, ob ein Aufholen realistisch ist oder ein Klassen-/Schulwechsel nicht sinnvoller erscheint. Die Wissenslücken müssen in einem nächsten Schritt dann vermindert werden. Bei Teilleistungsstörungen sollten spezielle Fördermaßnahmen durch geeignete Institutionen eingeleitet werden. Zudem sollte in diesem Fall in Kooperation mit der Schule auch die Gewährung eines Nachteilsausgleichs geprüft werden.

Auf der Ebene der Bezugspersonen zeigen viele Eltern von Kindern und Jugendlichen mit Schulvermeidung ungünstige Erziehungsstrategien und sind häufig erzieherisch deutlich überfordert. So zeigt sich häufig ein inkonsistentes oder ausschließlich auf Entlastung ausgerichtetes Erziehungsverhalten. Ungünstige elterliche Attributionen (z. B. Externalisierung, etwa „die Schule hat versagt", „mein Kind wurde gemobbt") können solches Erziehungsverhalten beeinflussen. Bei diesen Eltern sollten daher Elterntrainings zur Stärkung der erzieherischen Fertigkeiten durchgeführt werden. Gerade wenn die Generalisierung von Therapieeffekten in den Alltag nicht oder nur unzureichend gelingt, sollten zusätzlich ambulante Jugendhilfemaßnahmen für zu Hause installiert werden, die in den therapeutischen Kontext integriert werden sollten. Bei sehr ungünstigen, nicht veränderbaren Erziehungsbedingungen kann auch ein Wechsel des Wohnumfeldes angezeigt sein (z. B. Wohngruppe, Internat).

Häufig wird die Schulvermeidung auch durch ungünstige Verstärkungsprozesse aufrechterhalten, beispielsweise wenn die Schulzeit mit angenehmen Tätigkeiten verbracht wird. Daher sollten diese Verstärkungsprozesse analysiert und gegebenenfalls gemeinsam mit den Eltern verändert werden (z. B. bei jedem Fehlen muss Patient Attest besorgen, kein Medienkonsum an Fehltagen).

Schulzentrierte Interventionen sind bei Kindern/Jugendlichen in der Regel sinnvoll, da sich die psychische Symptomatik in hohem Maße im schulischen Alltag zeigt. Je nach Beschulung des Kindes (Grund- vs. weiterführende Schule) sollten hierzu die Lehrkräfte in unterschiedlicher Intensität miteinbezogen werden. Gerade an weiterführenden Schulen mit Fachlehrersystem stellt dies eine therapeutische Herausforderung dar. Allgemein empfiehlt es sich, diejenige Lehrkraft zu einer Zusammenarbeit auszuwählen, die den Patienten möglichst gut kennt und bei der die Probleme auftauchen. Häufig ist dies der Klassenlehrer. Lehrkräfte können die Patienten dazu anleiten, Therapieaufgaben in der Schule zu erledigen (beispielweise Verhaltensexperimente, Expositionen) oder diese nach der Bewältigung von schwierigen Situationen zu verstärken. Schulzentrierte

Interventionen sollten parallel oder im Anschluss an patientenzentrierte Interventionen durchgeführt werden.

In gleicher Weise kann der Einbezug von Gleichaltrigen aus dem natürlichen Umfeld sinnvoll sein. Beispielsweise können Klassenkameraden einbezogen werden, um besonders konflikthafte oder auch angstbesetzte Situationen (z. B. der Weg zur Schule, Pausensituation) zu bewältigen oder die Patienten auch für die Bewältigung solcher Situationen zu verstärken. Der Einbezug von Gleichaltrigen sollte mit dem Kind/dem Jugendlichen gut vorbesprochen werden, häufig ist es danach sinnvoll, den Freund/die Freundin zu einer Therapiesitzung dazu zu bitten, um die nachfolgenden Schritte miteinander abstimmen zu können. Wichtig ist es, hierbei darauf zu achten, den oder die Gleichaltrige nicht mit ihrer unterstützenden Funktion zu überfordern.

In der Regel finden sich Schwierigkeiten und Beeinträchtigungen nicht nur in der Schule, sondern auch in anderen Lebensbereichen. Daher sollte der Therapeut darauf achten, Interventionen dort zu implementieren, wo die Schwierigkeiten auftauchen. Eine Generalisierung von Therapieeffekten aus dem einen Lebensbereich in den anderen ist eher die Ausnahme als die Regel und findet zumeist nicht von selbst statt.

**Nicht sinnvolle Maßnahmen**

Folgende Punkte haben sich in der Praxis als nicht hilfreich erwiesen und tragen eher zur Chronifizierung von Schulvermeidung bei:

- *Wenn sich die Dauer der Graduierung bis zum regelmäßigen Schulbesuch über mehrere Monate hinzieht.* Die Herstellung eines weitgehend regelmäßigen Schulbesuchs sollte innerhalb weniger Wochen gelingen, sonst ist gerade bei starker Funktionsbeeinträchtigung eine Intensivierung der Therapie ([teil-]stationäre Therapie) angezeigt.
- *Wenn Patienten über einen längeren Zeitraum regelmäßig krankgeschrieben werden.* In solchen Fällen sollte man mit dem krankschreibenden Arzt Kontakt aufnehmen, über Schulvermeidung aufklären und diesen beraten. Mehrheitlich ist es sinnvoll, solche Krankschreibungen auf ein Minimum zu reduzieren. Gelingt dies nicht, kann gemeinsam mit den Eltern überlegt werden, ob ein Wechsel des mitbehandelnden Arztes sinnvoll sein kann. Zudem kann die Schule auch das Einbeziehen eines Amtsarztes fordern.
- *Wenn es zu längeren Episoden von Einzelbeschulung kommt.* Eine umschriebene Einzelbeschulung für einige Schultage kann vorübergehend im Zuge der schrittweisen Rückführung in den Unterricht sinnvoll sein, sollte sich aber auf eine kurze Zeitspanne beschränken.
- *Längere Perioden von Hausbeschulung.* Derartige Maßnahmen sind häufig gut gemeint, bewirken aber meist das Gegenteil von der Rückführung in die Regelschule. Daher sollte dies, wenn überhaupt, nur für einen sehr kurzen Zeitraum geschehen, bevor der nächste Schritt in Richtung Regelbeschulung angegangen wird.

- *Wenn über einen längeren Zeitraum die Hausaufgaben durch Mitschüler oder Lehrkraft dem Patienten nach Hause gebracht werden, wenn er oder sie nicht in der Schule war.* Dies kann vorübergehend sinnvoll sein, allerdings ist dies als eine Art Kompensationsmaßnahme („Ich mache meine Hausaufgaben doch, halt zu Hause.") über mehrere Wochen nicht sinnvoll.
- *Wenn bei Fernbleiben der Schule die Zeit mit angenehmen Tätigkeiten verbracht wird (z. B. TV, PC).* Wenn die Kinder/Jugendlichen zu krank dafür sind, um in die Schule zu gehen, sollten sie sich zu Hause schonen und die Zeit sollte mit weniger attraktiven Tätigkeiten verbracht werden (in der Regel Bettruhe, keine Medien).

## 2.3 Leitlinien zur Therapie

Tabelle 3 gibt eine Übersicht über die Leitlinien zur Therapie bei Kindern und Jugendlichen mit Schulvermeidung.

**Tabelle 3:** Übersicht über die Leitlinien zur Therapie

| | |
|---|---|
| **L8** | Erarbeitung eines gemeinsamen Störungsmodells, Psychoedukation und Festlegung von Therapiezielen |
| **L9** | Kognitiv-behaviorale Therapie des Kindes/Jugendlichen |
| **L10** | Eltern- und familienzentrierte Interventionen |
| **L11** | Schulzentrierte Interventionen |
| **L12** | Medikamentöse Therapie |
| **L13** | Jugendhilfe- und schulrechtliche Maßnahmen |

### 2.3.1 Erarbeitung eines gemeinsamen Störungsmodells, Psychoedukation und Festlegung von Therapiezielen

Leitlinie L8 fasst Empfehlungen zur Erarbeitung eines gemeinsamen Störungsmodells, zur Psychoedukation und zur Festlegung von Therapiezielen bei Kindern und Jugendlichen mit Schulvermeidung zusammen. Prinzipiell sollten die Eltern bis zum vollendeten 18. Lebensjahr in diesen Prozess intensiv miteinbezogen werden, allerdings muss der Jugendliche ab dem 14. Lebensjahr dem Einbezug der Eltern in die Therapie auch zustimmen. Auch die Aufklärung und Beratung der Lehrkräfte sollte ebenfalls immer erfolgen und setzt bei jüngeren Kindern das Einverständnis der Eltern voraus. In der Regel muss der Jugendliche ab dem 14. Lebensjahr einer Kontaktaufnahme zur Schule zustimmen. Aus therapeutischen Gründen ist es aber sinnvoll, sowohl von den Eltern als auch von den Kindern/Jugendlichen ein schriftliches Einverständnis zur Kooperation mit der Schule einzuholen. Sollten die Beteiligten einer Kontaktaufnahme zur Schule zunächst ablehnend gegenüberstehen, so sollte der Therapeut die zugrunde liegenden Befürchtungen herausarbeiten und vermindern.

**Gemeinsames Störungsmodell wichtige Basis der nachfolgenden Interventionen**

Die Erarbeitung eines gemeinsamen Störungsmodells sollte immer durchgeführt werden und ist für die weitere Behandlung sehr wichtig, denn sie stellt zusammen mit den erarbeiteten Therapiezielen die Grundlage der nachfolgenden Interventionen dar. Im Band „Diagnostik psychischer Störungen im Kindes- und Jugendalter" (Döpfner & Petermann, 2012) wird dieser Prozess umfassend dargestellt. Gerade für die Arbeit mit Schülern an weiterführenden Schulen und deren Eltern wird dieser Prozess auch ausführlich im Band „Grundlagen der Selbstmanagementtherapie bei Jugendlichen" (Walter et al., 2007) bzw. im Band „Leistungsprobleme im Jugendalter" (Walter & Döpfner, 2009b) für Jugendliche, bei denen Schulleistungsstörungen dominieren, dargestellt. Auch die *Checkliste funktionale Faktoren von Schulvermeidung* (CL-FFSV; vgl. Kapitel 3 und M03 in Kapitel 4) kann bei der Analyse der funktionalen Bedingungen hilfreich sein.

Die Aufklärung und Beratung (Psychoedukation) schließt sich an diesen Prozess an. Sie sollte mit dem Kind bzw. dem Jugendlichen immer durchgeführt werden. Je nach Entwicklungsstand sollten die Informationen dabei zunehmend ausführlich erfolgen.

Schließlich werden grundsätzlich Therapieziele festgelegt, die aus den in Leitlinie L4 (vgl. Kapitel 2.1.4) definierten Hauptproblemen sowie dem gemeinsamen Störungsmodell abgeleitet werden.

## L8 Leitlinie 8: Erarbeitung eines gemeinsamen Störungsmodells, Psychoedukation und Festlegung von Therapiezielen

*Indikation.* Die Aufklärung und Beratung der Eltern sollten grundsätzlich durchgeführt werden (bis zum vollendeten 18. Lebensjahr des Patienten, bei Einverständnis des volljährigen Patienten auch darüber hinaus). Ab etwa dem 14. Lebensjahr können Patienten auch ohne das Einverständnis ihrer Eltern eine Therapie beginnen und müssen mit dem Einbezug ihrer Eltern einverstanden sein. Die Aufklärung und Beratung des Kindes/des Jugendlichen sollte immer erfolgen und kann auch schon bei Erstklässlern durchgeführt werden. Die Aufklärung und Beratung der Lehrkräfte sollte immer durchgerührt werden und setzt bis etwa zum 14. Lebensjahr das Einverständnis der Eltern und etwa ab dem 14. Lebensjahr das Einverständnis der Patienten voraus.

Die Aufklärung und Beratung der Beteiligten reichen in der Regel nicht aus, sondern sollten eine umfassende multimodale Therapie einleiten (vgl. Leitlinien L9 bis L13 in den Kapiteln 2.3.2 bis 2.3.6).

*Individualisierung.* Die Erarbeitung eines gemeinsamen Störungsmodells, die Aufklärung und Beratung sowie auch die Festlegung von Therapiezielen basiert auf den festgelegten Hauptproblemen und deren Funktionalität und greift auch individuelle Ursachenzuschreibungen und Interventionserwartungen der Beteiligten auf. Indem gezielt ursächliche oder aufrechterhaltende Faktoren fokussiert, Informationen über Schulvermeidung und psychische Störungen gewichtet werden, können unpassende Annahmen modifiziert und eine gemeinsame Informationsbasis geschaffen werden, aus der die nachfolgende multimodale Therapie abgeleitet werden kann.

Bei der *Erarbeitung eines Störungsmodells* wird versucht, ein plausibles Modell zu entwickeln, wie die Schwierigkeiten des Kindes/Jugendlichen entstanden sind und durch welche Prozesse sie aufrechterhalten werden. Dabei wird unterschieden zwischen situativen Faktoren (Mikroebene) und Ursachen, die im Hintergrund eine wichtige Rolle spielen (Makroebene).

*Die Aufklärung und Beratung des Kindes/Jugendlichen* wird entsprechend seinem Entwicklungsstand angepasst und umfasst:

- Informationen hinsichtlich der Schulvermeidung, ihrer auslösenden und aufrechterhaltenden Bedingungen, ihrer Folgen und der rechtlichen Grundlagen.
- Informationen über die begleitende psychische Symptomatik, ihre Folgen und den Einbezug der psychischen Symptomatik in die Therapie.
- Anleitung zur Selbstbeobachtung und Selbststeuerung.
- Entpathologisieren durch Information über Häufigkeit von Schulvermeidung und ggf. dem Aufgreifen von familiären und schulischen Bedingungen sowie der psychischen Symptomatik, die zur Schulvermeidung beitragen.
- Erarbeitung des verhaltensanalytischen Zusammenhangs zwischen der Situation, die die Schulvermeidung auslöst, und deren Bewertung, emotional-physiologischen Prozessen, dem Vermeidungsverhalten und den aufrechterhaltenden Bedingungen.
- Erarbeitung von verschiedenen Interventionssettings und den individuellen Möglichkeiten, diese Prozesse zu durchbrechen, indem dysfunktionale Bewertungen erkannt und modifiziert, emotional-physiologische Prozesse beeinflusst, Vermeidungsverhalten durchbrochen und aufrechterhaltende Bedingungen abgebaut werden.

*Die Aufklärung und Beratung der Eltern und Lehrkräfte oder anderer wichtiger Bezugspersonen* umfasst:

- Informationen hinsichtlich der Schulvermeidung, ihrer auslösenden und aufrechterhaltenden Bedingungen, der Folgen und der rechtlichen Bedingungen.
- Informationen über die begleitende psychische Symptomatik, ihre Folgen und Integration der psychischen Symptomatik in die Therapie.
- Informationen zu den verschiedenen Behandlungsoptionen. Dabei sollten die unterschiedlichen Interventionssettings thematisiert und diejenigen Interventionen besonders intensiv herausgearbeitet werden, die durch die Bezugspersonen umgesetzt werden können.

Die *Therapieziele* werden aus der in Leitlinie L4 (vgl. Kapitel 2.1.4) festgelegten Problemdefinition, den Ressourcen der Beteiligten und dem gemeinsamen Störungsmodell abgeleitet, hinsichtlich ihrer Realisierbarkeit und Angemessenheit geprüft und festgelegt.

**Problemdefinitionen operationalisieren und hierarchisieren**

Bei der *Erarbeitung eines gemeinsamen Störungsmodells* wird für diejenigen Hauptprobleme, die in Leitlinie L4 festgelegt wurden (vgl. Kapitel 2.1.4), ein plausibles Erklärungsmodell für die Beteiligten entwickelt, aus der die nachfolgenden Interventionen abgeleitet werden. Dabei sollte ein biopsychosoziales Modell zugrunde gelegt und den Beteiligten vermittelt werden, dass es häufig eine biologische Disposition für die jeweilige psychische Störung gibt (z. B. geringe Frustrationstoleranz und Impulskontrolle bei Störungen des Sozialverhaltens, starker Fokus auf körperliche Symptome bei Somatisierungsstörungen, Ruminationsneigung bei Depression, Verhaltenshemmung bei sozialer Phobie), dass aber der Verlauf entscheidend von den psychosozialen Bedingungen abhängt (z. B. aggressive oder vermeidende Modelle zu Hause oder in der Gleichaltrigengruppe). Auch ungünstige Bedingungen in der Schule, der Familie oder der Gleichaltrigengruppe sollten integriert werden. Dieser Prozess ist daher für die weitere Therapie sehr wichtig. Das Kind bzw. der Jugendliche sowie seine Bezugspersonen sollten den Zusammenhang zwischen zu verändernden Schwierigkeiten, den zugrunde liegenden und aufrechterhaltenden Bedingungen und den daraus abgeleiteten Interventionen gut nachvollziehen können, um eine hohe Behandlungscompliance zu erzielen und Widerstandsphänomene zu begrenzen (z. B. Problem 1: Kind vermeidet Pausensituationen, Ursache: verzerrte situative Bewertungen, Intervention: kognitive Interventionen zur Verminderung verzerrter situativer Bewertungen; Problem 2: Streitigkeiten zu Hause eskalieren täglich, Ursache: ausgeprägte Eheprobleme der Eltern; Intervention: Unterstützung bei der Aufnahme einer Paarberatung). Daher ist es sinnvoll, bei der Vorbereitung zur Erarbeitung eines gemeinsamen Störungsmodells darauf zu achten, dass die geplanten Interventionen aus dem Störungsmodell ableitbar sind. Neben der funktionalen Analyse des Therapeuten (vgl. Leitlinie L4 in Kapitel 2.1.4) sollten auch individuelle Ursachenzuschreibungen und Interventionserwartungen der Beteiligten berücksichtigt werden. Indem der Therapeut das Gespräch gezielt lenkt, bestimmte Störungsaspekte besonders betont und Fehlannahmen behutsam hinterfragt, kann eine angemessene Gewichtung der Faktoren erfolgen und ein sinnvolles gemeinsames Ursachenmodell mit den Beteiligten entwickelt werden. In der Regel sind hierzu mehr als eine Sitzung nötig. Bei Grundschulkindern kann es sinnvoll sein, zunächst mit den Eltern allein ein differenziertes Störungsmodell zu erarbeiten, um daraus eine vereinfachte Fassung abzuleiten, die dann mit dem Kind erarbeitet wird. Alternativ kann zunächst in gemeinsamen Gesprächen mit den Eltern und dem Kind ein einfaches, für das Kind entwicklungsgerechtes Störungsmodell entwickelt werden, das dann mit den Eltern in Gesprächen ohne das Kind weiter ausdifferenziert wird. Bei Patienten an weiterführenden Schulen kann das Störungsmodell häufig in gemeinsamen Gesprächen mit Eltern und Jugendlichem entwickelt werden. Bei potenziell sensiblen Themen (z. B. Paarprobleme wegen außerehelicher Beziehung eines Elternteils, sporadischer Cannabiskonsum eines Jugendlichen) sollten diese in einzelnen Gesprächen behutsam angesprochen und in das jeweilige Störungsmodell des Betreffenden integriert werden.

In einem nächsten Schritt wird die *Psychoedukation* durchgeführt. Durch umfassende Informationen zu Schulvermeidung und den assoziierten psychischen Störungen erhalten die Beteiligten neben den individuell ursächlichen und aufrechterhaltenden Bedingungen einen umfassenden Überblick über die Problematik. Indem der Therapeut bestimmte Schwerpunkte bei der Informationsvermittlung setzt, können unangemessene Vorstellungen der Beteiligten vermindert werden. Bei Patienten an Grundschulen ist es häufig einfacher, die Psychoedukation getrennt mit dem Kind und den Eltern durchzuführen. Bei älteren Kindern kann die Psychoedukation auch in gemeinsamen Gesprächen mit den Eltern durchgeführt und dann bei Bedarf in getrennten Gesprächen weiter vertieft werden (z. B. Elterngespräche mit dem Fokus auf familiäre Faktoren oder der Vorbereitung von elternzentrierten Interventionen).

## Aufklärung und Beratung des Kindes/Jugendlichen

**Beratung dem Entwicklungsstand anpassen**

Die Aufklärung und Beratung des Kindes/Jugendlichen wird immer durchgeführt und muss dem jeweiligen Entwicklungsstand angepasst werden. Die Informationen sollten zu Schulvermeidung im engeren Sinne, aber auch den begleitenden psychischen Störungen gegeben werden. Bei jüngeren Grundschulkindern können hierzu neben Therapiematerialien Bilderbücher, Geschichten oder auch beispielsweise Puppen, Stofftiere, Figuren als Hilfsmittel eingesetzt werden. Es kann auch sinnvoll sein, schulvermeidende Situationen im Rollenspiel (auch unter Einsatz von Figuren, Handpuppen o. Ä.) nachzustellen. Bei älteren Patienten kann die Psychoedukation vorwiegend verbal unter Einbezug von Therapiematerialien erfolgen.

Das gemeinsame Störungsmodell stellt die Basis der Psychoedukation dar. Davon ausgehend vermittelt der Therapeut entwicklungsgerecht grundlegende Informationen zu Schulvermeidung und der begleitenden psychischen Symptomatik. Zeigt der Patient beispielsweise neben seinem schulvermeidenden Verhalten ein ausgeprägtes ADHS, so konzentriert sich die Psychoedukation auf Informationsvermittlung zu Schulvermeidung und ADHS. Liegen bei dem Patienten mehrere psychische Störungen vor (beispielsweise eine Störung des Sozialverhaltens mit depressiver Störung), so sollte die Psychoedukation auch Informationen zu beiden Störungen enthalten. Aus dem gemeinsamen Störungsmodell werden dann Behandlungsmöglichkeiten abgeleitet, die in der Regel sowohl intrapsychische (beispielsweise die Ableitung eines Impulskontrolltrainings aufgrund von starker Impulsivität des Kindes/Jugendlichen, die zu ausgeprägten Konflikten mit Gleichaltrigen führt und letztendlich die Entwicklung der Schulvermeidung begünstigt), als auch interpersonelle Faktoren umfassen (beispielsweise ein Elterntraining zur Stärkung elterlicher Erziehungskompetenzen bei einem familiären Umfeld, das vorwiegend auf Entlastung bei Somatisierung ausgerichtet ist). Interventionen, die mit dem Kind/Jugendlichen durchgeführt werden, sollten dabei stark im Fokus stehen. Der Prozess der Informationsvermittlung und Beratung ist dabei nicht ausschließlich als direktiver Vorgang zu verstehen, sondern der Therapeut sollte dem Kind/ Jugendlichen durch gezielte Gesprächsführung dabei helfen, bestimmte Faktoren eigenständig zu identifizieren und angemessen einzuordnen.

Folgende Informationen sollten je nach Alter mit dem Kind/Jugendlichen erarbeitet werden:

- *Vermittlung von Informationen zu Schulvermeidung.* Zentral sollte die Botschaft sein, dass Schulvermeidung ein ernsthaftes Problem ist, für das es aber geeignete und wirkungsvolle Behandlungsmöglichkeiten gibt: Formen (Ausmaß Fehlzeiten, Chronizität) und Folgen von Schulvermeidung (Gefährdung schulische Entwicklung, familiäre Konsequenzen, zunehmende soziale Isolation, langfristige Konsequenzen wie geringeres Bildungsniveau, höhere Rate Arbeitslosigkeit und psychische Störungen, schlechtere soziale Integration), rechtliche Grundlagen (Schulpflicht, Ordnungsmaßnahmen, Information an das Jugendamt, in schweren Fällen Einbezug Familiengericht).
- *Vermittlung von Informationen über begleitende psychische Störung.* Herausarbeiten der begleitenden psychischen Symptomatik, die daraus resultierenden Konsequenzen und deren Integration der Behandlung in die multimodale Therapie.
- *Entpathologisieren der Schulvermeidung.* Es sollte herausgearbeitet werden, dass es viele Schüler mit Schulvermeidung gibt und das Kind/der Jugendliche mit seinem Problem nicht allein ist. Zudem sollte der Patient vermittelt bekommen, dass es gut ist, dass professionelle Hilfe aufgesucht wurde und dass es sich um ein lösbares Problem handelt.
- *Anleitung zur Selbstbeobachtung in schulvermeidenden Situationen.* Das Kind/der Jugendliche erlernt anhand konkreter Situationen mithilfe von Verhaltensanalysen den Zusammenhang zwischen der Situation, die die Schulvermeidung auslöst, der Bewertung dieser Situation, den daraus resultierenden emotional-physiologischen Reaktionen, dem schulvermeidenden Verhalten und den nachfolgenden Konsequenzen.
- *Erarbeitung eines Behandlungsrationals.* Aus dem gemeinsamen Störungsmodell werden Informationen für den Patienten abgeleitet, wie die Schulvermeidung überwunden werden kann, und dabei die Interventionen, die später im Rahmen der patientenzentrierten Interventionen durchgeführt werden, kurz angesprochen:
  - Unterschiedliche Interventionssettings in Abhängigkeit der Symptomatik (ambulante vs. [teil-]stationäre Therapie).
  - Kombination aus patienten-, eltern- und schulzentrierten Interventionen sowie ggf. weitere Maßnahmen (multimodale Therapie in Abhängigkeit der funktionalen Bedingungen).

- Frühzeitige Identifikation potenziell problematischer Situationen (z.B. morgendliches Verlassen der Wohnung).
- Erkennen und Verändern ungünstiger Bewertungsprozesse dieser Situationen.
- Verminderung von Anspannung und Impulsivität über Entspannungsstrategien, positive Selbstverbalisationen oder Impulskontrolltechniken.
- Schrittweiser Abbau des schulvermeidenden Verhaltens im Sinne einer graduierten Annäherung. Wenn sich der Patient potenziell schwierigen Situationen stellt, macht er die Erfahrung, dass Befürchtungen nicht eintreffen und dadurch wird die Bewältigung dieser Situationen einfacher.
- Einüben von sozialen Fertigkeiten im Rollenspiel, damit der Patient dann die individuell herausfordernden Situationen kompetenter bewältigen kann (z.B. Reaktion auf abfällige Bemerkungen von Mitschülern wie „Schulschwänzer").
- Einsatz von Selbstbelohnungsstrategien als Möglichkeit, sich für bewältigendes Verhalten selbst zu loben oder sich etwas Besonderes zu gönnen.
- Bearbeitung von aufrechterhaltenden familiären und schulischen Bedingungen mit den Bezugspersonen.

## Aufklärung und Beratung der Eltern oder weiterer wichtiger familiärer Bezugspersonen

**Alle relevanten Bezugspersonen einschließen**

Die Aufklärung und Beratung von relevanten Bezugspersonen in der Familie werden in der Regel immer durchgeführt. Auf der Basis des gemeinsamen Störungsmodells und auch der individuellen Vorstellungen über Ursachen und Interventionen werden den Beteiligten Informationen zur Symptomatik, ihren Folgen und den Behandlungsmöglichkeiten gegeben. In diesem Zusammenhang können auch nochmal die wichtigsten diagnostischen Befunde zusammengefasst und interpretiert werden. Bei Eltern, die sich bereits große Sorgen machen, sollten v.a. auch die Chancen einer Therapie betont werden. Bagatellisierenden Eltern sollten die rechtlichen Konsequenzen und auch die langfristigen Folgen von Schulvermeidung und der begleitenden psychischen Symptomatik verdeutlicht werden.

Folgende Schwerpunkte sollten im Rahmen der Psychoedukation mit den Beteiligten thematisiert werden:

- *Informationen über Schulvermeidung.* Es sollte herausgearbeitet werden, dass es sich bei Schulvermeidung um ein ernsthaftes Problem mit hoher Entwicklungsgefährdung und Chronifizierungsrisiko handelt, dass bei schulpflichtigen Schülern ein Gesetz gebrochen wird und dass die Schulen daher dazu verpflichtet sind, von den Eltern von schulvermeidenden Schülern einzufordern, ihr Kind der Schule zuzuführen und sonst das Schul- oder Ordnungsamt einschalten müssen.

- *Informationen zu assoziierten psychischen Störungen.* Die begleitende psychische Symptomatik sollte mit den Beteiligten fokussiert werden und Informationen über die jeweilige psychische Störung sollten vermittelt werden. Zudem sollten die Beteiligten darüber informiert werden, dass die nachfolgende multimodale Therapie sowohl auf die Behandlung der Schulvermeidung als auch auf die Verminderung begleitender psychischer Störungen abzielt.
- *Informationen zu Behandlungsoptionen.* Die Beteiligten erhalten Informationen über mögliche Behandlungssettings in Abhängigkeit der Symptomatik. Ausgehend von der Symptomatik und dem gemeinsamen Störungsmodell werden die verschiedenen Handlungsoptionen erarbeitet. Hierbei stehen neben den im Abschnitt Psychoedukation der Patienten dargestellten Punkte v.a. Faktoren auf der Ebene der Bezugspersonen im Fokus. Im Rahmen der Psychoedukation werden bereits die Interventionen, die später im Rahmen der elternzentrierten Interventionen durchgeführt werden, kurz angesprochen. Folgende Bereiche sollten je nach Symptomatik mit den Eltern thematisiert werden:
  - Annahme einer biologischen Disposition bei der Mehrheit der psychischen Störungen.
  - Stärkung einer positiven Beziehung zum Kind/Jugendlichen: Der Therapeut sollte den Eltern zu vermitteln, dass es wichtig ist, neben den Schwierigkeiten infolge der Schulvermeidung einen positiven Kontakt zu ihrem Kind zu halten bzw. wiederherzustellen.
  - (Wieder-)Herstellung einer tragfähigen Beziehung zur Schule des Patienten: Vor dem Hintergrund häufig belasteter Eltern-Lehrer- (und Lehrer-Schüler-) Beziehungen ist es wichtig, diese wieder zu stärken, eine tragfähige Beziehung herzustellen und einen regelmäßigen, konstruktiven Austausch zu fördern.
  - Klare Formulierung angemessener elterlicher Erwartungen: Die Eltern sollten gegenüber ihrem Kind betonen, dass eine gemeinsame, rasche Reduktion der schulischen Fehlzeiten ein sehr wichtiges Ziel darstellt und dass sie eine Beibehaltung oder gar Ausdehnung schulischer Fehlzeiten nicht akzeptieren werden. Bei sehr ungünstigen schulischen Bedingungen müssen schulische Alternativen in Erwägung gezogen werden (vgl. Leitlinie L7 in Kapitel 2.2).
  - Erkennen und Modifizieren ungünstiger elterlicher Grundannahmen und situativer Bewertungen, die das Erziehungsverhalten steuern (z.B. übertriebene Leistungsorientierung und dadurch Ausüben von hohem Leistungsdruck und unangemessener Kontrolle; elterliche Überschätzung der Autonomie ihrer Kinder und als Konsequenz zu wenig unterstützendes Erziehungsverhalten).
  - Identifikation und Reduktion von ungünstigen Erziehungsstrategien (z.B. inkonsistentes, zu rigides oder vornehmlich auf Entlastung aus-

gerichtetes Erziehungsverhalten), Einüben adäquater Erziehungsstrategien im Rollenspiel mit nachfolgender Erprobung im Alltag.
- Identifikation und Verändern ungünstiger Verstärkerprozesse (z.B. Verstärkung bei Vermeidungsverhalten, keine Verstärkung bei Bewältigungsverhalten).
- Thematisieren von Gesundheitsproblemen oder psychischer Beeinträchtigung bei den Eltern oder weiteren Familienmitgliedern und Erarbeitung von Möglichkeiten zur Unterstützung.
- Identifikation zusätzlicher familiärer Belastungsfaktoren (z.B. Schulden, beengte Wohnverhältnisse) und Erarbeitung von Entlastungsmöglichkeiten.

## Aufklärung und Beratung der Lehrer

**Lehrer ausführlich aufklären und beraten**

Die Aufklärung und Beratung der Lehrkräfte ist bei Patienten mit Schulvermeidung sehr wichtig und wird immer durchgeführt. Sie orientiert sich an der Psychoedukation der Eltern, der Fokus liegt hier allerdings neben der Informationsvermittlung über Schulvermeidung und die psychische Symptomatik auf der Beratung hinsichtlich schulischer Hilfestellungen, die den Patienten dabei unterstützen können, seine Fehlzeiten abzubauen. Die Lehrkräfte sollten den Patienten dabei ermuntern, seine Schwierigkeiten zu überwinden und seine Fehlzeiten abzubauen. Folgende Punkte sollten bei der Psychoedukation eine herausragende Rolle spielen:
- *Herstellen einer regelmäßigen Kooperation mit dem Therapeuten.* Es ist sehr wichtig, dass der Therapeut durch die Schule fortlaufend über aktuelle Fehlzeiten informiert wird. Dies ist leicht per elektronischem Informationsaustausch (beispielsweise E-Mail) realisierbar. Zudem sollten schulzentrierte Interventionen in enger Absprache mit der betreffenden Schule erfolgen.
- *(Wieder-)Herstellung einer tragfähigen Kooperation mit dem Patienten und seinen Eltern.* Die Schule sollte der Familie gegenüber betonen, dass es sich bei der Schulvermeidung um ein lösbares Problem handelt, das aber auch gelöst werden muss, da das Kind/der Jugendliche aktuell einem hohen Entwicklungsrisiko ausgesetzt ist und schulpflichtig ist, wenn die Pflichtschulzeit noch nicht absolviert wurde. Zudem sollte die Schule der Familie gegenüber herausstellen, dass sie bei der Reduktion von Fehlzeiten unterstützend zur Seite stehe. Häufig ist ein gemeinsames Gespräch mit dem Therapeuten und allen Beteiligten sinnvoll, um Konflikte zu klären, Misserfolge auszuräumen und eine tragfähige Kooperation herzustellen.
- *Attest anfordern.* In der Regel sollte die Schule von der Familie bei starken Fehlzeiten ein ärztliches Attest einfordern. Mit zunehmendem Lebensalter des Patienten soll dieser sich selbst darum kümmern und die

Entschuldigung in der Schule selbst abgeben. Bei häufigen ärztlichen Attesten kann die Schule auf ein amtsärztliches Attest bestehen.
- *Unterstützung bei der Wiedereingliederung in den Unterricht.* Nachdem sichergestellt wurde, dass eine Wiedereingliederung in die aktuelle Klasse erfolgversprechend ist (vgl. Leitlinie L7 in Kapitel 2.2), ist es in der Regel sinnvoll, schrittweise die Unterrichtsstunden zu erhöhen, an denen das Kind/der Jugendliche teilnehmen soll. Auch können weitere Hilfestellungen sinnvoll sein, beispielsweise kann es hilfreich sein, dass der Lehrer mit dem Patienten gemeinsam das Klassenzimmer betritt. Sollte der Patient dem zustimmen, kann es auch sinnvoll sein, das Thema „Schulvermeidung" bzw. die psychische Symptomatik oder auch belastete Beziehungen unter den Mitschülern in der Klasse anzusprechen, um gemeinsame Lösungen zu entwickeln. Auch eine vorübergehende Befreiung von Leistungsnachweisen (Tests, Arbeiten, mündliche Beteiligung) kann eine Unterstützung bei der Wiedereingliederung darstellen.

Schließlich werden auf der Basis der Hauptprobleme und deren auslösenden und aufrechterhaltenden Bedingungen realistische, angemessene *Therapieziele* definiert. Auch diese sollten so konkret wie möglich beschrieben und auf einer Zielliste verschriftlicht werden, auf der die Beteiligten dann eine regelmäßige Einschätzung geben können, wie stark sich bereits eine Verbesserung eingestellt hat.

### Hilfreiche Materialien

Materialien zur *Erarbeitung eines Störungsmodells* finden sich in vielen Therapieprogrammen. Beispielhaft seien in diesem Zusammenhang genannt:
- *Checkliste funktionale Faktoren von Schulvermeidung (CL-FFSV)* (vgl. Kapitel 3 sowie M03, S. 131).
- Arbeitsblatt „Warum hat mein Kind Verhaltensprobleme? – Gemeinsames Modell" aus dem Band „Therapieprogramm für Kinder mit hyperkinetischem und oppositionellem Problemverhalten THOP" (Döpfner et al., 2019a).
- Arbeitsblatt „Woher kommen die Probleme – gemeinsames Modell" aus dem Band „Grundlagen der Selbstmanagementtherapie bei Jugendlichen" (Walter et al., 2007).
- „Fallkonzeption (VT03)" aus Kapitel 6.4: „Modul kognitive Verhaltenstherapie" und „Aus Problemen entstehen Probleme (EG07)" aus Kapitel 6.7: „Modul Familienberatung" aus dem Band „Beratung und Therapie bei schulvermeidendem Verhalten" (Reissner et al., 2015a).

Folgende Materialien können bei der *Psychoedukation* hilfreich sein:
- *Schulvermeidung:*
  - Arbeitsblätter „Zusammenhang Gedanken, Gefühle, Verhalten (VT 14)" und „Gedanken, Gefühle, Verhalten: Teste es aus! (VT15)" aus dem Band „Beratung und Therapie bei schulvermeidendem Verhalten" (Reissner et al., 2015a).

  - Kinderbuch für Schulanfänger: Der kleine Drache will nicht zur Schule (Meyer-Dietrich & Kunert, 2012).
  - Eltern-/Lehrerratgeber:
    - *Schulangst und Schulphobie – Wege zum Verständnis und zur Bewältigung. Hilfen für Eltern und Lehrer* (Hopf, 2014).
    - *Ich will nicht in die Schule* (Streit, 2016).
    - *Ohne Angst in der Schule. Probleme erkennen und erfolgreich überwinden* (Heiderich & Rohr, 2007).
    - *Schulangst erfolgreich begegnen – Ein Ratgeber für Eltern und Lehrer* (Oelsner & Lehmkuhl, 2004).
    - Inzwischen haben etliche Städte und Gemeinden lokale Handlungsleitfäden entwickelt, die online eingesehen werden können, beispielsweise Bielefeld (Schulamt für die Stadt Bielefeld, 2017) oder Aachen (Stadt Aachen, 2019).
- *Psychische Störungen:* Für die häufig assoziierten psychischen Störungen seien beispielhaft folgende Materialien genannt:
  - Angststörungen: „Angstprotokoll" und „Teufelskreis der Angst" aus dem Band „Beratung und Therapie bei schulvermeidendem Verhalten" (Reissner et al., 2015a).
  - Soziale Phobie: „Informationsblätter für Eltern (E-K3), Kinder (K-K3), Lehrer und Erzieher (L01)" aus dem Band „Soziale Ängste (THAZ)" (Büch & Döpfner, 2011).
  - Leistungsangst: Arbeitsblätter „Entstehungsmodell der Leistungsangst (E-K1 und K-K2)" sowie Arbeitsblätter „Behandlungsmodell der Leistungsangst (E-K2 und K-K3)" aus dem Band „Leistungsängste (THAZ)" (Suhr-Dachs & Döpfner, 2015). Außerdem kann der „Ratgeber Soziale Ängste und Leistungsängste" (Büch et al., 2015) genutzt werden.
  - Depressive Störungen: Die Arbeitsblätter „Traurig oder depressiv (AB1)" und „Wie Du eine Depression bei Dir erkennen kannst (AB2)" für Kinder und Jugendliche aus dem Band „Kognitive Verhaltenstherapie bei Depressionen im Kindes- und Jugendalter" (Abel & Hautzinger, 2013). Weiterhin das Arbeitsblatt „Was ist eine Depression (AB31)" für Jugendliche und Eltern aus dem Band „Therapie Tools Depression im Kindes- und Jugendalter" (Groen & Petermann, 2015). Zudem kann auch der „Ratgeber Traurigkeit, Rückzug, Depression" (Groen et al., 2012) für Patienten Eltern und Lehrer genutzt werden.
  - Störungen des Sozialverhaltens: Hier bietet sich der „Ratgeber aggressives und oppositionelles Verhalten bei Kindern" (Petermann et al., 2016) für die Psychoedukation an.
  - Aufmerksamkeitsdefizit-/Hyperaktivitätsstörung: Hier kann der „Ratgeber ADHS" (Döpfner et al., 2019) genutzt werden.

Folgende Materialien können bei der *Festlegung von Therapiezielen* hilfreich sein:
- Arbeitsblatt „Zielliste" aus dem Band „Grundlagen der Selbstmanagementtherapie bei Jugendlichen" (Walter et al., 2007).

- Materialien „Mein Therapieplan (VT04)“ aus Kapitel 6.4: „Modul kognitive Verhaltenstherapie“ aus dem Band „Beratung und Therapie bei schulvermeidendem Verhalten“ (Reissner et al., 2015a).
- Arbeitsblatt „Zielliste“ aus dem Band „Therapieprogramm für Kinder mit hyperkinetischem und oppositionellem Problemverhalten THOP“ (Döpfner et al., 2019a).

### 2.3.2 Kognitiv-behaviorale Therapie des Kindes/Jugendlichen

Die kognitiv behaviorale Therapie des Kindes/Jugendlichen ist in der Regel die wichtigste Behandlungskomponente in der Therapie von Schulvermeidung. In der Regel werden diese in Abhängigkeit der Funktionalität mit eltern- und lehrerzentrierten Interventionen kombiniert. Leitlinie L9 zeigt zusammengefasst diejenigen Faktoren, die bei den patientenzentrierten Interventionen berücksichtigt werden sollten.

**L9 Leitlinie 9: Kognitiv-behaviorale Therapie des Kindes/Jugendlichen**

- Die kognitiv-behaviorale Therapie des Kindes/Jugendlichen wird in der Regel als Einzeltherapie durchgeführt. Elemente können aber auch im Gruppensetting stattfinden. Grundsätzlich müssen die Interventionen dem Entwicklungsstand und den Ressourcen des Patienten angepasst werden. Mit zunehmendem Lebensalter nimmt in der Regel der Anteil kognitiver Interventionen zu.
- Voraussetzung für die Durchführung der kognitiv-behavioraler Interventionen ist eine hinreichende Kooperationsbereitschaft und Therapiemotivation. Allerdings kann diese gerade zu Beginn der Therapie begrenzt oder schwankend sein, daher stellen Strategien zur Stärkung der Therapiemotivation ein wichtiges Element dar.
- Die multimodale Therapie wird auf die jeweilige Problematik des Patienten zugeschnitten (vgl. Abbildung 3) und richtet sich nach der Problemdefinition, deren Funktionalität (Störungsmodell), den vereinbarten Therapiezielen sowie den Ressourcen des Patienten.
- Es ist sehr wichtig, von Beginn an die Generalisierung von Therapieeffekten in den Alltag mit einzuplanen, beispielsweise durch Selbstbeobachtung oder Selbstmanagementmethoden. Auch regelmäßige Therapieaufgaben nehmen dabei einen wichtigen Stellenwert ein. Schließlich können Bezugspersonen dabei helfen, die Generalisierung zu verbessern.
- Die rasche Verminderung der Fehlzeiten in der Schule stellt bei Patienten mit Schulvermeidung das vorrangige Ziel dar.
- Aufgrund der mehrheitlich multifaktoriellen Genese ist häufig eine Kombination von Interventionen erforderlich.

**Behandlungsempfehlungen:**

- Eine möglichst rasche, aber nicht zu schnelle Verminderung der schulischen Fehlzeiten und die Wiedereingliederung in den schulischen Alltag stellt in der Regel das vorrangige Therapieziel dar. *Methoden zur Verminderung der Schulvermeidung orientieren sich an den funktionalen Bedingungen und den psychischen Symptomen*, d.h. an den auslösenden und aufrechterhaltenden Faktoren.
- Sollte eine starke Antriebsminderung im Vordergrund stehen, sollten zunächst *Methoden zur Steigerung von Antrieb und dem Aktivitätsniveau* eingesetzt werden. In diesem Kontext wird auch der Zusammenhang zwischen dem Aktivitätsniveau und der Stimmung herausgearbeitet.
- Wenn der Patient ausgeprägte dysfunktionale Grundannahmen und Fehlbewertungen spezifischer Situationen zeigt, so sind *Interventionen zur Korrektur dysfunktionaler Kognitionen und verzerrter Wahrnehmungsprozesse* angezeigt. Dabei wird mit dem Patienten an Situationen aus dem Alltag der Zusammenhang zwischen auslösender Situation, deren Bewertung, der nachfolgenden Stimmung und den daraus resultierenden Konsequenzen erarbeitet, diese Bewertungen und die zugrunde liegenden Annahmen werden geprüft und verändert.
- Finden sich Problemlöse- oder soziale Fertigkeitendefizite, dann wird ein *Problemlöse- bzw. Training sozialer Fertigkeiten* durchgeführt. Der Patient lernt dabei, für problematische Situationen neue Lösungen zu entwickeln und erwirbt die notwendigen Kompetenzen, diese in einem nächsten Schritt auch zu bewältigen. Dabei werden diese Fertigkeiten zunächst in Rollenspielen eingeübt und nachfolgend im Alltag erprobt.
- Wenn der Patient stark ausgeprägte situative oder objektbezogene Ängste zeigt, so sollten graduierte *Expositionsverfahren* eingesetzt werden, die nach Möglichkeit in vivo durchgeführt werden. Sollte es nicht möglich sein, beängstigende Situationen während der Therapie herzustellen oder aufzusuchen, sollten Expositionen in sensu eingesetzt werden. Der Patient macht dabei die Erfahrung, dass angstauslösende Stimuli in ihrer Gefahr überschätzt werden und die Angst schrittweise zurückgeht, wenn diese Situationen/Objekte nicht vermieden werden.
- Sollte das Kind/der Jugendliche eine ausgeprägte soziale Isolation zeigen oder viel Zeit mit Aktivitäten verbringen, die wenig realen sozialen Bezug haben (z.B. exzessiver Medienkonsum), so kommen *Interventionen* zum Einsatz, die *die soziale Integration fördern*. Der Patient wird dabei schrittweise in den Gleichaltrigenverband eingebunden. Voraussetzung ist, dass die dafür erforderlichen sozialen Fertigkeiten vorhanden sind.
- Wenn der Patient ausgeprägte Defizite im Bereich von Lernorganisation und Lernstrategien zeigt, so werden gezielt *effektive Lernstrategien* an schulischem Material eingeübt und die *Lernorganisation verbessert*. In diesem Zusammenhang ist es auch wichtig, das Ausmaß der schulischen *Wissenslücken*, die infolge der Fehlzeiten entstanden sind, von der Schule einschätzen zu lassen und gemeinsam mögliche Lösungsansätze zu entwickeln.
- Wenn auch ungünstige Verstärkerbedingungen vorliegen (z.B. dadurch, dass die Schulzeit mit vorwiegend angenehmen Tätigkeiten verbracht wird oder der Schulbesuch mit vorwiegend negativen Assoziationen verknüpft ist), können gerade bei älteren Kindern und Jugendlichen Selbstmanagement- und Selbstverstärkungsstrategien (beispielsweise positive Selbstinstruktionen) eingesetzt werden, um diese ungünstigen Kontingenzen zu verändern, die Selbststeuerung zu verbessern, das Zeitmanagement zu stärken und die Anstrengungsbereitschaft zu erhöhen und sich so gezielt für die Bewältigung von als unliebsam empfundenen Tätigkeiten zu belohnen.

Die patientenzentrierten Interventionen werden vornehmlich im Einzelsetting durchgeführt. Einzelne Elemente (beispielsweise Psychoedukation, Training sozialer Fertigkeiten) lassen sich jedoch auch in einer Kleingruppe von Gleichaltrigen durchführen. Die Interventionen werden auf den Patienten und seinen Entwicklungsstand zugeschnitten.

**Tragfähige Beziehung aufbauen**

**Therapiemotivation stärken**

Eine zumindest ambivalente Therapiemotivation ist die Voraussetzung für die Durchführung patientenzentrierter kognitiv-behavioraler Interventionen. Kinder und Jugendliche mit Schulvermeidung zeigen zu Beginn häufig eine begrenzte Therapiemotivation, zudem finden sich vermehrt Bagatellisierungs- und auch Dissimulationstendenzen. Daher sind auf der Basis einer tragfähigen therapeutischen Beziehung Strategien zur Stärkung der Behandlungsmotivation sehr wichtig. Zudem sollte der Therapeut auch die Wahrnehmungen von anderen Bezugspersonen wie Lehrkräfte und Eltern gemeinsam mit dem Patienten einbeziehen, um mögliche Diskrepanzen aufzulösen (weiterführende Literatur siehe Fuller & Taylor, 2015; Naar-King & Suarez, 2012; Walter et al., 2007). Die Psychoedukation des Patienten und die Erarbeitung eines Störungsmodells sind zudem hilfreich, um die Therapiemotivation zu stärken, indem auf der Basis eines gemeinsamen Verständnisses über Symptomatik sowie auslösende und aufrechterhaltende Bedingungen die notwendigen Interventionen abgeleitet werden. Zur Stärkung der Therapiemotivation kann es auch sinnvoll sein, die kurz- und langfristigen Vor- und Nachteile der aktuellen Schulvermeidungssymptomatik und von potenziellen Therapiezielen (beispielsweise Realisierung eines regelmäßigen Schulbesuchs und einer verstärkten Integration in den Gleichaltrigenbereich) mit dem Patienten zu erarbeiten, damit dieser erkennt, dass aktuell die Nachteile überwiegen, während bei potenziellen Therapiezielen die Vorteile im Vordergrund stehen. Gerade bei jüngeren Patienten können auch potenzielle Verstärker zusätzliche Anreize bieten. Auch rechtliche Rahmenbedingungen sollten an dieser Stelle nochmals aufgegriffen werden (Schulpflicht, vgl. Kasten 2 in Kapitel 2.1.1.1). Schließlich ist es sinnvoll zu betonen, dass bereits eine Vielzahl von Kindern und Jugendlichen mit ähnlichen Schwierigkeiten von der geplanten Therapie deutlich profitieren konnte und diese als sehr hilfreich erlebt hat. Auch sollte der Therapeut dem Patienten verdeutlichen, dass nicht er allein „Verursacher“ der Problematik ist, sondern dass dies eine sehr vielschichtige Problematik mit sehr unterschiedlichen Ursachen ist und dass alle Beteiligten einen Beitrag zur Problemlösung leisten müssen. Hierbei sollte darauf geachtet werden, dass bei vornehmlich externalen Ursachenzuschreibungen des Patienten (z. B. Schulvermeidung ausschließlich wegen „Mobbings“) herausgearbeitet, behutsam hinterfragt und korrigiert werden. Dabei ist es häufig leichter, solche Ursachenzuschreibungen um weitere Faktoren zu erweitern, als dem Patienten sein subjektives Störungsmodell gänzlich zu nehmen.

Therapieaufgaben wichtig

Die Generalisierung von Veränderungen aus der Therapiesitzung in den Alltag (beispielsweise das Erproben von neu erworbenen Fertigkeiten in der Schule) stellt eine zentrale Herausforderung dar und sollte grundsätzlich miteingeplant werden. Hierzu ist es sinnvoll, bereits zu Beginn zu betonen, dass die Erledigung von Therapieaufgaben durch die Beteiligten zwischen den Sitzungen sehr wichtig für eine erfolgreiche Therapie ist und Therapieaufgaben für Patienten (z. B. Stimmungsprotokoll führen, graduierte Expositionen durchführen), aber auch bei Bedarf für Eltern oder weitere relevante Bezugspersonen (z. B. Erinnerung und Unterstützung des Patienten, seine Therapieaufgaben durchzuführen, Elterntagebuch zum Stellen von effektiven Aufforderungen) von Beginn an systematisch miteinzuplanen. Dabei sollte man darauf achten, dass die Beteiligten hinreichend Kompetenzerwartungen (Patient und Eltern sollten der Meinung sein, dass sie die erforderlichen Fertigkeiten besitzen, um die Therapieaufgaben zu erledigen) und Erfolgserwartungen (alle Beteiligten sollten nachvollziehen können, dass die Erledigung der Therapieaufgaben ein notwendiger Schritt zur Erreichung der festgelegten Therapieziele darstellt) aufweisen, dass die Therapieaufgaben hinreichend kleinschrittig vorbereitet wurden und die Umsetzung auch realistisch ist. Zudem ist es sinnvoll, mögliche Schwierigkeiten bei der Erledigung von Therapieaufgaben vorwegzunehmen und bereits bei der Planung mögliche Lösungen zu entwickeln.

Reduktion von Fehlzeiten prominentes Ziel

Die patientenzentrierten Interventionen werden individuell auf die Symptomatik des Patienten zugeschnitten und sollten Therapieziele, Funktionalität der Schwierigkeiten, den Entwicklungsstand des Patienten und die Ressourcen von Patient und Bezugspersonen berücksichtigen. In der Regel werden unterschiedliche Interventionen miteinander kombiniert. Die Interventionen sollten zunächst auf eine zeitnahe Reduktion schulischer Fehlzeiten abzielen. Standardisierte Therapiemanuale, die verschiedene Interventionen berücksichtigen, können eine sinnvolle Unterstützung darstellen, wenn Sie auf die individuelle Symptomatik und Funktionalität des Patienten zugeschnitten werden. Speziell für schulvermeidendes Verhalten wurde in Deutschland bislang ein Therapiemanual publiziert (Reissner et al., 2015a). Beispielhafte Therapiemanuale, die die psychische Begleitsymptomatik fokussieren und die die unten genannten Interventionen aufgreifen sind: Depressive Störungen (Abel & Hautzinger, 2013; Harrington, 2013), Leistungs- und soziale Ängste (Büch & Döpfner, 2011; Steil et al., 2011; Suhr-Dachs & Döpfner, 2015; Tuschen-Caffier et al., 2009), Störungen des Sozialverhaltens (Eigenheer et al., 2016; Görtz-Dorten & Döpfner, 2019; Petermann & Petermann, 2012). Gerade für die Arbeit mit Jugendlichen stellen Selbstmanagementverfahren einen vielversprechenden Ansatz dar, zu dem auch verschiedene Therapiemanuale publiziert wurden und weitere in Vorbereitung sind (Dresbach & Döpfner, 2020; Rademacher & Döpfner, in Vorb.; Walter & Döpfner, 2009b; Walter et al., 2007).

Eine Übersicht über patientenzentrierte Interventionen zeigt Abbildung 3. Die Behandlung von schulvermeidendem Verhalten orientiert sich an den funktionalen Bedingungen (vgl. Störungsmodell) und der mit der Schulvermeidung einhergehenden psychischen Symptomatik.

**Aktivierung/ Normalisierung des Schlaf-Wach-Rhythmus**

Ist die Schulvermeidung mit einer vorwiegend depressiven Symptomatik mit ausgeprägter Antriebsminderung, schlechter Stimmung bzw. einem verschobenen Schlaf-Wach-Rhythmus assoziiert, so sollte zunächst das Niveau von positiven Aktivitäten schrittweise erhöht und der Schlaf-Wach-Rhythmus normalisiert werden, da Antrieb und Stimmung stark mit Aktivitätsniveau und Schlafregulation korreliert sind. In diesem Zusammenhang ist es sinnvoll, regelmäßige Ins-Bett-Geh- und Schlafenszeiten zu definieren, Schlafen tagsüber stark zu begrenzen und auch einen übertriebenen Rückzug zu vermeiden. Die Steigerung von positiven Aktivitäten

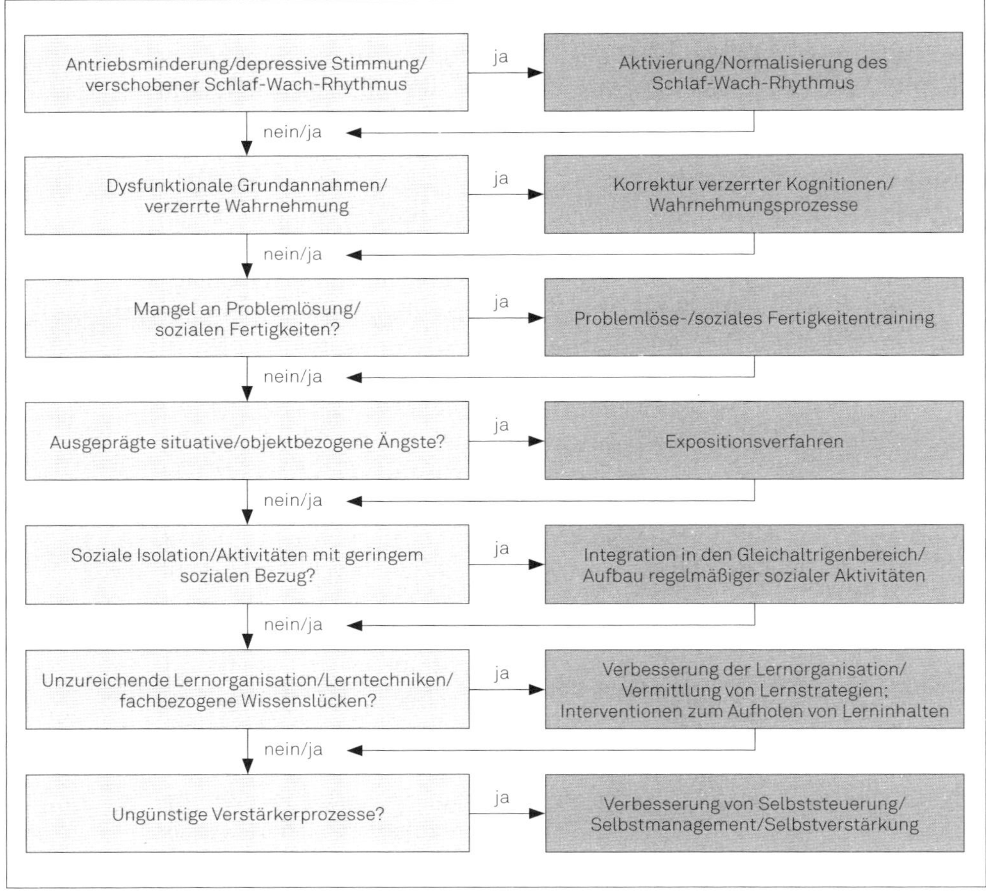


**Abbildung 3:** Übersicht über patientenzentrierte Interventionen

kann gerade zu Beginn ein mühsamer Prozess sein. Nicht selten sind die Patienten der Meinung, dass sie erst dann mehr unternehmen können, nachdem sich ihre Stimmung verbessert hat. In diesem Zusammenhang ist es wichtig, zu betonen, dass der Zusammenhang umgekehrt ist – also zur Stimmungsverbesserung zunächst das Aktivitätsniveau erhöht und der Schlaf normalisiert werden muss. Bei der Aktivitätsplanung ist ein kleinschrittiges Vorgehen wichtig, die Umsetzungswahrscheinlichkeit sollte maximal sein und nicht selten müssen auch die Eltern in diesen Prozess miteinbezogen werden.

So könnten in einem ersten Schritt maximale Rückzugzeiten in das Zimmer des Patienten festgelegt werden und auch kleinere Aktivitäten festgelegt werden (z. B. mit dem Hund gehen, 10 Minuten spazieren gehen). Gerade bei Jugendlichen steht der verschobene Schlaf-Wach-Rhythmus auch oft in Zusammenhang mit exzessivem Medienkonsum. Daher muss häufig auch der Medienkonsum begrenzt werden (v. a. in den Abendstunden), was in der Regel ohne die Eltern nicht gelingt.

**Korrektur verzerrter Kognitionen/Wahrnehmungsprozesse**

Viele Patienten mit Schulvermeidung zeigen ein Muster ungünstiger, verzerrter Grundannahmen (z. B. „Mich mag eh keiner", „Ich schaff das sowieso nicht", „Wenn die anderen mich nicht mobben würden, hätte ich kein Problem"), situativer Bewertungen (z. B. „Die da drüben reden und lachen gerade über mich, weil sie mich alle nicht mögen") oder sozialer und auch eigener körperlicher Wahrnehmungen (z. B. „Mir ist schon wieder schlecht, ich werde mich bestimmt gleich übergeben"), die je nach psychischer Begleitsymptomatik unterschiedliche Inhalte haben können. Gemeinsam ist diesem Muster, dass sie in der Folge negative Empfindungen begünstigen und ungünstige Verhaltenskonsequenzen nach sich ziehen (z. B. sozialer Rückzug, Verstärkung von Somatisierungstendenzen). Wenn solche ungünstigen Grundannahmen oder Bewertungen zur Schulvermeidung beitragen, sollten diese anhand von konkreten Beispielsituationen aus dem Alltag des Kindes oder Jugendlichen in Verhaltensanalysen gemeinsam herausgearbeitet, anschließend vorsichtig hinterfragt und korrigiert werden.

Bei Somatisierungstendenzen sollten körperliche Ursachen einmalig ausgeschlossen worden sein bzw. der Anteil in der von real vorhandenen körperlichen Beeinträchtigungen (z. B. Diabetes) in der Genese der Schulvermeidung ärztlicherseits abgeklärt und solche Bewertungsmuster in das Störungsmodell eingeflossen sein (beispielsweise als physiologisches Korrelat von Angstsymptomen).

Besonders bei kognitiven Interventionen ist es wichtig, gerade jüngere oder weniger differenzierte Patienten nicht zu überfordern. Dazu kann ein aktives Vorgehen des Therapeuten sinnvoll sein, indem beispielsweise für eine konkrete auslösende Situation unterschiedliche Bewertungsalternativen benannt werden und gemeinsam nach Argumenten für oder gegen die Bewertung gesucht wird. Bei älteren Patienten sollten solche Verhaltensanalysen und Überprüfungen von Bewertungen und Annahmen auch Teil der Therapieaufgaben sein.

**Problemlöse-/ soziales Fertigkeitentraining**

Hat der Patient bei der Entwicklung alternativer Problemlösungen bzw. dem Ausführen adäquater Verhaltensweisen im Alltag (beispielsweise Kontaktaufnahme, Konfliktlösung, Dissozialität) Schwierigkeiten, sollte ein Problemlöse- bzw. soziales Fertigkeitentraining durchgeführt werden. Während das Problemlösetraining eine kognitive Intervention darstellt, fokussiert ein Training sozialer Fertigkeiten die Verhaltensebene und beide Interventionen können daher gut miteinander kombiniert werden. Zunächst demonstriert der Therapeut dem Patienten an einem Beispiel zunächst die einzelnen Schritte eines Problemlösetrainings, bevor diese Lösungsschritte schrittweise auf Alltagssituationen des Patienten übertragen und von diesem zunehmend übernommen werden. Während eines Trainings sozialer Fertigkeiten wird anhand von Beispielsituationen sozial kompetentes Verhalten zunächst in Rollenspielen mit dem Therapeuten oder in einer therapeutischen Kleingruppe eingeübt, bevor zunehmend Situationen aus dem Alltag des Patienten aufgegriffen, kompetente Lösungen entwickelt und eingeübt und anschließend der Patient diese neu erworbenen Strategien im Alltag erproben soll. Hierbei sollte der Therapeut hinreichend kleinschrittig vorgehen, auch stellen Videoanalysen eine sehr hilfreiche Unterstützung dar. Beispielsweise ist es häufig sinnvoll, wenn der Therapeut den Patienten bei der Umsetzung der neu erworbenen Strategien im Alltag zunächst begleitet bzw. in seiner Nähe bleibt, falls dies möglich ist, um die Situation kleinschrittig vorzubesprechen, die neu erworbenen Fertigkeiten in vivo zu prüfen, nachfolgend gemeinsam zu analysieren und die nächsten Schritte zu planen.

**Expositionsverfahren**

Patienten, bei denen Schulvermeidung mit einer Angst- oder phobischen Störung assoziiert ist, zeigen in der Regel starkes Flucht- oder Vermeidungsverhalten und es finden sich stark ausgeprägte situative oder objektbezogene Ängste. Bei diesen Patienten stellen Reizkonfrontationsverfahren eine wichtige Interventionsart dar, die nach Möglichkeit graduiert und in vivo durchgeführt werden sollten. Hierbei wird angenommen, dass über Vermeidungsverhalten, Ablenkung oder Sicherheitsverhaltensweisen die Angst zwar kurzfristig reduziert wird, allerdings langfristig stabil bleibt bzw. noch zunimmt. Der zentrale Wirkmechanismus von Reizkonfrontationsverfahren stellt die Habituation dar, bei der der Patient so lange in der angstauslösenden Situation verbleibt, bis diese deutlich reduziert ist und dadurch alte Verhaltensweisen gelöscht werden. Beim praktischen Vorgehen wird dem Patienten zunächst das Rational der Exposition mit Reaktionsverhinderung vermittelt, das gut aus dem Störungsmodell abgeleitet werden kann. In einem nächsten Schritt wird dann gemeinsam eine Hierarchie angstauslösender Situationen erstellt und diese Situationen oder Objekte werden danach schrittweise aufgesucht. Der Patient soll die Angst dabei so lange aushalten, bis sie sich deutlich vermindert hat (Habituation). Da Expositionsverfahren eine hohe Belastung darstellen können, ist ein kleinschrittiges Vorgehen sehr wichtig. Erste Expositionserfahrungen sollten gemeinsam mit dem Therapeuten gemacht werden, im weiteren Verlauf können weitere Expositionen dann als Therapieaufgaben in den Alltag implementiert werden. Gerade bei jüngeren Patienten sollten auch Eltern oder im schulischen Kontext bei Bedarf die Lehrkräfte miteinbezogen werden. Grundsätzlich sollten Expositionssitzungen nur mit Einverständnis des Patienten stattfinden, der Art und auch Tempo der Exposition bestimmt. Ist es nicht möglich, angstauslösende Situationen oder Objekte direkt aufzusuchen (z.B. angstauslösende Situation: Klassenarbeit) so können auch Expositionen in sensu eine Option darstellen. Auch bei sehr intensiven Ängsten kann eine der In-vivo-Exposition vorgeschaltete Exposition in sensu sinnvoll sein. Wenn angstbesetzte Situationen nur sehr kurz andauern (z.B. Mitmenschen ansprechen) sollten diese Situationen mehrfach wiederholt werden, um eine Habituation zu erreichen.

**Integration in den Gleichaltrigenbereich/ Aufbau regelmäßiger sozialer Aktivitäten**

Gerade bei hohen schulischen Fehlzeiten bzw. chronischer Schulvermeidung zeigen viele Patienten einen ausgeprägten sozialen Rückzug und haben nur noch wenig Kontakt zu Gleichaltrigen. Etliche der Betroffenen schämen sich zudem vor ihren Mitschülern bzw. wissen nicht, was sie ihnen sagen sollen, wenn diese beispielsweise fragen, warum sie nicht in der Schule waren. Nicht selten waren die Betroffenen aber auch in der Vorgeschichte schlecht integriert. Häufig findet sich auch ein übertriebener Medienkonsum, der mit zunehmendem Lebensalter tendenziell ansteigt und gerade im Jugendalter ein großes Problem darstellen kann. Interventionen zur Förderung der sozialen Integration und zur Begrenzung von übertriebenem Medienkonsum stellen daher eine wichtige Strategie dar. Dabei wird der Patient schrittweise in den sozialen Alltag integriert, Verabredungen werden gefördert, regelmäßige Aktivitäten, z.B. Vereine können initiiert werden. Zunächst verschafft sich der Therapeut einen Überblick über bekannte Gleichaltrige (z.B. mithilfe eines Soziogramms) und arbeitet Interessen des Patienten heraus. Gemeinsam werden dann feste Verabredungen, Probestunden oder -trainings o.Ä. in einen Wochenplan notiert und als Therapieaufgaben festgelegt. Parallel sollte der Medienkonsum auf ein förderliches Maß begrenzt werden, was normalerweise nicht ohne Einbezug der Eltern geschieht, die den Zugang begrenzen sollten. Wichtig ist, zuvor abgeklärt zu haben, ob der Patient auch das erforderliche Niveau an sozialen Fertigkeiten aufweist, die eine soziale Integration erfolgversprechend erscheinen lassen. Anderenfalls sollte ein kombiniertes Problemlöse-/soziales Fertigkeitentraining vorgeschaltet sein.

Vielfach liegen auch erhebliche Defizite im Bereich Lernorganisation und Lernstrategien vor, gerade bei Patienten mit ADHS. Vielfach verfügen die Betroffenen über ein schlechtes Zeitmanagement und wissen beispielsweise nicht, wie man es schafft, regelmäßig seine Hausaufgaben angemessen zu erledigen, ausreichend und hinreichend früh für Tests und Arbeiten zu lernen, im Unterricht mitzuarbeiten oder alle notwendigen Materialien im Unterricht dabei zu haben. Viele Patienten zeigen auch einen durch Impulsivität geprägten, fahrigen Arbeitsstil, der zu vielen Fehlern führt. Zudem sind Wissenslücken vor dem Hintergrund der Fehlzeiten die Regel. In diesem Fall sollten die Patienten dazu angeleitet werden, anhand von schulischem Material effektive lernorganisatorische Fertigkeiten (es z. B. schaffen, am Klassenarbeitstermin gut vorbereitet in der Schule zu erscheinen) und Lernstrategien einzuüben (z. B. strukturierte Lösung komplexerer Aufgaben mithilfe eines Selbstinstruktionstrainings) und diese dann zu Hause und in der Schule zu erproben. Zudem sollte man sich gemeinsam mit der Schule einen möglichst genauen Überblick über das Ausmaß der Wissenslücken in den einzelnen Fächern verschaffen und dann gemeinsam entscheiden, ob ein Aufholen der Lücken realistisch ist oder doch möglicherweise eine Wiederholung der Klasse die angemessenere Alternative darstellt (vgl. Kapitel 2.2). Wenn die Verminderung der Wissenslücken realistisch erscheint, sollte ein Lernplan erstellt und umgesetzt werden. Hierbei sollte die Schule miteinbezogen werden, auch eine Unterstützung durch die Eltern oder auch externe Nachhilfeangebote können eine sinnvolle Hilfe darstellen.

**Verbesserung der Lernorganisation/ Vermittlung von Lernstrategien, Interventionen zum Aufholen von Lerninhalten**

**Verbesserung von Selbststeuerung/ Selbstmanagement/ Selbstvertärkung**

Häufig finden sich bei Kindern und Jugendlichen mit Schulvermeidung ungünstige Verstärkungsprozesse, die zur Aufrechterhaltung der Problematik beitragen. So wird die Schulzeit beispielsweise mit vorwiegend angenehmen Tätigkeiten verbracht (etwa Onlinespiele, Filme streamen, sich mit Gleichaltrigen treffen). Demgegenüber sind schulbezogene Aktivitäten vornehmlich mit negativen Assoziationen und Konsequenzen verknüpft (beispielsweise Verständnisprobleme in einem Fach, Konflikte mit Mitschülern oder Lehrkräften). In diesen Fällen können operante Verfahren eine sehr wirkungsvolle Intervention darstellen bzw. die Wirksamkeit aller o. g. Verfahren noch erhöhen. Während bei Grundschulkindern vermehrt Fremdverstärkungssysteme eingesetzt werden (z. B. Punktepläne), können Selbstverstärkungsstrategien, positive Selbstinstruktionen und Selbstmanagementverfahren bei älteren Patienten sehr wirkungsvoll sein, da sie das Durchhaltevermögen bei unliebsamen Aktivitäten stärken und die Autonomieentwicklung fördern können. Hierbei lernen die Patienten, sich eigene Ziele zu setzen, die notwendigen Schritte zur Zielerreichung zu entwickeln, sich Zwischenziele zu stecken und sich für die Erreichung dieser Zwischenziele zu belohnen. Auf diese Weise wird schulbezogenes Bewältigungsverhalten systematisch verstärkt, während (Schul-)Vermeidungsverhalten nicht belohnt werden sollte. In der Regel sollte dieses Kontingenzmanagement mit den o. g. Maßnahmen kombiniert werden.

## Hilfreiche Materialien

Kognitiv-behaviorale Interventionen zur Behandlung von Schulvermeidung bei Kindern und Jugendlichen richten sich nach der Funktionalität der Symptomatik, den komorbiden psychischen Symptomen und den Ressourcen. Daher müssen die Interventionen im Einzelfall gut ausgewählt und auf den jeweiligen Patienten angepasst werden. In anderen Bänden der Reihe *Leitfaden Kinder- und Jugendpsychotherapie* finden sich Anleitungen und Hinweise zur Therapie bezogen auf die jeweilige psychische Störung (v.a. ADHS, aggressiv-oppositionelles Verhalten im Kindesalter, PTBS, Depression, soziale und Leistungsängste). Folgende Therapiemanuale seien beispielhaft genannt, aus denen die oben genannten Interventionen ausgewählt werden können:

- *Schulvermeidung:* Das Manual „Beratung und Therapie bei schulvermeidendem Verhalten“ (Reissner et al., 2015a) ist für schulvermeidende Kinder und Jugendliche zwischen 6 und 18 Jahren konzipiert und besteht aus den Modulen Kognitive Verhaltenstherapie, Familienberatung, schulische Beratung und psychoedukatives Sportprogramm.
- *Depressive Störungen:* Das „Therapieprogramm zur Behandlung von depressiven Kindern und Jugendlichen“ von Abel und Hautzinger (2013) ist für Kinder und Jugendliche geeignet. Es ist modular aufgebaut, für das Einzelsetting konzipiert und beinhaltet auch elternzentrierte Interventionen. Neben Psychoedukation und Entwicklung eines Störungsmodells finden sich Interventionen zum Aufbau positiver Aktivitäten, zur Korrektur dysfunktionaler Kognitionen und zur Stärkung der sozialen Fertigkeiten. Alternativ steht das Therapiemanual von Harrington (2013) zur Behandlung von depressiven Kindern und Jugendlichen im Schulalter zur Verfügung, das ebenfalls Module zum Aktivitätsaufbau, zur Korrektur verzerrter Kognitionen und zur Stärkung sozialer Fertigkeiten zur Verfügung stellt.
- *Angststörungen:* Für soziale und Leistungsängste können die Therapiemodule aus dem Band „Leistungsängste“ (Suhr-Dachs & Döpfner, 2015) und dem Band „Soziale Ängste“ (Büch & Döpfner, 2011) für Patienten zwischen etwa 6 und 14 Jahren sehr gut eingesetzt werden. Der Band zu Leistungsängsten integriert kognitive, emotional-physiologische und behaviorale Interventionen und bietet auch elternzentrierte Strategien an. Der Band zu sozialen Ängsten umfasst Interventionen zur Verminderung dysfunktionaler Kognitionen, zur Stärkung der sozialen Fertigkeiten und der Konfliktlösung und Expositionsverfahren und integriert auch elternzentrierte Interventionen. Alternativ zum Band „Soziale Ängste“ (Büch & Döpfner, 2011) kann das Therapiemanual von Tuschen-Caffier und Mitarbeitern (2009) oder das „Training mit sozial unsicheren Kindern“ (Petermann & Petermann, 2015) genutzt werden, das ebenfalls diese Interventionsschwerpunkte legt. Bei sozialen Ängsten im Jugendalter kann das Therapieprogramm zur Behandlung der sozialen Phobie bei Jugendlichen (Steil et al., 2011) gut eingesetzt werden, das ebenfalls modular aufgebaut ist und v.a. kognitive Interventionen fokussiert.

- *Störungen des Sozialverhaltens:* Für Störungen im Kindesalter von etwa 6 bis 12 Jahren ist das „Therapieprogramm für Kinder mit aggressivem Verhalten (THAV)" (Görtz-Dorten & Döpfner, 2019) gut einsetzbar. Das multimodale Therapiekonzept integriert sozial-kognitive Interventionen, ein Ärgerkontrolltraining sowie Interventionen zur Verbesserung der Problemlöse- und sozialen Fertigkeiten. Alternativ kann bei Kindern das „Training mit aggressiven Kindern" eingesetzt werden (Petermann & Petermann, 2012)
- *Selbstmanagementverfahren:* Insbesondere bei älteren Kindern ab etwa 11 Jahren und Jugendlichen können Selbstmanagementverfahren sehr wirkungsvoll sein. Der Band „Grundlagen der Selbstmanagementtherapie bei Jugendlichen" (Walter et al., 2007) bietet ein Therapiemanual mit vielen Materialien zur Stärkung der Therapiemotivation, der Erarbeitung eines Störungsmodells und der Definition eigener Therapieziele. Der Band „Leistungsprobleme im Jugendalter" (Walter & Döpfner, 2009b) wurde speziell für die Arbeit mit Jugendlichen konzipiert, die trotz angemessener Beschulung erhebliche schulische Leistungsprobleme aufweisen. Das Therapiemanual beinhaltet eine Vielzahl von Therapiematerialien und bietet kognitive Interventionen, Strategien zur Verbesserung von Lernorganisation und Lernstrategien, zur Verbesserung der Mitarbeit im Unterricht und zur Verminderung von Wissenslücken. Das Therapieprogramm integriert auch eltern- und lehrerzentrierte Interventionen. Stehen Probleme mit Gleichaltrigen im Vordergrund der Problematik bieten sich Interventionen und Materialien aus dem Band „Gleichaltrigenprobleme im Jugendalter" an (Dresbach & Döpfner, 2020).

### 2.3.3 Eltern- und familienzentrierte Interventionen

**Eltern werden in der Regel in die Therapie einbezogen**

In der Regel werden parallel zu patientenzentrierten Interventionen eltern- bzw. familienzentrierte Interventionen durchgeführt, da elterliche bzw. familiäre Faktoren häufig zur Symptomatik beitragen. In welchem Ausmaß Bezugspersonen integriert werden, hängt von dem Stellenwert elterlicher Faktoren in der Genese und Aufrechterhaltung der Symptomatik und auch vom Entwicklungsstand der Patienten ab – je jünger die Patienten, desto stärker sollten Eltern in der Regel einbezogen werden. Zudem sollten die Patienten selbst der Integration der Eltern in die Therapie zustimmen (ab vorhandener Einwilligungsfähigkeit des Patienten ist dies rechtlich vorgeschrieben). Je nach Thematik kann es sinnvoll sein, den Patienten in Elterntermine miteinzuladen. Bestimmte Inhalte wie beispielsweise elterliche Ängste, Schwierigkeiten in der eigenen Herkunftsfamilie oder auch Partnerschaftskonflikte sollten ohne Anwesenheit des Patienten thematisiert werden. Auch kann es sinnvoll sein, zu einzelnen Elternterminen jeweils nur einen Elternteil einzuladen. In Leitlinie L10 sind die wichtigsten Punkte zusammengefasst, die im Rahmen von eltern- bzw. familienzentrierten Interventionen berücksichtigt werden sollten.

## L10 Leitlinie 10: Eltern- und familienzentrierte Interventionen

Eltern- und familienzentrierte Interventionen werden in der Regel begleitend zu den patientenzentrierten Interventionen durchgeführt. Je jünger der Patient ist, desto intensiver werden die Eltern in die Behandlung einbezogen. In der Regel sollte auch der Patient in regelmäßigen Abständen in diese Interventionen integriert werden (familienzentrierte Interventionen).

- Eltern- und familienzentrierte Interventionen sowie mögliche zusätzliche Maßnahmen sollten aus dem gemeinsamen Störungsmodell abgeleitet werden, um die Transparenz für die Beteiligten zu erhöhen.
- Voraussetzung für die Integration der Eltern in die Therapie ist eine hinreichende Kooperationsbereitschaft, zudem müssen auch entsprechende elterliche Ressourcen zur Verfügung stehen (beispielsweise zeitlich, organisatorisch, Umsetzungsfähigkeit von Therapieaufgaben). Zudem sollte grundsätzlich das Einverständnis des Patienten vorliegen, bei einwilligungsfähigen Jugendlichen ist diese auch rechtlich vorgeschrieben.
- Zusätzliche familiäre (z. B. beengte Wohnverhältnisse, gesundheitliche Probleme der Eltern) und außerfamiliäre Belastungen (z. B. problematisches Wohnumfeld, Probleme am Arbeitsplatz) müssen bei der Therapieplanung beachtet werden (vgl. Leitlinie L6 in Kapitel 2.2). In diesen Fällen können zusätzliche Maßnahmen sinnvoll sein (z. B. Psychotherapie eines Elternteils, Schuldnerberatung).

### Behandlungsempfehlungen:

- Bei Schulvermeidung sind die Beziehungen zwischen den Familienmitgliedern häufig belastet. In diesem Fall sind *Interventionen zur Stärkung der intrafamiliären Beziehungen* (z. B. zwischen Mutter und Patient) angezeigt.
- Sollten verzerrte elterliche Kognitionen ungünstiges Erziehungsverhalten beeinflussen, sollten solche *Annahmen und situative Bewertungen identifiziert, hinterfragt und korrigiert* werden.
- Wenn ein ungünstiges elterliches Erziehungsverhalten zur Schulvermeidung beiträgt (z. B. inkonsistentes Erziehungsverhalten eines Elternteils, unterschiedliche Erziehungsstile der Eltern), dann sollten *Interventionen eingesetzt werden, die darauf abziehen, das elterliche Erziehungsverhalten zu verbessern.*
- Gelingt es der Familie nicht, familiäre Herausforderungen und Probleme im Alltag angemessen zu lösen und es daher häufig zu eskalierenden Streitigkeiten innerhalb der Familie kommt, ist ein *Familien-Problemlösetraining* angezeigt.
- Falls sich ungünstige Kommunikationsstile in der Familie finden, die zu einer Belastung der intrafamiliären Beziehung führen, dann sollte ein *Familien-Kommunikationstraining* durchgeführt werden.
- Vielfach wird Schulvermeidung durch ungünstige Verstärkerprozesse aufrechterhalten. In diesem Fall sollte mit den Eltern ein *Kontingenzmanagement* durchgeführt werden, um Bewältigungsverhalten systematisch zu belohnen und Vermeidungsverhalten nicht zu belohnen bzw. zu bestrafen.

Prinzipiell sollte zunächst geprüft werden, ob die Eltern die erforderlichen zeitlichen und persönlichen Ressourcen mitbringen, ob sie hinreichend Kooperationsbereitschaft aufweisen und anschließend das Einverständnis

Transparenz maximieren

des Patienten eingeholt werden. Indem eine möglichst hohe Transparenz zwischen der Symptomatik, den zugrunde liegenden und aufrechterhaltenden elterlichen Bedingungen und den daraus abgeleiteten eltern- und familienzentrierten Interventionen hergestellt wird, lässt sich die Kooperationsbereitschaft der Eltern häufig noch steigern. Es ist wichtig, mit den Eltern in einer wertschätzenden Weise zu erarbeiten, dass elterliche Faktoren, beispielsweise elterliches Erziehungsverhalten, die Symptomatik beeinflussen. Dies lässt sich häufig durch gemeinsame Verhaltensanalysen problematischer Situationen aus dem Alltag erreichen (vgl. Leitlinie L8 in Kapitel 2.3.1). Nicht selten müssen elterliche Ressourcen zunächst geprüft und gestärkt werden (beispielsweise durch gemeinsame Überlegungen, wie Termine regelmäßig wahrgenommen oder Therapieaufgaben regelmäßig erledigt werden können).

Gerade bei schwereren Formen von Schulvermeidung finden sich gehäuft zusätzliche familiäre Belastungen (beispielsweise beengte Wohnverhältnisse, Schwierigkeiten am Arbeitsplatz, Schulden, Arbeitslosigkeit, Partnerschaftskonflikte, gesundheitliche Belastungen, allgemeine erzieherische Überforderung), auch ist die Rate an psychischen Störungen bei den Eltern selbst erhöht (beispielsweise Angst- oder depressive Störungen, Suchterkrankungen). Solche zusätzlichen Faktoren, die die familiären Ressourcen beeinträchtigen, sollten mit den Eltern thematisiert und Lösungsmöglichkeiten in Form von umfeldzentrierten Interventionen entwickelt werden (z. B. Psychotherapie eines Elternteils einleiten, Schuldnerberatung, Paarberatung, Jugendhilfemaßnahmen), um eine notwendige Basis für die Implementierung von Interventionen auf der Elternebene zu schaffen.

Stärkung positiver Beziehungselemente

Abbildung 4 zeigt eine Übersicht über eltern- und familienzentrierte Interventionen. Bei deutlicher Beeinträchtigung der Beziehung zwischen dem Patienten und seinen Eltern sollten familienzentrierte Interventionen zur Stärkung von positiven Beziehungselementen eingesetzt werden. Dazu können beispielsweise Positivtagebücher installiert, bei denen die Eltern dem Kind eine positive Rückmeldung über den Tag geben oder kleinere gemeinsame positive Aktivitäten schrittweise in den Alltag integriert werden. Hinweise auf belastete Beziehungen sind beispielsweise häufige Streitigkeiten oder gegenseitige Abwertungen, wenig gemeinsam verbrachte positive Zeit oder wenn es den Beteiligten nicht gelingt, positive Eigenschaften oder schöne Erlebnisse aus der letzten Zeit gegenseitig zu benennen.

Korrektur verzerrter elterlicher Kognitionen/Wahrnehmungsprozesse

Nicht selten finden sich auf elterlicher Ebene auch dysfunktionale Einstellungen, Grundannahmen oder situative Bewertungen, die in der Folge ungünstiges elterliches Erziehungsverhalten beeinflussen. Dies können z. B. überhöhte Leistungserwartungen sein (z. B. „Jetzt an der weiterführenden Schule erwarten wir einfach, dass unser Kind sehr gute Schulleistungen auch ohne unsere Hilfe hinbekommt"), die dann zum einen zu wenig elterliche Unterstützung und zum anderen elterlichen Leistungsdruck bzw. übertrieben sanktionierendes Verhalten begünstigen. Aber auch überzogene elterliche Sorgen und Ängste (z. B. „Es tut meinem Kind einfach gut, wenn ich als Mutter ihn/sie jeden Tag in die Schule bringe. Außerdem bin ich dann sicher, dass ihm/ihr nichts auf dem Weg passiert") kommen häufig vor, die einen eher überprotektiven elterlichen Erziehungsstil zur Folge haben können. Solche ungünstigen elterlichen Annahmen und Bewertungen sollten gemeinsam identifiziert, geprüft und vorsichtig hinterfragt werden. In einem sokratischen Dialog können solche Annahmen auch vor dem Hintergrund der elterlichen Entwicklungsgeschichte debattiert werden.

**Optimierung des elterlichen Erziehungsverhaltens**

Nachteiliges elterliches Erziehungsverhalten hat einen wichtigen Einfluss auf schulvermeidendes Verhalten und trägt häufig zu dessen Aufrechterhaltung bei. Solche Erziehungsstrategien können auf der einen Seite übertrieben rigide, vorzugsweise sanktionierende Verhaltensweisen umfassen bis hin zu stark nachgiebigen, vorwiegend auf Entlastung ausgerichteten elterlichen Erziehungspraktiken. Auch inkonsistentes elterliches Erzie-

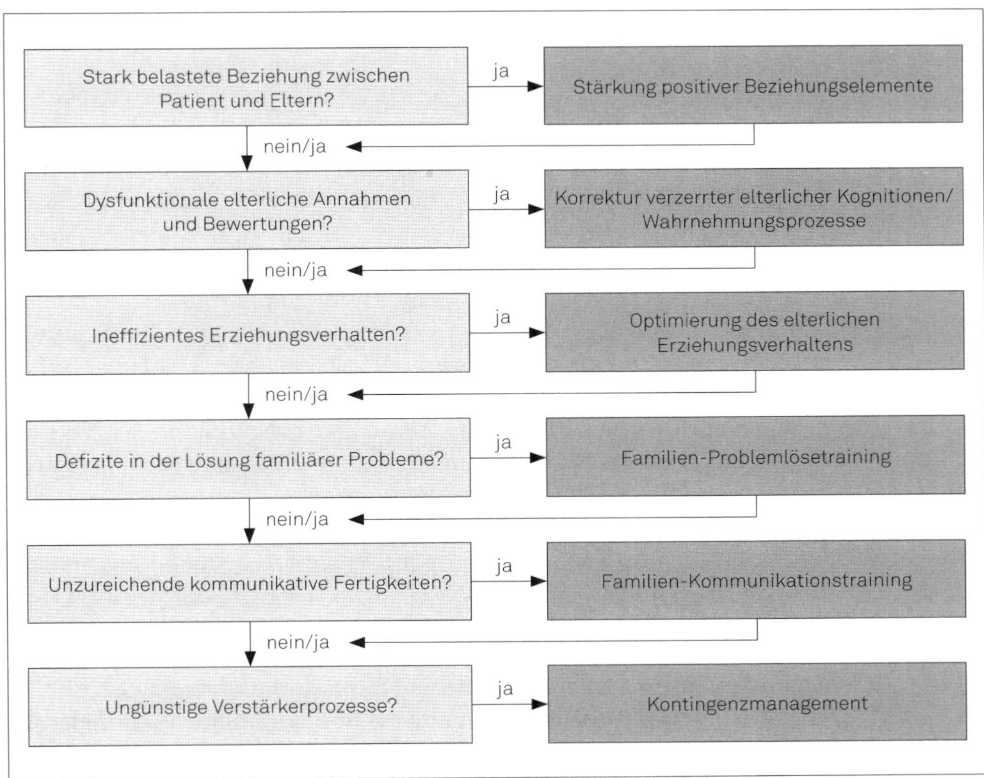


**Abbildung 4:** Übersicht über eltern- und familienzentrierte Interventionen

hungsverhalten kommt vor, bei denen kein einheitliches Erziehungskonzept bei dem jeweiligen Elternteil oder auch zwischen beiden Eltern erkennbar ist, an dem sich die betroffenen Kinder und Jugendlichen orientieren können. Solche ungünstigen elterlichen Verhaltensweisen sollten mit den Eltern erarbeitet und anschließend in das gemeinsame Störungsmodell integriert werden (vgl. Leitlinie L8 in Kapitel 2.3.1). Anhand exemplarischer Problemsituationen (z. B. Morgensituation) werden diese Verhaltensweisen gemeinsam mit den Eltern herausgearbeitet (z. B. ineffektive Aufforderungen, Regeln, die nicht hinreichend transparent sind, ohne positive/negative Konsequenzen), überprüft, angemessenere Alternativen entwickelt und diese in den Alltag implementiert. Dabei sollte mit den Eltern beispielsweise überlegt werden, welche Regeln und Aufforderungen wirklich wichtig sind und ob die Eltern auch für die Umsetzung sorgen können. Eine Konzentration auf nur wenige, zentrale Aufforderungen und Regeln ist in der Regel sinnvoll, nicht zuletzt, da die Durchsetzung mit vermehrter Anstrengung für die Eltern verbunden ist. Auch kann es hilfreich sein, die unangemessenen Regeln zugrunde liegende Annahmen nochmals gemeinsam zu prüfen und nachfolgend günstigere Alternativen zu entwickeln. Gerade wenn mehrere Bezugspersonen in die Erziehung involviert sind (z. B. Großeltern, mehrere Elternteile in Patchworkfamilien) ist es sinnvoll, auch diese miteinzubeziehen.

**Familien-Problemlösetraining**

Insbesondere ab dem beginnenden Jugendalter finden sich in vielen Familien gehäuft unangemessen starke oder häufige Streitigkeiten zwischen dem Jugendlichen und seinen Eltern. Diese sind nicht als Teil der normalen Identitätsentwicklung zu sehen, sondern übersteigen dies erheblich (z. B. mit stark verbal bzw. körperlich aggressivem Verhalten, Kontaktabbrüchen). In diesen Fällen sollte zunächst angestrebt werden, die intrafamiliären Beziehungen zu stärken (vgl. S. 102). Gerade wenn immer wieder Situationen in ähnlicher Weise eskalieren, da es der Familie nicht gelingt, für immer wieder auftretende Konflikte gemeinsam angemessene Lösungen zu finden, so kann es sinnvoll sein, gemeinsam mit den Beteiligten in Familiensitzungen ein Familien-Problemlösetraining durchzuführen. Hierzu sind in der Regel mehrere Sitzungen notwendig und häufig ist ein direktives Vorgehen seitens des Therapeuten gefordert, um einen konstruktiven und produktiven Austausch der Beteiligten zu gewährleisten. In gemeinsamen Sitzungen wird zunächst jeder der Beteiligten gebeten, seine subjektive Sicht der Problemsituation darzustellen oder zu notieren – diese werden dann einander vorgestellt. Als Nächstes sollten möglichst viele (gern auch unkonventionelle, kreative) potenzielle Lösungen entwickelt werden, und zwar zunächst, ohne diese zu bewerten. Im nächsten Schritt sollen dann für jede potenzielle Lösung Vor- und Nachteile gesammelt und sich anschließend für eine gemeinsame Lösung entschieden werden. Schließlich wird dann die Umsetzung möglichst konkret und hinreichend kleinschrittig geplant (Wer macht was wann?). Mögliche Schwierigkeiten sollten antizipiert und angemessene Umgangsmöglichkeiten vorweggenommen werden.

Familien-Kommunikationstraining

Ausgeprägte intrafamiliäre Streitigkeiten können häufig auch darauf zurückgeführt werden, dass die Familienmitglieder in einer ungünstigen Weise miteinander umgehen und dabei eine Reihe von Kommunikationsfehlern machen, beispielsweise vorwiegend vorwurfsvoll miteinander reden, dem anderen nicht richtig zuhören oder sich nicht ausreden lassen. In gemeinsamen Familiensitzungen können dann angemessenere Kommunikationsregeln in einem Kommunikationstraining eingeübt werden. Hierbei ist es hilfreich, eine konkrete Regel (z.B. wir lassen den anderen ausreden) zunächst an wenig konflikthaften Beispielen einzuüben (z.B. die Familie gewinnt 1 000,– Euro und soll gemeinsam entscheiden, was sie damit anfängt), bevor potenziell konflikthaftere Situationen aus dem Alltag in die Therapie einbezogen und komplexere Kommunikationsregeln eingeübt werden. Diese sollen in einem nächsten Schritt dann im Alltag erprobt werden.

Kontingenzmanagement

Schließlich wird schulvermeidendes Verhalten vielfach durch ungünstige Verstärkerbedingungen aufrechterhalten. So wird beispielsweise die Schulzeit mit angenehmen Tätigkeiten verbracht (wie beispielsweise erhöhtem Medienkonsum) oder durch elterliche Zuwendung und Entlastung belohnt (indem z.B. ein Elternteil den Patienten an dem betreffenden Tag für die Schule entschuldigt). Demgegenüber wird bewältigendes Verhalten (etwa der Versuch, die Schule zu besuchen, Besuch einzelner Schulstunden) nicht systematisch belohnt. In diesen Fällen sollte mit den Eltern ein Kontingenzmanagement durchgeführt werden, um diese ungünstigen Verstärkerprozesse zu verbessern. Diese Interventionen werden in der Regel mit den o.g. Maßnahmen kombiniert.

## Hilfreiche Materialien

Therapiematerialien zur Erarbeitung der oben genannten eltern- bzw. familienzentrierten Interventionen sollten sich an der jeweiligen mit Schulvermeidung assoziierten psychischen Symptomatik orientieren, für die störungsspezifische Therapiemanuale entwickelt wurden. Weitere Anleitungen und Hinweise zur Therapie bezogen auf die jeweilige psychische Störung finden sich in anderen Bänden der Reihe *Leitfaden Kinder- und Jugendpsychotherapie* (v.a. ADHS, aggressiv-oppositionelles Verhalten im Kindesalter, PTBS, Depression, soziale und Leistungsängste). Reissner und Kollegen (2015a) haben etliche dieser Therapiematerialien adaptiert und veröffentlicht. Aus störungsspezifischen Manualen seien beispielhaft genannt:

- Stärkung der familiären Beziehungen:
  - Therapiebausteine F05 und F06 aus dem „Therapieprogramm für Kinder mit hyperkinetischem und oppositionellem Problemverhalten THOP" (Döpfner et al., 2019a);

  - Modul Elterngruppe (EG01, EG02) aus dem Band „Beratung und Therapie bei schulvermeidendem Verhalten“ (Reissner et al., 2015a);
  - Kapitel 4, 10 und 11 aus dem Band „Therapie-Tools Eltern- und Familienarbeit“ (Petermann, 2017).
- Umstrukturierung verzerrter elterlicher Kognitionen:
  - Therapiebaustein LKE aus dem Band „Leistungsprobleme im Jugendalter“ (Walter & Döpfner, 2009b).
- Aufbau von konsistentem Erziehungsverhalten:
  - Therapiebausteine F07 bis F12 aus dem „Therapieprogramm für Kinder mit hyperkinetischem und oppositionellem Problemverhalten THOP“ (Döpfner et al., 2019a);
  - Arbeitsblatt AB 131 aus dem Band „Therapie-Tools Depression“ (Groen & Petermann, 2015);
  - Modul Familienberatung (FB07-FB12 und FB14-FB35) aus dem Band „Beratung und Therapie bei schulvermeidendem Verhalten“ (Reissner et al., 2015a).
- Verbesserung familiärer Problemlöseprozesse:
  - Modul Familienberatung (FB13) aus dem Band „Beratung und Therapie bei schulvermeidendem Verhalten“ (Reissner et al., 2015a);
  - Modul Familien-Problemlösetraining aus dem Band „Familienprobleme im Jugendalter“ (Rademacher & Döpfner, in Vorb.).
- Verbesserung der intrafamiliären Kommunikation:
  - Arbeitsblatt AB 130 aus dem Band „Therapie-Tools Depression“ (Groen & Petermann, 2015);
  - Modul Familienkommunikationstraining aus dem Band „Familienprobleme im Jugendalter“ (Rademacher & Döpfner, in Vorb.).

## 2.3.4 Schulzentrierte Interventionen

**Interventionen in der Schule häufig sinnvoll**

Schulzentrierte Interventionen umfassen Maßnahmen, die direkt auf der Ebene der Schule ansetzen. Sie werden im Unterschied zu patientenzentrierten Interventionen in der Schule (z. B. Selbstinstruktionstraining, das mit dem Patienten in der Therapie eingeübt wurde und das er nun im Unterricht anwenden soll) in der Regel über die kooperierende Lehrkraft in das schulische Setting implementiert. Bei Patienten mit Schulvermeidung sind schulzentrierte Interventionen in der Regel indiziert (vgl. Leitlinie L7 in Kapitel 2.2). Leitlinie L11 zeigt eine Übersicht über Empfehlungen zu Interventionen in der Schule. Diese Interventionen schließen an die Leitlinien zur Erarbeitung eines gemeinsamen Störungsmodells, zur Psychoedukation und zur Festlegung von Therapiezielen an (vgl. Leitlinie L8 in Kapitel 2.3.1).

## L11 Leitlinie 11: Schulzentrierte Interventionen

Schulzentrierte Interventionen umfassen Maßnahmen, die direkt auf der Ebene der Schule ansetzen. Interventionen in der Schule setzen voraus, dass sich zumindest eine Lehrkraft mit einer Zusammenarbeit einverstanden erklärt. Zudem müssen die Eltern einer Kontaktaufnahme mit der Schule zustimmen, auch sollten die Patienten selbst damit einverstanden sein (ab gegebener Einwilligungsfähigkeit des Patienten ist dies Pflicht).

- Die Schule sollte über das schulvermeidende Verhalten sowie die psychische Symptomatik aufgeklärt und über verschiedene Möglichkeiten des Umgangs mit der Schulvermeidung informiert werden (vgl. Leitlinie L8 in Kapitel 2.3.1).
- Zunächst sollte ein *enger Austausch* zwischen Schule, Familie und Therapeut hergestellt werden. So sollte Transparenz bezüglich *aktueller Fehlzeiten* hergestellt werden, zudem sollten aktuelle Informationen über leistungsbezogenes und Sozialverhalten des Patienten in der Schule ausgetauscht werden.
- Häufig ist es sinnvoll, *weitere Bezugspersonen/Helfer in der Schule einzubeziehen* (z. B. Mitarbeiter der offenen Ganztagsschule, Schulpsychologen, Schulsozialarbeiter). Gemeinsam mit der kooperierenden Lehrkraft sollte abgestimmt werden, welche Personen einbezogen werden sollten und wer die Koordination übernimmt.
- Falls *veränderbare, ungünstige schulische Bedingungen* vorherrschen, die das schulvermeidende Verhalten aufrechterhalten (z. B. Mobbing in der Klasse, Cybermobbing, stark belastete Eltern-Schüler-Beziehung), sollten *klärende Maßnahmen initiiert* werden, die vor oder zu Beginn der individuellen patientenzentrierten Interventionen durchgeführt werden.
- Prinzipiell sollten lehrerzentrierte Interventionen *mit dem Patienten abgestimmt* sein.

### Behandlungsempfehlungen:

Die Art und Intensität schulzentrierter Interventionen richtet sich nach der *Funktionalität der Schulvermeidung und der psychischen Symptomatik* sowie den schulischen Ressourcen:

- *Bei nicht veränderbaren*, sehr ungünstigen schulischen Bedingungen (z. B. intellektuelle Überforderung, massive Wissenslücken, starke Außenseiterposition, chronisch belastete Beziehung zur Lehrkraft) sind strukturelle Interventionen angezeigt. Bei *intellektueller Überforderung* sollte in Zusammenarbeit mit der Schule, den Schulbehörden und der Familie nach einer geeigneten Lösung gesucht werden (z. B. Umschulung, Beschulung als Inklusionsschüler) und ein konkreter Umsetzungsplan entwickelt werden. Wenn ein *Verbleib in der Klasse nicht sinnvoll* erscheint, sollte gemeinsam mit allen Beteiligten ein Klassen- oder gar Schulwechsel erwogen werden.
- Bei *Ängsten* (z. B. Leistungs-, Trennungs- oder soziale Ängste) und damit einhergehenden Somatisierungstendenzen können die Lehrkräfte dazu angeleitet werden, den Patienten dabei zu unterstützen, seine Ängste zu überwinden, indem sie:
  - Expositionsbedingungen herstellen und den Patienten dazu motivieren sowie ihn dabei unterstützen, diese schrittweise zu überwinden;
  - Belohnungssysteme in der Klasse und den Pausen einsetzen.
- Bei *reduzierter Aufmerksamkeitsspanne, Konzentrationsstörungen sowie Defiziten im Bereich Lernorganisation/Lernstrategien* können Lehrkräfte dazu angeleitet werden, den Patienten zu unterstützen, indem sie:
  - für möglichst optimale Arbeitsbedingungen während des Unterrichts sorgen;
  - ihm dabei helfen, Aufgabenstellungen vorzustrukturieren;

  - ihn dazu anleiten, spezifische, in der Therapie erworbene Strategien im Unterricht umzusetzen;
  - Belohnungssysteme in der Klasse einsetzen.
- Bei *Störverhalten im Unterricht* können Lehrkräfte dazu angeleitet werden:
  - für einen angemessenen Sitzplatz in der Klasse zu sorgen;
  - erwünschtes und unerwünschtes Verhalten sowie einzuhaltende Regeln mit dem Patienten zu thematisieren und ihm engmaschige Rückmeldungen zu geben;
  - dem Patienten dabei zu helfen, in der Therapie erworbene Fertigkeiten im Unterricht einzusetzen;
  - Belohnungssysteme in der Klasse einzusetzen.
- Bei *ausgeprägter Antriebslosigkeit und starker Misserfolgsorientierung* können Lehrkräfte dazu angeleitet werden:
  - den Patienten schrittweise aktiv in den Unterricht einzubeziehen (z. B. die mündliche Mitarbeit schrittweise zu steigern);
  - ihm insbesondere Erfolgserlebnisse konsistent zurückzumelden;
  - ihm ein regelmäßiges, wertschätzendes Feedback zu geben;
  - Belohnungssysteme in der Klasse einzusetzen.
- Bei *reduzierten Sozialkontakten/Außenseiterposition im Klassenverband* oder ausgeprägten Konflikten zwischen Mitschülern kann die Lehrkraft dazu angeleitet werden:
  - einen geeigneten Sitzplatz bereitzustellen, um die (Wieder-)Aufnahme von Sozialkontakten zu fördern;
  - Patienten und einem geeigneten Mitschüler gezielt gemeinsame Aufgaben zu geben, um die Kontaktanbahnung zu erleichtern;
  - den Beteiligten dabei zu helfen, ihre Konflikte zu lösen.
- Beim Vorliegen von *fachspezifischen Wissenslücken* kann die kooperierende Lehrkraft dazu angeleitet werden:
  - dem Patienten zu helfen, sich ggf. unter Einbezug weiterer Lehrkräfte einen genauen Überblick über die Wissenslücken in den einzelnen Fächern zu verschaffen;
  - dem Patienten konkrete Empfehlungen zu geben, mit welchem Arbeitsmaterial diese Wissenslücken optimalerweise aufgeholt werden können;
  - ggf. dabei helfen, schulische Fördermaßnahmen oder Nachhilfe zu organisieren.

**Geeigneten Lehrer für eine Kooperation auswählen**

Die Zusammenarbeit mit der Schule setzt eine zumindest basale Kooperationsbereitschaft und die Verfügbarkeit von zeitlichen und persönlichen Ressourcen in der Schule voraus, es müssen also zumindest niederfrequente Rückmeldungen möglich sein, obwohl natürlich eine intensivere Zusammenarbeit wünschenswert ist. Zudem ist es sinnvoll, eine geeignete Lehrkraft für eine Kooperation auszuwählen. Diese sollte den Patienten möglichst gut kennen, ihn möglichst häufig sehen und einer Zusammenarbeit positiv gegenüberstehen. Häufig ist dies der Klassenlehrer. In Einzelfällen kann es sinnvoll sein, andere Bezugspersonen, etwa Beratungslehrer, Schulsozialarbeiter oder Schulpsychologen auszuwählen. Sollte sich eine nur begrenzte Kooperationsbereitschaft finden, so kann diese gesteigert werden, indem die betreffende Lehrkraft ausführlich über die Symptomatik, den damit verbundenen Leidensdruck und die Entwicklungsgefährdung sowie verschiedene Handlungsmöglichkeiten aufgeklärt wird (vgl. Leitlinie L8 in Kapitel 2.3.1).

Interventionen in der Schule können zudem nur dann durchgeführt werden, wenn die Eltern und der einwilligungsfähige Patient mit der Kontaktaufnahme zur Schule einverstanden sind. Sollten die Beteiligten einer solchen Kooperation zunächst ablehnend gegenüberstehen, ist es sinnvoll, die zugrunde liegenden Ängste und Befürchtungen herauszuarbeiten und zu vermindern, um nachfolgend ein Einverständnis zu erhalten.

**Überblick über Fehlzeiten wichtig**

Ein valider Überblick über aktuelle Fehlzeiten ist eine wichtige Voraussetzung für die Behandlung von Kindern und Jugendlichen mit Schulvermeidung. Hierzu ist ein enger Austausch zwischen Schule, Therapeut und Familie sinnvoll. Zudem kann es sinnvoll sein, neben der Lehrkraft auch weitere Bezugspersonen in der Schule miteinzubeziehen (z. B. im offenen Ganztag bei Grundschulkindern). Gerade wenn mehrere Personen in der Schule involviert sind, ist es wichtig, sich abzustimmen, wer welche Aufgaben übernimmt und wer die Kooperation koordiniert. Auch schrittweise Rückführungen in die Heimatschule sollten sehr kleinschrittig mit allen Beteiligten geplant und umgesetzt werden.

Nicht selten wird das schulvermeidende Verhalten auch durch ungünstige Bedingungen in der Schule aufrechterhalten, etwa Streitbeziehungen zwischen Mitschülern oder belastete Lehrer-Schüler- oder Lehrer-Eltern-Beziehungen. In diesem Fall ist es sinnvoll, gemeinsam geeignete Maßnahmen zu entwickeln, die vor oder zu Beginn der schulzentrierten Interventionen parallel durchgeführt werden. Dies können Maßnahmen im Klassenverband sein, indem die Lehrkraft beispielsweise mit allen Mitschülern der Klasse Fairness, einen konstruktiven Umgang der Schüler untereinander oder auch Regeln für die Klasse thematisiert. Gerade bei massiven Ausgrenzungen oder aggressiven Übergriffen ist es wichtig, dass die Schule als Institution tätig wird, beispielsweise Gespräche mit den Beteiligten stattfinden und ggf. spezifische Maßnahmen zur Verminderung und zur Vermeidung von Mobbing installiert (beispielsweise über den zuständigen schulpsychologischen Dienst). Im Falle belasteter Beziehungen zwischen Lehrkraft und Patienten bzw. Eltern kann es zudem sinnvoll sein, zunächst gemeinsame Gespräche mit Lehrkraft, Eltern, dem Therapeuten und ggf. dem Patienten zu führen, um gegenseitige Erwartungen zu thematisieren, etwaige Divergenzen zu überwinden, mögliche gemeinsame Ziele zu entwickeln und die Beziehungen zu stärken.

**Interventionen mit Patienten abstimmen**

Prinzipiell gilt, dass alle schulzentrierten Interventionen mit dem Patienten abgestimmt sein sollten. Häufig finden sich erhebliche Ängste vor Bloßstellung oder Stigmatisierung vor der Klasse und es sollte gut überlegt werden, wie die unten aufgeführten Interventionen in den Klassenkontext eingebettet werden können, ohne dass Mitschüler dies mitbekommen oder nur bis zu dem Grad davon Kenntnis erlangen, mit dem der Patient selbst einverstanden ist.

Indikation struktureller Interventionen prüfen

In einigen Fällen liegen nicht veränderbare, sehr ungünstige schulische Bedingungen vor, beispielsweise eine intellektuelle Überforderung des Patienten oder eine aktuelle Überforderung aufgrund ausgeprägter Wissenslücken. In diesem Falle sind strukturelle Interventionen angezeigt, damit eine angemessene Beschulung hergestellt werden kann, beispielsweise Klassen-, Schulwechsel, aber auch sonderpädagogische oder inklusive Maßnahmen. Derartige Maßnahmen sollten gemeinsam mit allen Beteiligten thematisiert und anschließend umgesetzt werden. Dies kann mitunter ein schwieriger Prozess sein, beispielsweise wenn der Patient unbedingt trotz der erheblichen Nachteile in seiner aktuellen Klasse verbleiben möchte oder stark leistungsorientierte Eltern die intellektuelle Überforderung nicht akzeptieren wollen und die Ursachen auf schulische Ursachen zurückführen. In solchen Fällen ist ein behutsames Vorgehen angezeigt und die Umsetzung der strukturellen Intervention kann selbst zum therapeutischen Ziel werden. Hierbei ist es grundsätzlich wichtig, im Auge zu behalten, dass eine Verminderung der schulischen Fehlzeiten innerhalb von wenigen Wochen ein prominentes Ziel sein sollte und sich der beschriebene Prozess aufgrund der Gefahr der Chronifizierung daher nicht über Monate hinziehen sollte. Sollte im Extremfall eine Umsetzung derartiger Maßnahmen aufgrund der begrenzten Kooperationsbereitschaft von Eltern und/oder Patient selbst nicht möglich sein, so sollten gerade bei ausgeprägten Formen von Schulvermeidung Grenzen eines ambulanten Vorgehens thematisiert und intensivere therapeutische Maßnahmen wie ein (teil-)stationärer Aufenthalt erwogen werden (vgl. Leitlinie L6 in Kapitel 2.2).

Bei Ängsten kleinschrittig unterstützen

Ängste können im schulischen Kontext sehr unterschiedlich sein. Häufig handelt es sich um soziale und/oder Leistungsängste. Gerade bei jüngeren Kindern kommen auch Trennungsängste häufig vor. Auch somatische Symptome wie Kopf- oder Bauchschmerzen/Übelkeit sind häufig mit Ängsten assoziiert. In diesen Fällen ist es sinnvoll, die Lehrkraft dazu anzuleiten, den Patienten dabei zu unterstützen, seine Ängste zu überwinden, indem schrittweise und systematisch Expositionsbedingungen geschaffen werden. Beispielsweise können Lehrkräfte den Patienten dazu motivieren, sich häufiger in die Klasse einzubringen, sich häufiger zu melden oder vermehrt auf Mitschüler zuzugehen. Bei stark schulvermeidendem Verhalten mit hohen Fehlzeiten kann es auch sehr sinnvoll sein, zunächst einen geschützten Rahmen herzustellen, beispielsweise dem Patienten zuzusichern, ihn über einen begrenzten Zeitraum während des Unterrichts nicht dranzunehmen oder ihm zuzugestehen, dass er für eine begrenzte Zeit außerhalb des Klassenverbands seine Schulaufgaben bearbeiten darf, um ihn dann schrittweise in die Klassengruppe zu integrieren. Auch kann es in besonders schweren Fällen hilfreich sein, dass der Patient zunächst nur an einzelnen Unterrichtsstunden teilnimmt, die dann systematisch gesteigert werden. Die Lehrkräfte können die Bewältigung derartiger Situationen dann mit dem Patienten reflektieren und ihn dafür loben, zudem können auch Punktepläne unterstützend eingesetzt werden. Schulbezogene Expositionen sollten zunächst mit dem Patienten in der Therapie abgestimmt werden, indem er beispielsweise gemeinsam mit dem Therapeuten eine Angsthierarchie für den Unterricht erstellt (beispielsweise: zunächst nur die ersten beiden Stunden am Unterricht teilnehmen, dann vier, dann volle Stundenzahl, aber ohne von der Lehrkraft aufgerufen zu werden usw.) und Unterstützungsmaßnahmen seitens der Lehrkraft festlegt. Zudem setzen sie entsprechende Fertigkeiten voraus, anderenfalls sind zunächst patientenzentrierte Interventionen angezeigt (vgl. Leitlinie L9 in Kapitel 2.3.2). In einem weiteren Schritt sollte der Therapeut oder auch der Patient selbst dies dann mit der Lehrkraft besprechen. Dabei sollte darauf geachtet werden, dass sich die Graduierung bis zum vollständigen Schulbesuch nicht über Monate hinzieht.

**Optimale Arbeitsbedingungen sinnvoll**

Bei Defiziten im Bereich Daueraufmerksamkeit oder auch Schwierigkeiten in der Lernorganisation oder effizienten Arbeitsstrategien können Lehrkräfte die Patienten dabei unterstützen, indem sie für optimale Arbeitsbedingungen sorgen. So ist es beispielsweise vorteilhaft, wenn Schüler mit deutlichen Konzentrationsproblemen einen Sitzplatz weiter vorn in der Nähe der Lehrkraft und der Tafel bekommen und nach Möglichkeit neben weniger auffälligen Mitschülern sitzen, um mögliche ablenkende Reize zu reduzieren. Bei sehr leicht ablenkbaren, jüngeren Schülern kann es zudem hilfreich sein, die Lehrkraft dazu anzuleiten, potenzielle ablenkende Reize zu begrenzen, indem beispielsweise ein Sichtschutz in Form von mobilen Pappwänden o.Ä. eingesetzt wird oder die betreffenden Kinder bei der Stillarbeit einen Kopfhörer erhalten. Darüber hinaus kann der Therapeut die Lehrkraft dazu anleiten, dem Patienten dabei zu helfen, Aufgabenstellungen für die Stillarbeit oder auch im Rahmen von Hausaufgaben bereits im Unterricht vorzustrukturieren oder ihm dabei zu helfen, Instruktionen vollständig zu erfassen. Eine weitere Möglichkeit besteht darin, dass die Lehrkraft dem Patienten dabei hilft, die in der Therapie erworbenen Strategien während des Unterrichts einzusetzen (z.B. Interventionen zur Steigerung der mündlichen Mitarbeit, Selbstinstruktionskarten zur effektiveren Aufgabenbearbeitung). Sollten im therapeutischen Kontext Interventionen zur effektiven und vollständigen Bearbeitung von Hausaufgaben erarbeitet und im Alltag des Patienten erprobt werden, so ist es sinnvoll, die Lehrkraft darum zu bitten, dass sie Hausaufgaben des Patienten zumindest stichprobenmäßig kontrolliert. Schließlich kann die Lehrkraft dazu angeleitet werden, Belohnungssysteme für die Bewältigung von Anforderungen einzusetzen.

Bei Patienten, die Störverhalten im Unterricht zeigen, ist es in der Regel hilfreich, die Lehrkraft dazu anzuleiten, einen Sitzplatz vorn in der Nähe

Sitzplatz überprüfen

der Lehrkraft auszuwählen. Darüber hinaus sollte mit der Lehrkraft herausgearbeitet werden, welche Regeln während des Unterrichts gelten und deren Einhaltung für den Patienten eine besondere Herausforderung darstellt. Dabei ist ein Fokus auf wenige Regeln, die im Vordergrund stehen, sinnvoll. Diese sollten dann möglichst verhaltensnah operationalisiert werden. Im nächsten Schritt kann die Lehrkraft dazu angeleitet werden, diese Regeln, die üblicherweise für alle Schüler gelten, bei Bedarf in der Klasse anzusprechen. Darüber hinaus kann es sinnvoll sein, dass der Therapeut diese auch in der Therapie thematisiert. Zudem kann es nützlich sein, dass die Lehrkraft diese bei Bedarf vor der Unterrichtsstunde nochmals gegenüber dem Patienten anspricht. Prinzipiell ist es wünschenswert, dass der Patient von der Lehrkraft zur Regeleinhaltung eine engmaschige Rückmeldung bekommt (positiv und negativ), beispielsweise am Ende der Unterrichtsstunde. Schließlich kann es auch bei Störverhalten sinnvoll sein, Belohnungssysteme einzusetzen (insbesondere Punkteentzugssysteme).

Aktivierende Maßnahmen installieren

Patienten, die neben der Schulvermeidung eine depressive Symptomatik aufweisen, zeigen häufig eine erhebliche Antriebslosigkeit und starke Misserfolgsorientierung, die auch im schulischen Rahmen auftreten kann. Um diese Patienten zu aktivieren, kann die Lehrkraft dazu angeleitet werden, den Patienten zunehmend in den Unterricht einzubeziehen oder ihn verstärkt mit schulischen Aufgaben zu beauftragen, die eine aktivierende Komponente haben (z. B. gemeinsam mit einem Mitschüler Unterlagen für die Klasse aus dem Lehrerzimmer holen, Pausengetränke für die Klasse beim Hausmeister abholen oder gemeinsam mit einem Mitschüler bestimmte Aufgaben für die Klasse übertragen). Zudem sollte die Lehrkraft dem Patienten insbesondere Erfolgserlebnisse konsistent zurückmelden und ihn insgesamt regelmäßig ein wertschätzendes Feedback geben. Schließlich kann die Lehrkraft auch bei diesen Patienten dazu angeleitet werden, Belohnungssysteme im schulischen Kontext einzusetzen.

Integration in den Klassenverband fördern

Viele Kinder und Jugendliche mit Schulvermeidung sind nicht zuletzt vor dem Hintergrund ihrer Fehlzeiten und der damit verbundenen Sonderposition schlecht in den Klassen- oder Stufenverband integriert. Auch Konflikte zwischen Mitschülern können wie oben beschrieben zu der Schulvermeidung beitragen. Die verbesserte schulische Integration stellt daher ein wichtiges Therapieziel dar. Zu diesem Zweck kann die Lehrkraft dazu angeleitet werden, einen Sitzplatz für den Patienten auszuwählen, der sich neben einem Mitschüler befindet, zu dem eine Kontaktanbahnung oder -wiederaufnahme sinnvoll erscheint. Zudem lassen sich Patienten besser in den Klassenverband integrieren, wenn ihm und ausgewählten Mitschülern gemeinsame Aufgaben und Funktionen übertragen werden (z. B. gemeinsames Referat erarbeiten). Bei Konflikten zwischen Mitschülern kann die Lehrkraft dabei unterstützt werden, diese mit allen Beteiligten aufzugreifen, zu moderieren und den Schülern dabei zu helfen, ihre Konflikte zu überwinden und zu klären.

Beim Aufholen von Lücken unterstützen

Schließlich sind Wissenslücken bei Patienten mit Schulvermeidung die Regel. Nachdem entschieden wurde, dass das Aufholen dieser Lücken realistisch und sinnvoll ist (vgl. Leitlinie L7 in Kapitel 2.2), ist es sinnvoll, die Lehrkraft dazu anzuleiten, sich mit dem Patienten (bei jüngeren Kindern unter Einbezug der Eltern) einen möglichst konkreten Überblick über die aufzuholenden Lerninhalte in den betroffenen Schulfächern zu verschaffen (idealerweise mit konkreten Themen sowie Buchkapiteln). Zudem kann die Lehrkraft gerade bei jüngeren Kindern die Patienten dabei unterstützen, sich die aufzuholenden Inhalte in überschaubare Einheiten zu unterteilen und, falls möglich, auch einmal stichprobenartig zu prüfen. Wenn es der Lehrkraft möglich ist, stichprobenmäßige Überprüfungen der aufzuholenden Inhalte durchzuführen, können diese Maßnahmen auch mit operanten Verfahren (v.a. Belohnungssystemen) kombiniert werden. Darüber hinaus können Lehrkräfte dabei unterstützen, bei Bedarf geeignete Nachhilfemaßnahmen zu organisieren (z.B. älterer Mitschüler) oder beim Aufholen weitere schulische Kollegen miteinzubeziehen (z.B. Lehrkraft-Förderunterricht, Mitarbeiter im offenen Ganztag), die den Patienten dann ihrerseits beim Aufholen unterstützen können.

**Hilfreiche Materialien**

Therapiematerialien, die bei der Erarbeitung der beschriebenen lehrerzentrierten Interventionen eingesetzt werden können, orientieren sich an der jeweiligen mit Schulvermeidung assoziierten psychischen Symptomatik, für die störungs- bzw. problemspezifische Therapiemanuale entwickelt wurden. Für ADHS, aggressiv-oppositionelles Verhalten im Kindesalter, PTBS, Depression, soziale und Leistungsängste wird das therapeutische Vorgehen bezogen auf die jeweilige psychische Störung in anderen Bänden der Reihe *Leitfaden Kinder- und Jugendpsychotherapie* beschrieben. Reissner und Kollegen (2015a) haben etliche dieser Therapiematerialien für Patienten mit Schulvermeidung adaptiert. Beispielhaft seien folgende Materialien der nachfolgenden Therapieprogramme genannt:

- *Allgemeine Beratung von Lehrern bei Schülern mit Schulvermeidung:* Modul 4 „Schulische Beratung“ aus dem Therapiemanual „Beratung und Therapie bei schulvermeidendem Verhalten“ (Reissner et al., 2015a).
- *Rückführung in die Stammschule:* Modul 4 „Schulische Beratung“ aus dem Therapiemanual „Beratung und Therapie bei schulvermeidendem Verhalten“ (Reissner et al., 2015a).
- *Wechsel auf eine andere Schule:* Therapiebaustein LP aus dem Band „Leistungsprobleme im Jugendalter“ (Walter & Döpfner, 2009b).
- *Ängste:* Kapitel 4: „Kooperation mit dem Lehrer und Interventionen in der Schule“ aus dem Band „Leistungsängste“ (Suhr-Dachs & Döpfner, 2015); Kapitel 4: „Kooperation mit Lehrkräften und Interventionen in der Schule“ aus dem Band „Soziale Ängste“ (Büch & Döpfner, 2011).
- *Reduzierte Aufmerksamkeitsspanne und Konzentrationsstörungen, Defizite im Bereich Lernorganisation und Lernstrategien:* Therapiebaustein 3 „Lernumgebung“ und Therapiebaustein 4 „Routinen und strukturierte Arbeitsabläufe“

aus dem Band „Schulbasiertes Coaching bei Kindern mit expansivem Problemverhalten (SCEP)" (Hanisch et al., 2018).

- *Störverhalten im Unterricht:* Therapiebausteine „Leistung-Methoden-Organisation (LMO)" und „Leistungs-Methoden-Strategien (LMS)" aus dem Band „Leistungsprobleme im Jugendalter" (Walter & Döpfner, 2009b); Therapiebaustein 7 „Regeln und wirkungsvolle Aufforderungen", Therapiebaustein 8 „Positive und negative Konsequenzen" und Therapiebaustein 9 „Verstärker- und Verstärkerentzugssystem" aus dem Band „Schulbasiertes Coaching bei Kindern mit expansivem Problemverhalten (SCEP)" (Hanisch et al., 2018).
- *Antriebslosigkeit und Misserfolgsorientierung:* siehe „Ratgeber Traurigkeit, Rückzug, Depression" (Groen et al., 2012).
- *Reduzierte Sozialkontakte/Außenseiterposition:* Kapitel 4: „Kooperation mit Lehrkräften und Interventionen in der Schule" aus dem Band „Soziale Ängste" (Büch & Döpfner, 2011).
- *Fachspezifische Wissenslücken:* Therapiebausteine „Leistung-Wissenslücken (LW)" aus dem Band „Leistungsprobleme im Jugendalter" (Walter & Döpfner, 2009b).

## 2.3.5 Medikamentöse Therapie

**Medikation abhängig von psychischer Störung**

Die Befundlage zur Wirksamkeit von Pharmakotherapie bei Kindern und Jugendlichen mit Schulvermeidung ist bislang uneinheitlich – nur wenige kontrollierte Studien untersuchen die (zusätzliche) Wirksamkeit von medikamentöser Therapie (vgl. Kapitel 1.5). Vor diesem Hintergrund orientieren sich die Behandlungsleitlinien an den Leitlinien zur medikamentösen Therapie der mit der Schulvermeidung assoziierten psychischen Störungen. Die Empfehlungen zur medikamentösen Therapie von Kindern und Jugendlichen mit Schulvermeidung sind in Leitlinie L12 zusammengefasst.

**L12** **Leitlinie 12: Medikamentöse Therapie**

- Psychopharmakotherapie kann dann indiziert sein, wenn eine besonders schwere psychische Symptomatik mit starker psychosozialer Beeinträchtigung vorliegt oder falls ein (ambulanter) Psychotherapieversuch keine hinreichenden Verbesserungen erbringt.
- Die Pharmakotherapie richtet sich nach den Leitlinien zur Behandlung der mit Schulvermeidung assoziierten psychischen Störungen und kann damit auch indirekt zur Minderung der Schulvermeidungssymptomatik beitragen.
- Die pharmakotherapeutische Behandlung sollte immer in eine multimodale Therapie unter Einschluss verhaltenstherapeutischer Interventionen eingebettet werden.

Prinzipiell gelten kognitiv-behaviorale Interventionen bei Schulvermeidung als Methode der Wahl und sind in den meisten Fällen ausreichend. Bei sehr stark ausgeprägter begleitender psychischer Symptomatik (z.B. bei ADHS, Depression) oder bei erfolgloser Mono-Verhaltenstherapie kann eine Pharmakotherapie zusätzlich indiziert sein. In diesen Fällen kann alternativ oder zusätzlich auch eine (teil-)stationäre Therapie indiziert sein (vgl. Leitlinie L6 in Kapitel 2.2). Die Frage der Indikation einer zusätzlichen Pharmakotherapie richtet sich nach der Art der mit der Schulvermeidung assoziierten psychischen Störung. Für die meisten mit Schulvermeidung assoziierten psychischen Störungen wurde ein eigener Leitfaden Kinder- und Jugendpsychotherapie publiziert, wo auch die Leitlinien zur medikamentösen Therapie der jeweiligen psychischen Störung dargestellt werden. Während die Evidenz für Pharmakotherapie bei Kindern und Jugendlichen bei einigen psychischen Störungen wie Angst-, Anpassungs- oder posttraumatische Belastungsstörungen bislang begrenzt ist, liegen für andere psychische Störungen bereits etliche kontrollierte Studien vor, aus denen spezifische Indikationen zum Einsatz von Pharmakotherapie abgeleitet wurden und die in den jeweiligen *Leitfäden Kinder- und Jugendpsychotherapie* aufgegriffen werden (beispielsweise ADHS: Döpfner et al., 2013; Depression: Ihle et al., 2012). Prinzipiell kann eine Verminderung der psychischen Symptomatik indirekt auch das schulvermeidende Verhalten positiv beeinflussen. Dabei sollten pharmakotherapeutische Interventionen grundsätzlich als Teil eines therapeutischen Gesamtplans eingebettet werden.

## 2.3.6 Jugendhilfe- und schulrechtliche Maßnahmen

Neben (mehrheitlich ambulanter) kognitiv-behavioraler Therapie und bei Indikation Psychopharmakotherapie können weitere zusätzliche Maßnahmen zur Behandlung von Kindern und Jugendlichen mit Schulvermeidung eingesetzt werden. Zur Wirksamkeit dieser Maßnahmen gibt es bislang keine gut kontrollierten Studien, daher fußen die nachfolgenden Empfehlungen in erster Linie auf klinischen Erfahrungen. Die Empfehlungen zu zusätzlichen Maßnahmen in der Therapie von Kindern und Jugendlichen mit Schulvermeidung sind in Leitlinie L13 zusammengefasst.

## L13 Leitlinie 13: Jugendhilfe- und schulrechtliche Maßnahmen

- Maßnahmen der Kinder- und Jugendhilfe nach SGB VIII umfassen sehr vielfältige Unterstützungsangebote, die sich sowohl an die Patienten selbst als auch an die Eltern richten können. Sie reichen von niederschwelligen Beratungsangeboten über ambulante, aufsuchende Hilfen bis hin zu vollstationären Jugendhilfemaßnahmen in speziellen Einrichtungen und können regional sehr unterschiedlich sein.
- Regionale Netzwerke versuchen, konkrete Empfehlungen zum Umgang mit Schulvermeidung abzugeben und notwendige Maßnahmen der beteiligten Systeme aufeinander abzustimmen.
- Bei Kindern und Jugendlichen mit Schulvermeidung, die der Schulpflicht unterliegen, kann in besonders schweren Fällen durch die Schule ein Ordnungswidrigkeitenverfahren eingeleitet werden. Hierdurch können Bußgelder verhängt werden oder der betroffene Schüler der Schule zugeführt werden. Im Extremfall kann das Familiengericht den Sorgeberechtigten auch das Sorgerecht (teilweise) entziehen und eine Pflege-/Vormundschaft einrichten.

**Jugendhilfemaßnahmen als sinnvolle Unterstützung**

Unterstützungen der Kinder- und Jugendhilfe ([Bundes-]Kinder- und Jugendhilfegesetz KJHG) können ein wesentliches zusätzliches Element in der Behandlung von Kindern und Jugendlichen mit Schulvermeidung darstellen. In diesem Bereich existiert eine Vielzahl unterschiedlicher Angebote, die sich nach dem Ort der Hilfe, dem Adressat sowie auch der Intensität der Unterstützung untergliedern lassen. Derartige Interventionen reichen von niederschwelligen Beratungsangeboten in den Jugendämtern über ambulante, aufsuchende Angebote (beispielsweise Erziehungs- oder Einzelfallhilfen) über teilstationäre Angebote (beispielsweise Tagesgruppen) bis hin zu vollstationären Maßnahmen wie der Unterbringung in einer (therapeutischen) Wohngruppe. Diese Angebote sind regional sehr unterschiedlich, werden durch die zuständigen Jugendämter koordiniert und bewilligt und in der Regel an freie Träger delegiert. Diese Unterstützungsangebote sollten prinzipiell in die Therapie integriert und therapeutische und pädagogische Maßnahmen aufeinander abgestimmt werden.

**Regionale Schulvermeidungs-Netzwerke berücksichtigen**

Da bei Kindern und Jugendlichen mit Schulvermeidung mehrheitlich sehr unterschiedliche Personen und Helfersysteme involviert sind (z. B. Schüler, Eltern, Schule, Kinderarzt, Schulamt, Jugendamt usw.) existieren immer mehr regionale Netzwerke, die versuchen, die unterschiedlichen Maßnahmen aufeinander abzustimmen und genaue Ablaufpläne zu erstellen, wie mit den betroffenen Kindern und Jugendlichen umgegangen werden soll. Prinzipiell sind eine Abstimmung und Vernetzung aller Beteiligter sehr sinnvoll und kann auch in Form von regionalen Netzen geschehen. Beispielhaft sei das Schulabsentismus-Netzwerk der Stadt Aachen genannt (Stadt Aachen, 2019).

Vor dem Hintergrund der allgemeinen Schulpflicht (vgl. Leitlinie L1.1 in Kapitel 2.1.1.1) können in Deutschland Ordnungswidrigkeitenverfahren eingeleitet werden, wenn die Schulpflicht nicht eingehalten wird. Bei Kindern und Jugendlichen mit Schulvermeidung werden diese in der Regel durch die Schulen initiiert, die resultierenden Maßnahmen umfassen Bußgelder, die verhängt werden. Zudem können Schüler auch zwangsweise der Schule zugeführt werden. Auch in Österreich und der Schweiz können Bußgelder bestimmt werden. Führen diese Maßnahmen nicht zur Erfüllung der Schulpflicht, so kann in besonderen Fällen das Familiengericht eingeschaltet werden, das den Sorgeberechtigten das Sorgerecht teilweise (z. B. Aufenthaltsbestimmung, Gesundheitsfürsorge) oder sogar ganz entziehen kann und einen Pfleger oder Vormund bestimmen kann. Diese Maßnahmen werden in der Regel von den zuständigen Behörden koordiniert. Es ist dennoch durchaus sinnvoll, sich mit den Beteiligten eng abzustimmen und diese Interventionen in einen therapeutischen Gesamtplan zu integrieren.

# 3 Verfahren zur Diagnostik und Therapie

## Verfahren zur Diagnostik

Im Folgenden wird das erste Verfahren zur Diagnostik von Schulvermeidung im deutschsprachigen Bereich (vgl. auch M02, S. 124) sowie eine Checkliste (vgl. auch M03, S. 131) vorgestellt, die bei der Analyse der funktionalen Bedingungen von Schulvermeidung hilfreich sein kann.

### Deutschsprachige Fassung der School Refusal Assessment Scale – Revised (SRAS-R)

Die School Refusal Assessment Scale-Revised (SRAS-R) ist ein standardisierter Fragebogen zur Erfassung der zugrunde liegenden und aufrechterhaltenden Bedingungen von Schulvermeidung. Er wurde von Christopher Kearney und Mitarbeitern (Kearney, 2002, 2007) entwickelt, in mehreren Ländern erprobt und von Walter und Mitarbeitern auch für den deutschen Sprachraum adaptiert (Walter et al., 2017).

Der Fragebogen der deutschen Fassung besteht aus 22 vierstufig skalierten Items (1 = stimmt nicht bis 4 = stimmt vollkommen) und liegt als Elternversion und als Schülerversion ab 11 Jahren vor (Selbsturteil). Schulvermeidung wird in der SRAS-R über vier funktionalen Bedingungen operationalisiert, die jeweils eine Skala bilden:

1. *Vermeidung negativer Affektivität* (Items 1, 5, 9, 13, 17 und 20);
2. *Vermeidung von aversiven sozialen und Bewertungssituationen* (Items 2, 6, 10, 14 und 18);
3. *Aufmerksamkeitssuchendes Verhalten* (Items 3, 7, 11, 15, 19 und 21);
4. *Aufsuchen von attraktiveren Tätigkeiten außerhalb der Schule* (Items 4, 8, 12, 16 und 22).

Bei der Evaluation der deutschsprachigen Fassung der SRAS-R wurde der Fragebogen an einer Stichprobe von $N = 62$ Kindern und Jugendlichen mit Schulvermeidung überprüft (Walter et al., 2017). Hierbei konnte die faktorielle Struktur bestätigt werden. Reliabilitäts- und Validitätsuntersuchungen bescheinigen der deutschsprachigen Fassung eine gute und zeitökonomische Anwendbarkeit in der klinischen Praxis. Lediglich zwei Items wurden aus der amerikanischen Fassung aus itemanalytischen Gründen herausgenommen.

*Hinweise zu Auswertung und Interpretation:* Zur Auswertung werden die Itemwerte pro Skala (Werte zwischen 1 und 4) aufsummiert und durch die Summe der Items pro Skala geteilt (gemittelte Rohwertsumme, vgl. Auswertungsblatt auf S. 130). Je höher die gemittelte Rohwertsumme, desto mehr kann die Schulvermeidung aus der Sicht des Beurteilers auf die Bedingung der entsprechenden Skala zurückgeführt werden.

In Untersuchungen zur externalen Validität der deutschsprachigen Fassung (PHOKI, DISYPS-II) fanden sich folgende bedeutsame Zusammenhänge, die bei der Interpretation der Ergebnisse hilfreich sein können:

- Skala 1 (Vermeiden negativer Affektivität) korrelierte mit Skalen zur Erfassung von sozialer und generalisierter Angst (r=.35);
- Skala 2 (Vermeiden von aversiven sozialen und/oder Bewertungssituationen) korrelierte mit Skalen zur Erhebung von sozialer Ängstlichkeit (r=.54);
- Skala 3 (Aufmerksamkeitssuchendes Verhalten) korrelierte mit Skalen zur Erfassung von Trennungsangst (r=.62);
- Skala 4 (Aufsuchen von attraktiveren Tätigkeiten außerhalb der Schule) korrelierte mit Skalen, die Störungen des Sozialverhaltens erfassen (r=.61).

## Checkliste funktionelle Faktoren von Schulvermeidung (CL-FFSV)

Die *Checkliste funktionelle Faktoren von Schulvermeidung* (CL-FFSV) erlaubt die klinische Beurteilung verschiedener Bereiche der Schulvermeidung im Zuge des diagnostischen Prozesses und erleichtert damit neben der diagnostischen Einschätzung auch die Therapieplanung. Jedes zu beurteilende Item ist fünfstufig skaliert (von 0 = trifft gar nicht zu, 1 = trifft ein wenig zu, 2 = trifft ziemlich zu, 3 = trifft sehr zu, 9 = nicht beurteilbar). Zum einen werden die möglichen psychopathologischen Faktoren der Schulvermeidung beurteilt (z. B. verschiedene Formen von Ängsten, intellektuelle Überforderung). Darüber hinaus kann die Stärke von funktionellen Faktoren der Schulvermeidung, d. h. auslösende und aufrechterhaltende Faktoren, beurteilt werden. Diese sind unterteilt in proximale Faktoren (z. B. Gewinn von Annehmlichkeiten, Vermeidung von Angst) sowie distale Faktoren (z. B. Vermeidung von Autonomieentwicklung, ausgeprägte Elternkonflikte).

## Assoziierte psychische Störungen

Weitere Verfahren zur Erfassung und Behandlung assoziierter psychischer Störungen bei Schulvermeidung werden in den Leitlinien zur Diagnostik und Verlaufskontrolle (vgl. Kapitel 2.1) sowie den Leitlinien zur Therapie (vgl. Kapitel 2.3) aufgeführt. Sie werden auch in den anderen Bänden aus der Reihe „Leitfaden Kinder- und Jugendpsychotherapie“ beschrieben, die sich den entsprechenden psychischen Störungen widmen. Weiterhin sind sie auch im Leitfaden „Diagnostik psychischer Störungen im Kindes- und Jugendalter“ (Döpfner & Petermann, 2012) enthalten.

# Verfahren zur Therapie

In diesem Kapitel wird das einzige, deutschsprachige Manual zur Therapie bei Kindern und Jugendlichen mit Schulvermeidung beschrieben.

## Beratung und Therapie bei schulvermeidendem Verhalten

Reissner und Mitarbeiter (2015a) haben mit dem sogenannten *Essener Manual* das einzige deutschsprachige Therapieprogramm zur Behandlung von Kindern und Jugendlichen im Alter von 6 bis 18 Jahren mit Schulvermeidung publiziert. Es besteht aus vier verschiedenen Behandlungsmodulen:

- Im ersten Modul „Kognitive Verhaltenstherapie" wird eine Anleitung zur Entwicklung einer Fallkonzeption sowie zur Therapieplanung gegeben und das therapeutische Vorgehen für das Einzel- und Gruppensetting beschrieben.
- Im zweiten Modul „Familienberatung" werden Strategien zum Beziehungs- und Motivationsaufbau beschrieben, Interventionen zur Verbesserung der Erziehungskompetenz gesammelt, Details zur Bewältigung des Schulwegs beschrieben und mögliche begleitende Maßnahmen dargestellt. Zudem werden Hinweise für die Durchführung einer Elterngruppe gegeben.
- Im dritten Modul „Schulische Beratung" werden lehrer- und schulzentrierte Interventionen bei umgrenzten und auch umfassenderen Problemlagen beschrieben.
- Im abschließenden Modul „Psychoedukatives Sportprogramm" wird das Konzept eines Gruppensportprogramms erläutert und das praktische Vorgehen dargestellt.
- Im Anhang werden kurz Exkurse zu verschiedenen Themen skizziert (z. B. SORKC-Schema, Plananalyse), zudem findet sich eine Vielzahl von Therapiematerialien, die häufig von anderen Therapieprogrammen adaptiert wurden und online heruntergeladen werden können.

Das Programm wurde in einer Studie auf seine Wirksamkeit hin untersucht (Reissner et al., 2015b; vgl. Kapitel 1). Dabei erhielten Kinder und Jugendliche mit Schulvermeidung (durchschnittlich 60 % Fehlzeiten in der letzten Woche vor Therapiebeginn) eine Behandlung mit diesem Therapieprogramm und teilweise auch weitere Interventionen (z. B. stationäre Therapie). Sie wurden verglichen mit einer zweiten Gruppe, die eine sehr niederfrequente, ambulante Routinebehandlung mit durchschnittlich fast vier Sitzungen bei niedergelassenen Kinder- und Jugendpsychiatern erhalten hatte. Es zeigte sich in beiden Gruppen eine deutliche Verminderung der Schulvermeidung, ohne dass sich beide Gruppen unterschieden. Allerdings lagen von einem hohen Anteil von eingeschlossenen Patienten keine Verlaufsdaten vor, da sie nicht mehr erreichbar waren.

# 4 Materialien

| Übersicht | |
|---|---|
| M01 | Checkliste zur Exploration von Schulvermeidung |
| M02 | Deutschsprachige Fassung der School Refusal Assessment Scale-Revised (SRAS-R) – Fragebogen Schulvermeidung (Elternversion, Schülerversion) |
| M03 | Checkliste funktionale Faktoren von Schulvermeidung (CL-FFSV) |
| M04 | Behandlungsvertrag |

## M01 Checkliste zur Exploration von Schulvermeidung

Die Checkliste dient als Ergänzung zum *Explorationsschema für Psychische Störungen bei Kindern und Jugendlichen* (EPSKI) (Döpfner & Petermann, 2012) und kann zur Exploration der Eltern, Lehrer oder des Patienten selbst genutzt werden. Die Hinweise in Klammern beziehen sich auf die Leitlinien in diesem Band.

### EPSKI: Sektion 6 – Aktuelle Schulvermeidungssymptomatik

a) Häufigkeit und Ausmaß (z.B. ganze Tage vs. einzelne Stunden; vgl. Leitlinie L1.1):
- Fehlzeiten pro Woche.
- Genaue Exploration der Morgensituation.

b) Mögliche situative Auslöser (z.B. nach Wochenenden, bestimmte Schulstunden; vgl. Leitlinie L1.1):
- Vorliegen eines Musters innerhalb der Fehlzeiten.

c) Konsequenzen (Wie wird die Schulzeit alternativ verbracht? vgl. Leitlinie L1.1):
- Mit vs. ohne Wissen der Eltern.
- Außerhalb bzw. innerhalb der elterlichen Wohnung.
- Zuwendungen von Bezugspersonen, Annehmlichkeiten wie Medienkonsum.
- Befürchtete (negative) Konsequenzen bei Schulbesuch.

d) Entwicklung des Problems (vgl. Leitlinie L1.6):
- Intrapsychische (z.B. Perfektionismus, Anstrengungsvermeidung) vs. interpersonelle Faktoren (z.B. inkonsistente Erziehung).
- Zusätzliche Belastungsfaktoren (z.B. alleinerziehende Mutter).
- Elterliche Psychopathologie (z.B. depressiver Vater).

e) Verlauf des Problems und Zusammenhang mit psychosozialen Be- und Entlastungen (vgl. Leitlinie L1.6):
- Beginn und Verlauf der Fehlzeiten.
- Ein-, Umschulungen, ggf. außerplanmäßige Schulwechsel.

f) Vorausgegangene (professionelle und Selbsthilfe-)Versuche, das Problem zu bewältigen, und ihr Erfolg (vgl. Leitlinie L1.7):
- Versuche des Patienten und auch innerhalb der Familie.
- Maßnahmen durch Schule/Schulamt.

g) Ausmaß der mit dem Problem verbundenen Belastungen und Beeinträchtigungen (vgl. Leitlinie L1.1):
- Beeinträchtigung des Familienklimas durch Schulvermeidung.
- Ggf. weitere Beeinträchtigungen wie zunehmende soziale Isolation, zunehmender Medienkonsum.

| EPSKI: Sektion 8 – Andere psychische Auffälligkeiten (vgl. Leitlinie 1.2) |
|---|
| Beurteilung der assoziierten psychischen Komorbidität, v.a.:<br>• Soziale und Leistungsängste<br>• Trennungsängste<br>• Generalisierte Ängste<br>• Agoraphobie<br>• Depression<br>• Störung des Sozialverhaltens<br>• Stoffgebundene/-ungebundene Abhängigkeit (Missbrauch)<br>• Aufmerksamkeitsdefizit-/Hyperaktivitätsstörung<br>• Anpassungsstörung bzw. PTBS |
| **EPSKI: Sektion 10 – Entwicklungsstand und schulische Leistungen (vgl. Leitlinie 1.4)** |
| • Bisherige schulische Entwicklung.<br>• Vergangene und aktuelle schriftliche und mündliche Schulleistungen.<br>• Schulleistungsverhalten (z.B. mündliche Mitarbeit, Lernorganisation).<br>• Wissenslücken pro Fach.<br>• Sozialverhalten in der Schule.<br>• Einbindung der Eltern in schulische Angelegenheiten. |
| **EPSKI: Sektion 11 – familiärer und sozialer Hintergrund (vgl. Leitlinie 1.5)** |
| • Qualität der Eltern-Patient-Beziehung.<br>• Beziehung des Patienten zu Geschwistern/weiteren relevanten Familienangehörigen.<br>• Vorherrschende emotionale Stimmung in der Familie.<br>• Familiäre Regeln, Aufgabenverteilung.<br>• Problemlöse- und Kommunikationsstil in der Familie.<br>• Ethnischer/kultureller Hintergrund/finanzielle Situation.<br>• Schulvermeidung aktuell oder in der Vergangenheit bei anderen Familienmitgliedern.<br>• Vorherrschender Erziehungsstil.<br>• Schulbezogenes Erziehungsverhalten.<br>• Dysfunktionale Einstellungen der Eltern in Bezug auf Schule.<br>• Besondere Belastungen in der Familie.<br>• Psychische Störungen und körperliche Erkrankungen bei den Eltern/anderen Familienmitgliedern.<br>• Bedingungen im Wohnumfeld, in der Schule (z.B. Mobbing) und in der Gleichaltrigengruppe. |
| **EPSKI: Sektion 13 – Einstellungen zur Therapie** |
| Einstellungen der Eltern, des Kindes und anderer Bezugspersonen zum Problem (vgl. Leitlinie 1.7):<br>• Unterschiedliche Einstellungen der Beteiligten zu Ausmaß, Belastung und Erwartungen an die Therapie. |

## M02 Deutschsprachige Fassung der School Refusal Assessment Scale-Revised (SRAS-R)[1] – Fragebogen Schulvermeidung (Elternversion)

Name Ihres Kindes: ______________________ Datum: ____________

Kinder und Jugendliche haben unterschiedliche Gründe, warum sie nicht in die Schule gehen:

- Einige Kinder/Jugendliche fühlen sich schlecht in der Schule.
- Einige Kinder/Jugendliche haben Probleme mit Mitschülern/Mitschülerinnen oder Lehrern/Lehrerinnen.
- Einige Kinder/Jugendliche würden lieber bei ihrer Familie sein.
- Einige Kinder/Jugendliche amüsieren sich lieber außerhalb der Schule.

Mit diesem Fragebogen möchten wir herausfinden, warum Ihr Sohn/Ihre Tochter nicht in die Schule geht.

Geben Sie bitte für jeden Satz an, ob er auf Ihren Sohn/Ihre Tochter zutrifft.

Dazu kreuzen Sie bitte eine Zahl zwischen 1 und 4 an, die Ihren Sohn/Ihre Tochter *am besten* beschreibt:

1 bedeutet hierbei „stimmt nicht".
2 bedeutet „stimmt eher nicht".
3 bedeutet „stimmt überwiegend".
4 bedeutet „stimmt vollkommen".

*Hier ein Beispiel:*

Kreuzen Sie die Zahl an, die die Situation mit Ihrem Sohn/Ihrer Tochter *am besten* beschreibt.

| Aussage: | Grad Ihrer Zustimmung | | | |
|---|---|---|---|---|
| Mein Sohn/meine Tochter geht gern einkaufen. | 1 | 2 | 3 | 4 |

Bitte machen Sie hinter jedem Satz genau ein Kreuz und achten Sie darauf, dass Sie keinen Satz auslassen. Antworten Sie bitte ehrlich und kreuzen Sie bitte immer nur ein Kästchen an. Es gibt dabei keine richtigen oder falschen Antworten. Suchen Sie sich einfach die Zahl aus, die *am besten* beschreibt, wie Ihr Sohn/Ihre Tochter sich fühlt, wenn er/sie in die Schule gehen soll.

**Jetzt blättern Sie bitte um und fangen Sie an.**

1 © Kearney (2002); dt. Fassung: Walter et al. (2017). Abdruck erfolgt mit Genehmigung der Autoren.

| **Aussagen** | **Grad der Zustimmung** | | | |
|---|---|---|---|---|
| | **stimmt nicht** | **stimmt eher nicht** | **stimmt über-wiegend** | **stimmt voll-kommen** |
| 1. Mein Sohn/meine Tochter hat ein schlechtes Gefühl, wenn er/sie in die Schule gehen soll, weil er/sie Angst vor etwas hat, das mit der Schule zusammenhängt (wie zum Beispiel Tests, Schulbus, Lehrer/Lehrerin). | 1 | 2 | 3 | 4 |
| 2. Mein Sohn/meine Tochter geht nicht in die Schule, weil es ihm/ihr schwerfällt, mit Mitschülern in der Schule zu sprechen. | 1 | 2 | 3 | 4 |
| 3. Mein Sohn/meine Tochter würde lieber mit mir oder meiner Partnerin/meinem Partner zusammen sein, als in die Schule zu gehen. | 1 | 2 | 3 | 4 |
| 4. Wenn mein Sohn/meine Tochter an Schultagen nicht in der Schule ist, verlässt er/sie das Haus, um etwas zu unternehmen, das ihm/ihr Spaß macht. | 1 | 2 | 3 | 4 |
| 5. Mein Sohn/meine Tochter geht nicht in die Schule, weil er/sie sich traurig oder bedrückt fühlt, wenn er/sie hingeht. | 1 | 2 | 3 | 4 |
| 6. Mein Sohn/meine Tochter geht nicht in die Schule, weil er/sie Angst hat, sich vor Mitschülern zu blamieren. | 1 | 2 | 3 | 4 |
| 7. Mein Sohn/meine Tochter muss viel an mich, meinen Partner/meine Partnerin oder an die Familie denken, während er/sie in der Schule ist. | 1 | 2 | 3 | 4 |
| 8. Wenn mein Sohn/meine Tochter an Schultagen nicht in die Schule geht, trifft er/sie sich mit anderen Leuten oder spricht mit ihnen. | 1 | 2 | 3 | 4 |
| 9. Mein Sohn/meine Tochter fühlt sich schlechter in der Schule (zum Beispiel ängstlich, nervös, traurig), als wenn er/sie zu Hause ist. | 1 | 2 | 3 | 4 |
| 10. Mein Sohn/meine Tochter geht nicht in die Schule, weil er/sie dort nur wenige Freunde hat. | 1 | 2 | 3 | 4 |
| 11. Mein Sohn/meine Tochter würde lieber zu Hause bei seiner/ihrer Familie bleiben, als in die Schule zu gehen. | 1 | 2 | 3 | 4 |
| 12. Mein Sohn/meine Tochter genießt es, andere Dinge zu tun (zum Beispiel mit Freunden zusammen sein, an unterschiedlichen Orten sein), wenn er/sie an Schultagen nicht in der Schule ist. | 1 | 2 | 3 | 4 |
| 13. Mein Sohn/meine Tochter fühlt sich häufig schlecht, (zum Beispiel ängstlich, nervös, traurig) wenn er/sie am Wochenende an die Schule denkt. | 1 | 2 | 3 | 4 |

| Aussagen | Grad der Zustimmung | | | |
|---|---|---|---|---|
| | stimmt nicht | stimmt eher nicht | stimmt über-wiegend | stimmt voll-kommen |
| 14. Mein Sohn/meine Tochter meidet Orte in der Schule, an denen er/sie mit Leuten reden müsste (wie zum Beispiel in Gängen und an Orten, wo sich Gruppen von Leuten aufhalten). | 1 | 2 | 3 | 4 |
| 15. Mein Sohn/meine Tochter würde lieber von mir oder von meinem Partner/meiner Partnerin zu Hause unterrichtet werden, als von seinem/ihrem Lehrer bzw. seiner/ihrer Lehrerin in der Schule. | 1 | 2 | 3 | 4 |
| 16. Mein Sohn/meine Tochter geht deswegen nicht in die Schule, weil er/sie lieber Spaß außerhalb der Schule haben möchte. | 1 | 2 | 3 | 4 |
| 17. Es würde leichter für meinen Sohn/meine Tochter sein, in die Schule zu gehen, wenn er/sie weniger schlechte Gefühle wegen der Schule hätte (wie z.B. Angst, Nervosität, Traurigkeit). | 1 | 2 | 3 | 4 |
| 18. Es würde leichter für meinen Sohn/meine Tochter sein, in die Schule zu gehen, wenn er/sie dort einfacher neue Freunde finden würde. | 1 | 2 | 3 | 4 |
| 19. Es würde leichter für meinen Sohn/meine Tochter sein, in die Schule zu gehen, wenn ich oder mein Partner/meine Partnerin mit ihm/ihr kommen würden. | 1 | 2 | 3 | 4 |
| 20. Im Vergleich zu anderen Schülern in seinem/ihrem Alter fühlt mein Sohn/meine Tochter sich schlechter, wenn er/sie an die Schule denkt (z.B. ängstlich, nervös, traurig). | 1 | 2 | 3 | 4 |
| 21. Im Vergleich zu anderen Schülern in seinem/ihrem Alter ist mein Sohn/meine Tochter lieber mit mir oder meinem Partner/meiner Partnerin zu Hause, als in die Schule zu gehen. | 1 | 2 | 3 | 4 |
| 22. Außerhalb der Schule macht mein Sohn/meine Tochter lieber Dinge, die ihm/ihr Spaß machen, als andere Schüler in seinem/ihrem Alter. | 1 | 2 | 3 | 4 |
| **Vielen Dank für Ihre Mitarbeit!** | | | | |

## M02 Deutschsprachige Fassung der School Refusal Assessment Scale-Revised (SRAS-R)[2] – Fragebogen Schulvermeidung (Schülerversion)

Dein Name: ______________________ Datum: __________

Kinder und Jugendliche haben unterschiedliche Gründe, warum sie nicht in die Schule gehen:

- Einige Kinder/Jugendliche fühlen sich schlecht in der Schule.
- Einige Kinder/Jugendliche haben Probleme mit Mitschülern/Mitschülerinnen oder Lehrern/Lehrerinnen.
- Einige Kinder/Jugendliche würden lieber bei ihrer Familie sein.
- Einige Kinder/Jugendliche amüsieren sich lieber außerhalb der Schule.

Mit diesem Fragebogen möchten wir herausfinden, warum du nicht in die Schule gehst.

Gib für jeden Satz an, ob er für dich zutrifft. Dazu kreuzt du eine Zahl zwischen 1 und 4 an, die *am besten* beschreibt, was du denkst:

1 bedeutet hierbei „stimmt nicht".
2 bedeutet „stimmt eher nicht".
3 bedeutet „stimmt überwiegend".
4 bedeutet „stimmt vollkommen".

*Hier ein Beispiel.*

Kreuze die Zahl an, die dich *am besten* beschreibt.

| Aussage: | Grad deiner Zustimmung | | | |
|---|---|---|---|---|
| Ich gehe gern einkaufen. | 1 | 2 | 3 | 4 |

Bitte mache hinter jedem Satz genau ein Kreuz und achte darauf, dass du keinen Satz auslässt. Es gibt keine richtigen oder falschen Antworten. Suche einfach die Zahl aus, die *am besten* beschreibt, wie du dich fühlst, wenn du in die Schule gehen sollst.

**Jetzt blättere bitte um und fange an.**

2 © Kearney (2002); dt. Fassung: Walter et al. (2017). Abdruck erfolgt mit Genehmigung der Autoren.

| Aussagen | Grad der Zustimmung | | | |
|---|---|---|---|---|
| | stimmt nicht | stimmt eher nicht | stimmt überwiegend | stimmt vollkommen |
| 1. Ich habe ein schlechtes Gefühl, wenn ich in die Schule gehen soll, weil ich Angst vor etwas habe, das mit der Schule zusammenhängt (z. B. Tests, Lehrer/Lehrerin, Schulbus). | 1 | 2 | 3 | 4 |
| 2. Ich gehe nicht in die Schule, weil es mir schwerfällt, mit Mitschülern in der Schule zu sprechen. | 1 | 2 | 3 | 4 |
| 3. Ich würde lieber bei meiner Mutter oder meinem Vater bleiben, als in die Schule zu gehen. | 1 | 2 | 3 | 4 |
| 4. Wenn ich an Schultagen nicht in der Schule bin, verlasse ich das Haus, um etwas zu unternehmen, das Spaß macht. | 1 | 2 | 3 | 4 |
| 5. Ich gehe nicht in die Schule, weil es mich bedrückt oder ich traurig werde, wenn ich hingehen würde. | 1 | 2 | 3 | 4 |
| 6. Ich gehe nicht in die Schule, weil ich Angst habe, mich vor Mitschülern oder Lehrern/Lehrerinnen zu blamieren. | 1 | 2 | 3 | 4 |
| 7. Ich muss viel an meine Eltern oder meine Familie denken, wenn ich in der Schule bin. | 1 | 2 | 3 | 4 |
| 8. Wenn ich an Schultagen nicht in die Schule gehe, treffe ich mich mit anderen Leuten oder spreche mit ihnen. | 1 | 2 | 3 | 4 |
| 9. Ich fühle mich schlechter in der Schule (z. B. ängstlich, nervös oder traurig), als wenn ich zu Hause bin. | 1 | 2 | 3 | 4 |
| 10. Ich gehe nicht in die Schule, weil ich dort nur wenige Freunde habe. | 1 | 2 | 3 | 4 |
| 11. Ich würde lieber zu Hause bei meiner Mutter oder meinem Vater bleiben, als in die Schule zu gehen. | 1 | 2 | 3 | 4 |
| 12. Ich genieße es, andere Dinge zu tun, (z. B. mit Freunden zusammen sein, an unterschiedlichen Orten sein), wenn ich an Schultagen nicht in der Schule bin. | 1 | 2 | 3 | 4 |
| 13. Ich fühle mich schlecht (z. B. ängstlich, nervös oder traurig), wenn ich am Wochenende an die Schule denke. | 1 | 2 | 3 | 4 |
| 14. Ich vermeide die Orte in der Schule, an denen ich mit Leuten reden müsste (z. B. in Gängen und an Orten, wo sich Gruppen von Leuten aufhalten). | 1 | 2 | 3 | 4 |
| 15. Ich würde lieber von meiner Mutter oder meinem Vater zu Hause unterrichtet werden als von meinem Lehrer/meiner Lehrerin in der Schule. | 1 | 2 | 3 | 4 |

| **Aussagen** | **Grad der Zustimmung** | | | |
|---|---|---|---|---|
| | **stimmt nicht** | **stimmt eher nicht** | **stimmt über-wiegend** | **stimmt voll-kommen** |
| 16. Ich gehe deswegen nicht in die Schule, weil ich lieber Spaß außerhalb der Schule haben möchte. | 1 | 2 | 3 | 4 |
| 17. Es würde leichter für mich sein, in die Schule zu gehen, wenn ich weniger schlechte Gefühle wegen der Schule hätte (wie z.B. Angst, Nervosität oder Traurigkeit). | 1 | 2 | 3 | 4 |
| 18. Es würde leichter für mich sein, in die Schule zu gehen, wenn ich dort einfacher neue Freunde oder Freundinnen finden würde. | 1 | 2 | 3 | 4 |
| 19. Es würde leichter für mich sein, in die Schule zu gehen, wenn mein Vater oder meine Mutter mit mir kommen würden. | 1 | 2 | 3 | 4 |
| 20. Wenn ich an die Schule denke, fühle ich mich schlechter als andere Schüler oder Schülerinnen in meinem Alter (z.B. ängstlich, nervös oder traurig). | 1 | 2 | 3 | 4 |
| 21. Im Vergleich zu anderen Schülern/Schülerinnen in meinem Alter bin ich lieber mit meiner Mutter oder meinem Vater zu Hause, als in die Schule zu gehen. | 1 | 2 | 3 | 4 |
| 22. Außerhalb der Schule mache ich lieber Dinge, die Spaß machen, mehr als andere Schüler/Schülerinnen in meinem Alter. | 1 | 2 | 3 | 4 |
| **Vielen Dank für deine Mitarbeit!** | | | | |

## M02 Auswertung SRAS-R

Name des Schülers/der Schülerin: ______________________

Beurteiler/Beurteilerin: ______________________ Datum: ____________

Skala 1 – Vermeidung negativer Affektivität
Skala 2 – Vermeidung von sozialen und Bewertungssituationen
Skala 3 – Aufmerksamkeitssuchendes Verhalten
Skala 4 – Aufsuchen von attraktiveren Tätigkeiten außerhalb der Schule

Zur Auswertung müssen die Items pro Skala aufsummiert (Rohwertsumme) und durch die Anzahl der Items pro Skala dividiert (Mittelwert) werden!

| **Skala 1** | **Skala 2** | **Skala 3** | **Skala 4** |
|---|---|---|---|
| 1. ________ | 2. ________ | 3. ________ | 4. ________ |
| 5. ________ | 6. ________ | 7. ________ | 8. ________ |
| 9. ________ | 10. ________ | 11. ________ | 12. ________ |
| 13. ________ | 14. ________ | 15. ________ | 16. ________ |
| 17. ________ | 18. ________ | 19. ________ | 22. ________ |
| 20. ________ | | 21. ________ | |

| | **Skala 1** | **Skala 2** | **Skala 3** | **Skala 4** |
|---|---|---|---|---|
| Rohwertsumme = | ________ | ________ | ________ | ________ |

| | **Skala 1** | **Skala 2** | **Skala 3** | **Skala 4** |
|---|---|---|---|---|
| Mittelwert = | ________ | ________ | ________ | ________ |

## M03 Checkliste funktionale Faktoren von Schulvermeidung (CL-FFSV)

Name Patient/Patientin: ______________________________

Beurteiler/Beurteilerin: ______________________ Datum: ______________

| Psychopathologische Faktoren | 0 – trifft gar nicht zu | 1 – trifft ein wenig zu | 2 – trifft ziemlich zu | 3 – trifft sehr zu | 9 – nicht beurteilbar |
|---|---|---|---|---|---|
| **1. Angst** | | | | | |
| 1.1 Trennungsangst | 0 | 1 | 2 | 3 | 9 |
| 1.2 Leistungsangst | 0 | 1 | 2 | 3 | 9 |
| 1.3 Soziale Angst – Lehrer | 0 | 1 | 2 | 3 | 9 |
| 1.4 Soziale Angst – Gleichaltrige | 0 | 1 | 2 | 3 | 9 |
| 1.5 Andere Ängste (beschreibe): ______________ | 0 | 1 | 2 | 3 | 9 |
| **2. Depressive Symptome** | | | | | |
| 2.1 Apathie/Antriebslosigkeit/Interessenlosigkeit | 0 | 1 | 2 | 3 | 9 |
| 2.2 Selbstwertprobleme | 0 | 1 | 2 | 3 | 9 |
| 2.3 Traurige Stimmung | 0 | 1 | 2 | 3 | 9 |
| 2.4 Negative Sicht der Zukunft | 0 | 1 | 2 | 3 | 9 |
| **3. Intellektuelle Überforderung** | 0 | 1 | 2 | 3 | 9 |
| **4. Teilleistungsschwächen** | 0 | 1 | 2 | 3 | 9 |
| **5. Oppositionelles/dissoziales Verhalten** | 0 | 1 | 2 | 3 | 9 |
| **6. Selbstüberschätzungstendenzen/narzisstisch** | 0 | 1 | 2 | 3 | 9 |
| **7. Andere Auffälligkeiten (beschreibe):** ______________ | 0 | 1 | 2 | 3 | 9 |

| Funktionelle Faktoren | 0 – trifft gar nicht zu | 1 – trifft ein wenig zu | 2 – trifft ziemlich zu | 3 – trifft sehr zu | 9 – nicht beurteilbar |
|---|---|---|---|---|---|
| **1. Proximale Faktoren** | | | | | |
| 1.1 Gewinn von Annehmlichkeiten | 0 | 1 | 2 | 3 | 9 |
| 1.2 Gewinn von Zuwendung | 0 | 1 | 2 | 3 | 9 |
| 1.3 Vermeidung von Anstrengung | 0 | 1 | 2 | 3 | 9 |
| 1.4 Vermeidung von Angst | 0 | 1 | 2 | 3 | 9 |
| 1.5 Gewinn von Kontrolle/Macht | 0 | 1 | 2 | 3 | 9 |
| 1.6 Durchsetzen eigener Interessen | 0 | 1 | 2 | 3 | 9 |
| 1.7 Vermeidung von Misserfolg | 0 | 1 | 2 | 3 | 9 |
| 1.8 Vermeidung von Überforderung | 0 | 1 | 2 | 3 | 9 |
| 1.9 Mangelndes Kompetenzvertrauen | 0 | 1 | 2 | 3 | 9 |
| 1.10 Mangelnde Erfolgserwartung | 0 | 1 | 2 | 3 | 9 |

| **Funktionelle Faktoren** | **0 – trifft gar nicht zu** | **1 – trifft ein wenig zu** | **2 – trifft ziemlich zu** | **3 – trifft sehr zu** | **9 – nicht beurteilbar** |
|---|---|---|---|---|---|
| **2. Distale Faktoren** | | | | | |
| 2.1 Vermeidung von Autonomieentwicklung | 0 | 1 | 2 | 3 | 9 |
| 2.2 Massive Elternkonflikte | 0 | 1 | 2 | 3 | 9 |
| 2.3 Divergierende Erziehungskonzepte | 0 | 1 | 2 | 3 | 9 |
| 2.4 Überbehütung durch Eltern/andere Bezugspersonen | 0 | 1 | 2 | 3 | 9 |
| 2.5 Ungünstiger Klassenverband (große Klasse, viele Auffällige etc.) | 0 | 1 | 2 | 3 | 9 |
| 2.6 Lehrer-Eltern-Konflikte | 0 | 1 | 2 | 3 | 9 |
| 2.7 Lehrer-Jugendlichen-Konflikte | 0 | 1 | 2 | 3 | 9 |
| 2.7 Überhöhte Erwartungen der Eltern | 0 | 1 | 2 | 3 | 9 |
| 2.8 Mobbing durch Jugendliche | 0 | 1 | 2 | 3 | 9 |
| 2.9 Psychische Störung der Eltern | 0 | 1 | 2 | 3 | 9 |

## M04 Behandlungsvertrag

Hiermit wird folgende Vereinbarung geschlossen zwischen:

| ______________________ | ______________________ | ______________________ |
|---|---|---|
| Name Patient(in) | Name Eltern(-teil) | Name Therapeut(in) |

Hiermit versichere ich, ____________________ (Name), ab ______________ (Datum) an mindestens ________ Tagen pro Woche/Schulstunden pro Tag (Unzutreffendes streichen) die Schule zu besuchen.

Folgende Personen unterstützen mich dabei wie folgt:

1. ______________________________________________

______________________________________________

______________________________________________

2. ______________________________________________

______________________________________________

______________________________________________

3. ______________________________________________

______________________________________________

______________________________________________

Meine Fehl- und Anwesenheitszeiten werden durch die Schule beurteilt.

Sollte es mir nicht gelingen, die o.g. Anwesenheitszeiten zu erreichen, müssen Grenzen der Therapie besprochen werden und eine Intensivierung der Therapie (z.B. stationäre Therapie) muss in Erwägung gezogen werden.

Diese Vereinbarung gilt vom ______________ bis ______________ .

| ______________________ | ______________ |
|---|---|
| Ort | Datum |

| ______________________ | ______________________ | ______________________ |
|---|---|---|
| Name Patient(in) | Name Eltern(-teil) | Name Therapeut(in) |

# 5 Fallbeispiel

## Die 12 Jahre alte Lisa

Das nachfolgende Fallbeispiel beschreibt exemplarisch eine Patientin mit Schulvermeidung und begleitender psychischer Symptomatik. Die Gliederung des Fallbeispiels entspricht mit Ausnahme des Therapieverlaufs weitgehend den Richtlinien zur Abfassung von Berichten an den Gutachter im Rahmen der Beantragung von Verhaltenstherapie. Der Umfang des nachfolgenden Fallbeispiels überschreitet jedoch den üblichen Umfang eines solchen Berichtes, der in der Regel nicht länger als drei Seiten sein sollte.

## Relevante soziodemografische Daten

Lisa stellte sich gemeinsam mit ihren Eltern in der poliklinischen Ambulanz der Klinik für Psychiatrie, Psychosomatik und Psychotherapie des Kindes- und Jugendalters an der Uniklinik Köln vor. Zum Zeitpunkt der Erstvorstellung lebte sie gemeinsam mit ihrer neun Jahre alten Schwester und ihren beiden Eltern (Mutter Hausfrau, Vater Angestellter, wiederholt in psychiatrischer Behandlung wegen Depression, aktuell keine Therapie). Lisa besuchte die fünfte Klasse einer Gesamtschule und hatte seit Karneval den Schulbesuch vollständig eingestellt (inzwischen seit sieben Wochen).

## Symptomatik und psychischer Befund

Lisa erscheint mit beiden Eltern im Frühjahr zum Erstgespräch. Seit etlichen Wochen schaffe sie es überhaupt nicht mehr, in die Schule zu gehen. Sie fühle sich zunehmend ausgegrenzt und habe Angst, gehänselt zu werden. Sie berichtet weinend, dass sie „alle mobben“ würden. Insgesamt schaffe sie es daher überhaupt nicht mehr, noch mit anderen Mädchen aus ihrer Schule zusammen zu sein. Aber selbst, wenn sie nicht in er Schule sei, bekomme sie WhatsApps von ihren Klassenkameradinnen, die sich über sie lustig machen würden. Als sie noch in die Schule gegangen sei, habe sie ständig das Gefühl gehabt, dass andere sie anschauten und über sie redeten. Im Unterricht habe sie große Angst davor gehabt, sich zu melden, da sie befürchtete, in der Klasse etwas Falsches zu sagen. Auch vor Tests und Klassenarbeiten sei sie immer sehr aufgeregt und habe regelmäßig Blackouts. Überhaupt sei ihr die Schule viel zu viel und sie verstehe bestenfalls noch die Hälfte. Zu Hause gebe es massive Streitigkeiten mit den Eltern, alles kreise nur um das Thema „Schule“. Insbesondere die Morgensituation eskaliere regelmäßig. Bei der jüngeren Schwester laufe hingegen alles prima, sie gehe regelmäßig in die Schule und habe auch viele Freudinnen. Inzwischen verbringe Lisa die Zeit nur noch zu Hause, treffe sich überhaupt nicht mehr mit ihren Freundinnen. Die meiste Zeit verbringe sie im Internet, schaue YouTube-Videos oder streame

Serien, die sie regelrecht verschlinge. Nicht selten verbringe sie zehn Stunden oder mehr täglich im Internet. In letzter Zeit sei sie zunehmend traurig und wisse auch nicht, wie es mit der Schule weitergehen solle – sie selbst wolle jedenfalls nicht mehr dorthin gehen, da alle „so gemein" zu ihr seien. Die Eltern selbst berichten, sich ebenfalls große Sorgen zu machen. Zusätzlich gebe es immer mehr Druck seitens der Schule, die auf Einhalten der Schulpflicht bestehe und damit drohe, das Schulamt zu informieren.

Lisa sei früher ein aufgewecktes, fröhliches Mädchen gewesen, das sich gut habe allein beschäftigen können. Im Kindergarten habe sie zwei sehr gute Freundinnen gehabt. Die Kontaktaufnahme zu unbekannten Kindern habe sich allerdings schon immer schwierig gestaltet. Die Einschulung und v.a. die Ganztagsbetreuung in der Grundschule sei ihr sehr schwergefallen, sie habe viel Heimweh gehabt. Daher habe sich die Familie dazu entschieden, sie aus der Betreuung herauszunehmen. Die ersten Tests und Arbeiten in der dritten Klasse der Grundschule hätten sie sehr unter Druck gesetzt und Lisa sei häufiger unter Tränen nach Hause gekommen. Zunehmend seien Rückmeldungen aus der Schule gekommen, dass Lisa sich mehr anstrengen und mehr im Unterricht beteiligen müsse. Zudem brauche sie häufig viel zu lange für die Stillarbeit. Daher habe die Mutter sie bereits während der Grundschulzeit stark bei den Hausaufgaben unterstützen müssen. In der vierten Klasse habe Lisa eine Real- oder Gesamtschulempfehlung erhalten. Ab der fünften Klasse der Gesamtschule hätten sich die geschilderten Unsicherheiten und Ängste noch verstärkt und es sei zu ersten Fehlzeiten gekommen. Lisa habe sich morgens häufig schlecht gefühlt, über Bauchschmerzen geklagt und habe häufiger nicht in die Schule gehen können. Sie habe in ihrer neuen Klasse nur schlecht Anschluss gefunden und sei zunehmend ausgegrenzt und auch geärgert worden. Bereits vor den Herbstferien habe es erste Fehltage gegeben, seit Karneval habe sie die Schule dann gar nicht mehr besucht.

## Psychischer Befund

Im Erstgespräch belastete, noch kindlich wirkende Patientin. Ausgeprägte situationsübergreifende soziale Ängste, im schulischen Kontext starke Leistungsängste, leicht trennungsängstliche Tendenzen. Ausgepräge Schulvermeidung mit starker sozialer Isolation. Exzessiver Medienkonsum. Mittlere Selbstwertprobleme, zunehmend traurige Grundstimmung, mittlere Antriebsminderung, sporadische Einschlafprobleme, kein Appetitverlust. Aktuell keine Somatisierung. Keine Hinweise auf psychotisches Erleben oder akute Selbst- oder Fremdgefährdung, kein Konsum psychotroper Substanzen, keine weiteren psychopathologischen Auffälligkeiten. Stark belastete Eltern, die Eltern-Kind-Beziehung wirkt ebenfalls beeinträchtigt.

*Ergebnisse der diagnostischen Untersuchungen:*

- *WISC-V:* Arbeitsgedächtnis: SW=77; Sprachverständnis: SW=84; Verarbeitungsgeschwindigkeit: SW=71; visuell-räumliches Denken: SW=73; Fluides Schlussfolgern: SW=77; Gesamt-IQ: SW=77

- *HSP 1–10:* Summe richtiger Wörter: T = 27
- *AFS:* Prüfungsangst: T = 76, Schulunlust: T = 64
- *YSR*: ohne Befund
- *CBCL:* Sozialer Rückzug: T = 78, Somatisierung: T = 70, Angst/Depression: T = 78.

### Somatischer Befund

Der somatische Befund ist unauffällig. Seit einem Jahr läuft eine niederfrequente ambulante, kinder- und jugendpsychiatrische Vorbehandlung.

## Behandlungsrelevante Angaben zur Lebensgeschichte, zur Krankheitsanamnese und zum Störungsmodell

Vermutlich findet sich eine genetische Disposition väterlicherseits für depressive Störungen. Lisa zeigt bereits in der Kindergartenzeit selbstunsicher-ängstliche Temperamentsmerkmale, die sich als Verhaltenshemmung beschreiben lassen. Die Eltern pflegen einen eher permissiven, überbehütenden Erziehungsstil und reagieren eher mit Entlastung und Zuwendung bei Vermeidungsverhalten, während Bewältigungsverhalten intermittierend oder gar nicht verstärkt wird. Aufgrund seiner lange bestehenden, begrenzten sozialen Integration ist von sozialen Fertigkeitendefiziten auszugehen. Dysfunktionale, katastrophisierende Kognitionen tragen zu einem situationsübergreifenden Vermeidungsverhalten bei. Die konstante intellektuelle Überforderung in der Schule mit einhergehenden leistungsbezogenen Misserfolgen, negativen Rückmeldungen von Lehrern und Eltern sowie deutliche Kontaktprobleme und Anfeindungen von Mitschülern verstärken die Symptomatik und führen zu zunehmenden Selbstwertproblemen, erlebter Hilflosigkeit und einer Verstärkung von externalen Kontrollattributionen. Durch den zunehmenden sozialen Rückzug entsteht ein fortwährender Verstärkerverlust, der die Symptomatik verstärkt. Der exzessive Medienkonsum begünstigt die Chronifizierung der Symptomatik.

## Diagnosen nach MAS ICD-10

| | |
|---|---|
| Achse 1: | Störung mit sozialer Ängstlichkeit (F93.2G)<br>Leistungsangst (F93.1G, phobische Störung des Kindesalters)<br>Mittelgradige depressive Episode (F32.1G) |
| Achse 2: | ohne Befund |
| Achse 3: | unterdurchschnittliche Intelligenz |
| Achse 4: | ohne Befund |
| Achse 5: | psychische Störung eines Elternteils |
| Achse 6: | deutliche und übergreifende Beeinträchtigung in den meisten Bereichen |

## Behandlungsplan und Prognose

Folgende Therapieziele wurden vereinbart:
1. Aufbau von Störungswissen,
2. Abbau von intellektueller Überforderung, Aufbau einer adäquaten Beschulung,
3. Abbau der Schulvermeidung,
4. Abbau der sozialen und Leistungsängste,
5. Verminderung der depressiven Stimmung und der Antriebsminderung, Stärkung des Selbstwertgefühls,
6. Verminderung des exzessiven Medienkonsums, Stärkung der sozialen Fertigkeiten, Integration in den Gleichaltrigenbereich,
7. Stärkung der Eltern-Jugendlichen-Beziehung.

## Behandlungsverlauf

Aufgrund der starken Symptomatik mit deutlicher psychosozialer Beeinträchtigung, und fast zweimonatiger vollständiger Schulvermeidung sowie erfolgloser (niederfrequenter) kinder- und jugendpsychiatrischer Beratung wurde mit der Familie die Indikation für eine stationäre Therapie gestellt. Dies gestaltete sich zunächst schwierig, denn Lisa hatte sehr große Angst vor der Station und konnte sich überhaupt nicht vorstellen, dort für einige Wochen zu leben. Auch die Eltern reagierten sehr besorgt und hatten große Schwierigkeiten, eine stationäre Therapie einzuleiten. Da es als wichtig erachtet wurde, die Familie weiter anzubinden und auch ihren Wünschen Rechnung zu tragen, wurde dem Wunsch nach ambulanter Therapie Rechnung getragen und ein umschriebener, zweiwöchiger Behandlungsvertrag geschlossen. Gemeinsam wurde festgelegt, dass Lisa in den nachfolgenden zwei Wochen an zumindest zwei Tagen stundenweise in die Schule gehen sollte, ohne schulische Anforderungen an sie zu stellen, um den ambulanten Behandlungsversuch fortzuführen (der nachfolgend auch einen Schulwechsel implizieren sollte). Lisa und auch ihre Eltern konnten dem zustimmen, dass Lisa anderenfalls auf die Warteliste der Station aufgenommen werden sollte. Bereits in der ersten Woche zeigte sich, dass Lisa den Weg in die Schule und auch den Schulbesuch nicht schaffte. Daher wurde sie wie vereinbart auf die Warteliste aufgenommen und nach einigen Wochen auf die offene Kinderstation in die Gruppe der älteren Kinder aufgenommen. Lisa fiel es am Morgen der Aufnahme sehr schwer, überhaupt auf Station zu erscheinen. Nur mit deutlichem Nachdruck der Eltern stieg sie schließlich ins Auto und erschien mit ihren Eltern auf Station. Seitens der Station wurde darauf geachtet, das gemeinsame Aufnahmegespräch kurz zu halten und dafür Sorge zu tragen, dass die Eltern danach zeitnah die Station verlassen. Lisa zog sich in den ersten Stunden stark zurück, kontaktierte im Ausgang fortwährend ihre Eltern und setzte sie auch unter Druck, um sie wieder zu entlassen. Dies teilten die Eltern den Stationsmitarbeitern mit und daher wurde eine vorübergehende Kontaktsperre nach Hause beschlossen und auch ihr Handy wurde zunächst einbehalten. Die ersten Wochenenden fand zudem keine Beurlaubung nach Hause statt. Parallel wurde mithilfe des Pflege-

und Erziehungsdienstes versucht, sie zunehmend in die Gruppe der Mitpatienten zu integrieren (indem beispielsweise der Rückzug auf ihr Zimmer begrenzt wurde oder mit Mitpatienten gezielt gemeinsame Aktivitäten durchgeführt wurden). Nach wenigen Tagen taute Lisa zunehmend auf, nahm vermehrt Kontakt zu einer Mitpatientin und dem Stationsteam auf, sie zeigte sich insgesamt entlastet und auch selbstsicherer. Auffallend war, dass sie sich auf nur wenige Mitmenschen begrenzte. Mit diesen geriet sie aber immer wieder rasch in Konflikte und schwankte zwischen starker Idealisierung und deutlicher Abwertung. Aufgrund der Chronifizierung der Schulvermeidung wurde zunächst eine Beschulung auf der Klinikschule vereinbart, um sie schrittweise in ein schulisches Setting zu integrieren. Im Anschluss an eine ausführliche Psychoedukation wurde hierzu eine Angsthierarchie erstellt und erste Schritte einer graduierten Exposition in vivo vereinbart. So wurde Lisa zunächst mit Stationsmitarbeitern in die Klinikschule begleitet, wo sie zunächst an einzelnen Unterrichtsstunden anwesend war, ohne von den Lehrern aktiv in den Unterricht einbezogen zu werden. In Absprache mit Lisa wurden die Anforderungen in enger Abstimmung mit den Lehrern schrittweise gesteigert und die Unterstützung durch das Stationsteam reduziert. Nach zehn Tagen besuchte sie eigenständig die Klinikschule mit der vollen Stundenanzahl. Nach drei Wochen konnte sie auch die Wochenenden wieder zu Hause verbringen, nachdem sie an den Wochenenden zuvor zunächst eine halbe Stunde Besuch der Eltern auf Station erhalten hatte und am darauffolgenden Wochenende zwei Stunden mit den Eltern in den Ausgang gegangen und erfolgreich zurückgekehrt war.

Parallel wurde ein Störungsmodell entwickelt, in dem die bisherige intellektuelle Überforderung, der permissive Erziehungsstil, die deutlich ängstliche Komponente und auch die sozialen Fertigkeitendefizite sowie der in letzter Zeit deutlich überhöhte Medienkonsum einen wichtigen Stellenwert einnahmen. Hierbei zeigten sowohl Lisa als auch die Eltern zunächst deutliche Externalisierungstendenzen und sahen in der fortwährenden Ausgrenzung durch Mitschülerinnen die Hauptursache für die Schulvermeidung. Diese Ursachenzuschreibung wurde in das Störungsmodell aufgenommen und mithilfe von sokratischer Exploration von typischen Problemsituationen und Verhaltensanalysen unter Berücksichtigung der Eingangsdiagnostik um die o.g. Faktoren erweitert. Alle Beteiligten konnten dieses multikausale Störungsmodell zunehmend gut annehmen, die intellektuelle Überforderung musste aber behutsam thematisiert und vertieft werden. Insbesondere die Eltern entwickelten auch eine gewisse Wut auf die bisherigen Schulen, warum dies nicht zuvor erkannt worden sei. Aus diesem Störungsmodell wurden dann die notwendigen Interventionen abgeleitet, auch die Notwendigkeit einer Umschulung auf eine Förderschule mit dem Schwerpunkt Lernen. Dieser notwendige Schulwechsel war für Lisa ein schwerer Schlag, da sie wiederum mit einem neuen sozialen Umfeld konfrontiert werden würde. Behutsam wurden katastrophisierende Kognitionen herausgearbeitet, vor dem Hintergrund der individuellen Lerngeschichte gewürdigt (viele negative Erfahrungen mit Gleichaltrigen) und nachfolgende vorsichtig hinterfragt („bedeutet dies automatisch, dass zukünftig alle neuen Menschen, die du kennenlernen wirst, dich ärgern werden?").Durch die Sozialarbeiterin fand eine umfassende Informationsvermittlung der Familie zu Förderschulen statt. Schließlich wurde eine geeignete Schule in relativer Wohnortnähe gefunden und Lisa konnte sich auf einen Probetag einlassen. Begleitend fand ein Training sozialer Fertigkeiten statt, in dem zunächst in Einzelsitzungen Verhaltensanalysen erstellt wurden, in denen auch eigene Anteile an den geschilderten Konflikten herausgearbeitet wurden. In einem nächsten Schritt wurden mit Lisa im Gruppensetting Verhaltensweisen wie Kontaktinitiierung, Selbstsicherheit oder angemessene Konfliktlösung eingeübt. Der Probetag gestaltete sich erfolgreich, allerdings verstärkten sich misserfolgsorientierte, angstinduzierende Kognitionen deutlich, die in der Therapie hinterfragt und korrigiert wurden. Da die Schule glücklicherweise anbot, auch im laufenden Schuljahr den Wechsel zu realisieren, wurde Lisa zunächst morgens von Stationsmitarbeitern in die neue Schule begleitet, nach einigen Tagen bewältigte sie den neuen Schulweg dann allein. Die Resonanz aus dieser neuen Schule nach zwei Wochen war recht positiv, Lisa hatte erste Kontakte geschlossen und schaffte es auch, sich im Unterricht zu beteiligen. Vor dem Hintergrund der insgesamt deutlichen Stabilisierung wurde Lisa nach acht Wochen für 14 Tage in ein tagesklinisches Setting übernommen, um zu prüfen, ob die Behandlungseffekte auch unter diesen Bedingungen stabil blieben. So startete sie morgens von zu Hause aus in die Schule und kam danach in die Klinik. Aufgrund des weiterhin positiven Verlaufs wurde sie nach weiteren zwei Wochen nahtlos in die ambulante Verhaltenstherapie übernommen, die bereits früh während der stationären Therapie organisiert worden war.

Im ambulanten Setting wurden zunächst die Bedingungen für die ambulante Therapie festgelegt. Es wurde ausgemacht, dass die Voraussetzung für die ambulante Therapie ein weitgehend regelmäßiger Schulbesuch sein müsse und dies schriftlich in einem Vertrag festgelegt. Darüber hinaus wurde festgelegt, was in der Therapie erarbeitet werden sollte: So sollten die bereits erreichten Erfolge weiter ausgebaut werden, zudem sollte das Vermeidungsverhalten weiter abgebaut werden, ein konsistentes Erziehungsverhalten der Eltern aufgebaut, ein angemessener Medienkonsum realisiert und Lisa stärker in den Gleichaltrigenbereich integriert werden – sowohl in der Schule als auch in der Freizeit.

Anschließend wurden die oben dargestellten Interventionen weiter fortgeführt. Hierbei lag der Fokus zum einen auf Entkatastrophisierungstechniken (z.B. auf positiven Selbstinstruktionen), die Lisa zunehmend eigenständiger einsetzen konnte. Zum anderen wurden weitere Angsthierarchien entwickelt, die neben schulbezogenen Situationen v.a. Sozialverhalten im Alltag fokussierten. So fiel es Lisa schwer, selbstständig Dinge für sich einzufordern (z.B. Verkäufer ansprechen), aber auch, unbekannte Situationen mit Gleichaltrigen aufzusuchen (z.B. Einkaufszentrum, Sportverein). Zunächst wurden diese sozialen Fertigkeiten im Rollenspiel eingeübt, nachfolgend fand dann entlang der Angsthierarchie eine Erprobung im Alltag statt und die Expositionen wurden in regelmäßigen Therapieaufgaben vertieft. Schließlich gelang es mit Unterstützung der Eltern, dass Lisa zwei feste Verabredungen mit Freundinnen pro Woche hatte.

Die Umschulung stellte eine deutliche kognitive Entlastung dar. Dennoch lag ein weiterer therapeutischer Schwerpunkt in der Vermittlung von Lern- und Arbeitsstrategien an schulischem Material. So brachte Lisa jede Woche ihre Schultasche mit, mittels von Therapieaufgaben wurde ein Arbeitsplatz zu Hause eingerichtet, feste Arbeits- und

Lernzeiten eingeführt und Lernpläne entwickelt. Mithilfe eines Selbstinstruktionstrainings wurde Lisa eine strukturierte Methode bei der Lösung komplexerer Aufgaben vermittelt, die sie zunehmend eigenständig umsetzen konnte. Lisa protokollierte im Unterricht, wie oft sie sich gemeldet hatte, was ihr mit zunehmender Übung immer leichter fiel.

In den regelmäßig stattfindenden Elterngesprächen wurden mit den Eltern Entwicklungsaufgaben von Jugendlichen (und auch für Eltern von Jugendlichen) thematisiert und erarbeitet, welche Konsequenzen dies im Alltag auf der Elternebene (z.B. Anpassung von Erziehungsstrategien) beinhaltet. Auch wurde mit den Eltern nochmals aufgegriffen, welche ungünstigen Lernerfahrungen Lisa aufgrund eines eher permissiven und auf Entlastung ausgerichteten Erziehungsstils machte. Mit den Eltern konnte anhand von Situationsanalysen herausgearbeitet werden, dass die Zuwendung bei bewältigendem Verhalten (z.B. Schulbesuch trotz Unwohlsein, Realisierung einer Verabredung) eine wichtige Funktion einnehmen würde, während die Eltern bei Vermeidungsverhalten nicht mit Aufmerksamkeit reagieren sollten. Auch der Einfluss eigener biografischer Erfahrungen der Eltern und auch die psychische Störung des Vaters wurde in diesem Zusammenhang reflektiert. So war beispielsweise die Mutter in einem sehr strengen Elternhaus aufgewachsen, unter dem sie sehr gelitten hatte, und sie hatte sich daher immer vorgenommen, dass ihre Töchter es einmal besser haben sollten. Auch konnte herausgearbeitet werden, dass der Vater mit seiner passiven, nachgiebigen Art, seinen Alltag zu bewältigen, eine ungünstige Vorbildfunktion einnahm und gemeinsam wurde überlegt, ob er sich nicht selbst therapeutische Hilfe suchen sollte, um seine Depression zu behandeln. Gemeinsam wurde nach geeigneten Therapeuten gesucht und der Vater organisierte sich einen ersten Termin. Zudem wurde ein Tagebuch installiert, in dem sowohl Vater als auch Mutter täglich eine Situation protokollieren sollten, in der sie einen „alten“ Impuls zu überprotektivem Erziehungsverhalten an sich bemerkt hatten. Zudem sollten sie notieren, welche der in der Therapie eingeübten Alternativen sie stattdessen erprobt hatten und wie der Erfolg gewesen war. Dieses Tagebuch wurde mit den Eltern in den nächsten Monaten immer wieder ausgewertet und nachbesprochen.

Der ausgeprägte Medienkonsum stellte ein heikles Thema dar. Lisa kämpfte zu Hause und auch in Familiengesprächen geschickt darum, weiterhin unbegrenzt ins Internet zu dürfen. Die Eltern waren eher der Ansicht, dass Lisa mit ihren 12 Jahren ja inzwischen selbst in der Lage sein müsste, den Medienkonsum zu regulieren. Behutsam wurde nochmals das gemeinsame Störungsmodell aufgegriffen und erneut der Zusammenhang zwischen übertriebenem Medienkonsum, sozialen Fertigkeitendefiziten, sozialer Isolation und Schulvermeidung vertieft. Zudem wurden alle Beteiligten dazu angeleitet, sich im Internet auf geeigneten Portalen, etwa der Bundeszentrale für gesundheitliche Aufklärung, über Empfehlungen zu informieren, wie lange Jugendliche in dem Alter täglich online sein sollten. Dies wurde in einem weiteren Familiengespräch ausgewertet. Gemeinsam wurde nachfolgend festgelegt, dass Lisa nach Beendigung der Hausaufgaben insgesamt drei Stunden täglich (an den Wochenenden fünf Stunden), alle Medien inklusive, online verbringen durfte (Handy, Tablet, TV). Voraussetzung war erstens vollständiger Schulbesuch, zweitens vollständig erledigte Hausaufgaben (Kontrolle durch die Mutter) und drittens mindestens zwei Verabredungen in der Woche. Zudem wurde um 21 Uhr jeglicher Medienkonsum beendet. Der Vater bat einen Freund, ihm dabei zu helfen, diese Einstellungen im Router der Familie einzurichten und ein eigenes Nutzerprofil für Lisa anzulegen. Diese festen Absprachen führten zu einer deutlichen Entlastung der Familie und zu einem deutlichen Rückgang von Konflikten. Allerdings versuchte Lisa über ihr Handy, auch nach 21 Uhr noch WhatsApps zu schreiben (über den mobilen Datenzugang), sodass ausgemacht wurde, dass sie um 21 Uhr das Handy abgeben musste.

Sieben Monate nach Beginn der ambulanten Therapie wurde mit allen Beteiligten eine Zwischenbilanz gezogen. Zuvor hatte der Therapeut auch mit der Schule Kontakt aufgenommen und eine aktuelle Rückmeldung zu Leistungs- und Sozialverhalten eingeholt und auch eine umfassende Fragebogendiagnostik erhoben. Insgesamt gestaltete sich die Zwischenbilanz positiv. Lisa besuchte regelmäßig die Schule und erbrachte dort auch angemessene Leistungen. Die ängstliche Symptomatik hatte sich deutlich vermindert und es gab auch keinerlei klinisch relevanten Symptome mehr. Allerdings gehörte Lisa auch weiterhin zu den stilleren, langsamen Schülerinnen. In der Schule hatte sie den ein oder anderen Kontakt geschlossen, außerhalb der Schule verabredete sie sich etwa zweimal die Woche und hatte auch begonnen, einmal die Woche in einen Malkurs zu gehen. Auch das Erziehungsverhalten der Eltern zeichnete sich zunehmend durch eine wohlwollende und einfühlsame, gleichzeitig aber auch fördernde, fordernde und auch Grenzen setzende Grundhaltung aus. Vor diesem Hintergrund wurde beschlossen, in die Erhaltungsphase zu treten, Strategien zur Rückfallprävention zu erarbeiten und die Therapiekontakte nur noch zweiwöchentlich durchzuführen. Auch in den insgesamt vier noch stattfindenden Boostersitzungen kam es zu einer weiteren Stabilisierung, sodass die Therapie nach insgesamt 32 Sitzungen erfolgreich beendet werden konnte.

# 6 Literatur

Abel, U. & Hautzinger, M. (2013). *Kognitive Verhaltenstherapie bei Depressionen im Kindes- und Jugendalter*. Berlin: Springer. https://doi.org/10.1007/978-3-642-29791-5

Akinbami, L., Moorman, J. & Liu, X. (2011). Asthma prevalence, health care use, and mortality: United States, 2005–2009. *National health statistics reports, National Center for Health Statistics,* 32.

Alexander, K.L., Entwisle, D.R. & Kabbani, N.S. (2001). The dropout process in life course perspective: early risk factors at home and school. *Teachers College Record, 103*, 760–822. https://doi.org/10.1111/0161-4681.00134

Amatu, H. (1981). Family-motivated truancy. *International Journal of Psychology, 16*, 111–117. https://doi.org/10.1080/00207598108247408

American Academy of Child and Adolescent Psychiatry. (1997). Practice parameters for the assessment and treatment of children and adolescents with conduct disorder. *Journal of the American Academy of Child & Adolescent Psychiatry, 36* (Suppl. 10), 122S- 139S.

American Academy of Child and Adolescent Psychiatry. (2007a). Practice parameter for the assessment and treatment of children and adolescents with anxiety disorders. *Journal of the American Academy of Child & Adolescent Psychiatry, 46*, 267–283. https://doi.org/10.1097/01.chi.0000246070.23695.06

American Academy of Child and Adolescent Psychiatry. (2007b). Practice parameter for the assessment and treatment of children and adolescents with depressive disorders. *Journal of the American Academy of Child & Adolescent Psychiatry, 46*, 1503–1526. https://doi.org/10.1097/chi.0b013e318145ae1c

Apeiros. (2019). *Apeiros – soziale Integration von Schülern und jungen Arbeitslosen durch systematisches Vorgehen*. Verfügbar unter: https://apeiros.de/

Attwood, G. & Croll, P. (2006). Truancy in secondary school pupils: prevalence, trajectories and pupil perspektives. *Research Papers in Education, 21*, 467–484. https://doi.org/10.1080/02671520600942446

Baier, D., Pfeiffer, C., Simonson, J. & Rabold, S. (2009). *Jugendliche in Deutschland als Opfer und Täter von Gewalt*. Hannover: Kriminologisches Forschungsinstitut Niedersachsen e.V. (KFN).

Baier, D., Pfeiffer, C., Windzio, M. & Rabold, S. (2006). *Schülerbefragung 2005. Gewalterfahrungen, Schulabsentismus und Medienkonsum von Kindern und Jugendlichen. Abschlussbericht über eine repräsentative Befragung von Schülerinnen und Schülern der 4. und 9. Jahrgangsstufe*. Hannover: Kriminologisches Forschungsinstitut Niedersachsen e.V. (KFN).

Baker, H. & Wills, U. (1979). School phobic children at work. *British Journal of Psychiatry, 135*, 561–564. https://doi.org/10.1192/bjp.135.6.561

Bell, A.J., Rosen, L.A. & Dynlacht, D. (1994). Truancy intervention. *Journal of Research and Development in Education, 27*, 203–211.

Berg, I. (1997). School refusal and truancy. *Archives of Diseases in Childhood, 76* (2), 90–91. https://doi.org/10.1136/adc.76.2.90

Berg, I. (1980). School refusal in early adolescence. In L. Hersov & I. Berg (Eds.), *Out of school: modern perspectives* (pp. 231–249). Chichester, UK: John Wiley.

Berg, I. (2002). School avoidance, school phobia, and truancy. In M. Lewis (Ed.), *Child and adolescent psychiatry: A comprehensive textbook* (pp. 1260–1266). Sydney, NSW: Lippincott Williams & Wilkins.

Berg, I., Butler, A., Franklin, J., Hayes, H., Lucas, C. & Sims, R. (1993). DSM-III-R disorders, social factors and management of school attendance problems in the normal population. *Journal of Child Psychology and Psychiatry, 34*, 1187–1203. https://doi.org/10.1111/j.1469-7610.1993.tb01782.x

Berg, I., Butler, A. & Hall, G. (1976). The outcome of adolescent school phobia. *British Journal of Psychiatry, 128*, 80–85. https://doi.org/10.1192/bjp.128.1.80

Berg, I., Butler, A., Hillin, R., Smith, R. & Tyrer, S. (1978). Features of children taken to juvenile court for failure to attend school. *Psychological Medicine, 8,* 447–453. https://doi.org/10.1017/S003329170 0016123

Berg, I. & Fielding, D. (1978). An evaluation of hospital in-patient treatment in adolescent school phobia. *British Journal of Psychiatry, 132*, 500–505. https://doi.org/10.1192/bjp.132.5.500

Berg, I. & Jackson, A. (1985). Teenage school refusers grow up: a follow-up study of 168 subjects, ten years on average after in-patient treatment. *British Journal of Psychiatry, 147*, 366–370. https://doi.org/10.1192/bjp.147.4.366

Berg, I., Nichols, K. & Pritchard, C. (1969). School phobia: Its classification and relationship to dependency. *Journal of Child Psychology and Psychiatry, 10*, 123–141. https://doi.org/10.1111/j.1469-7610.1969.tb02074.x

Berney, T., Kolvin, I., Bhate, S. R., Garside, R. F., Jeans, J., Kay, B. & Scarth, L. (1981). School phobia: a therapeutic trial with clomipramine and short-term outcome. *British Journal of Psychiatry, 138* (110–118).

Bernstein, G. A. & Borchardt, C. M. (1996). School refusal: family constellation and family functioning. *Journal of Anxiety Disorders, 10*, 1–19. https://doi.org/10.1016/0887-6185(95)00031-3

Bernstein, G. A., Borchardt, C. M., Perwien, A. R., Crosby, R. D., Kushner, M. G., Thuras, P. D. et al. (2000). Imipramine plus cognitive-behavioral therapy in the treatment of school refusal. *Journal of the American Academy of Child and Adolescent Psychiatry, 39* (3), 276–283. https://doi.org/10.1097/00004583-200003000-00008

Bernstein, G. A., Garfinkel, B. D. & Borchardt, C. M. (1990). Comparative studies of pharmacotherapy for school refusal. *Journal of the American Academy of Child and Adolescent Psychiatry, 29* (5), 773–781. https://doi.org/10.1097/00004583-199009000-00016

Bernstein, G. A., Hektner, J. M., Borchardt, C. M. & McMillan, M. H. (2001). Treatment of school refusal: one-year follow-up. *Journal of the American Academy of Child and Adolescent Psychiatry, 40* (2), 206–213. https://doi.org/10.1097/00004583-200102000-00015

Blagg, N. (1987). *School phobia and its treatment*. New York: Croom Helm.

Blagg, N. R. & Yule, W. (1984). The behavioural treatment of school refusal – a comparative study. *Behaviour Research and Therapy, 22* (2), 119–127. https://doi.org/10.1016/0005-7967(84)90100-1

Bools, C., Foster, J., Brown, I. & Berg, I. (1990). The identification of psychiatric disorders in children who attend school: a cluster analysis of a non-clinical population. *Psychological Medicine, 20*, 171–181. https://doi.org/10.1017/S0033291700013350

Brand, C. & O'Connor, L. (2004). School refusal: It takes a team. *Children and Schools, 26*, 54–64. https://doi.org/10.1093/cs/26.1.54

Bridgeland, J. M., Dilulio, J. J. & Morison, K. B. (2006). *The silent epidemic: perspectives of high school dropouts*. Seattle, WA: Bill and Melinda Gates Foundation.

Broadwin, I. (1932). A contribution to the study of truancy. *American Journal of Orthopsychiatry, 2*, 253–259. https://doi.org/10.1111/j.1939-0025.1932.tb05183.x

Brookmeyer, K. A., Fanti, K. A. & Henrich, G. C. (2006). Schools, parents, and youth violence: a multilevel, ecological analysis. *Journal of Clinical Child & Adolescent Psychology, 35*, 504–514. https://doi.org/10.1207/s15374424jccp3504_2

Büch, H. & Döpfner, M. (2011). *Soziale Ängste. Therapieprogramm für Kinder und Jugendliche mit Angst- und Zwangsstörungen (THAZ) – Band 2*. Göttingen: Hogrefe.

Büch, H., Döpfner, M. & Petermann, U. (2015). *Ratgeber Soziale Ängste und Leistungsängste. Informationen für Betroffene, Eltern, Lehrer und Erzieher* (Ratgeber Kinder- und Jugendpsychotherapie, Bd. 20). Göttingen: Hogrefe. https://doi.org/10.1026/02537-000

Buhse, H. & Fileccia, M. (2003). Nix wie weg – Risikofaktor Schwänzen. *forum schule, 10* (1), 8–10.

Buitelaar, J. K., van Andel, H., Duyx, J. H. & van Strien, D. C. (1994). Depressive and anxiety disorders in adolescence: a follow-up study of adolescents with school refusal. *Acta Paedopsychiatrica, 56*, 249–253.

Bundespsychotherapeutenkammer. (2017). *Praxis-Info: Patientenrechte*. Verfügbar unter https://www.bptk.de/wp-content/uploads/2019/08/bptk_praxis-info_patientenrechte_.pdf

Burke, A. E. & Silverman, W. K. (1987). The prescriptive treatment of school refusal. *Clinical Psychology Review, 7*, 353–362. https://doi.org/10.1016/0272-7358(87)90016-X

Burton, C., Marshal, M. & Chisolm, D. (2014). School absenteeism and mental health among sexual minority youth and heterosexual youth. *Journal of School Psychology, 52*, 37–47. https://doi.org/10.1016/j.jsp.2013.12.001

Byrnes, V. & Reyna, R. (2012). *Summary of state level analysis of early warning indicators*. Baltimore, MD: Everyone Graduates Center.

Carr, A. (1999). *The handbook of child and adolescent psychology. A contextual approach*. London: Routledge.

Carroll, H. T. (2010). The effect of pupil absenteeism on literacy and numeracy in the primary school. *School Psychology International, 31*, 115–130. https://doi.org/10.1177/0143034310361674

Chapman, G. (2007, March). Family environment and school refusal behavior in youth. Paper presented at the 27th annual *Meeting of the Anxiety Disorders Association of America*. St. Louis

Chapman, M. V. (2003). Poverty level and school performance: using contextual and self-report measueres to inform intervention. *Children and Schools, 25*, 5–17. https://doi.org/10.1093/cs/25.1.5

Christle, C. A., Jolivette, K. & Nelson, C. M. (2007). School characteristics related to high school dropout rates. *Remidial and Special Education, 28*, 325–339. https://doi.org/10.1177/07419325070280060201

Cierpka, M. & Frevert, G. (1994). *Die Familienbögen. Ein Inventar zur Einschätzung von Familienfunktionen*. Göttingen: Hogrefe.

Cipriani, A., Zhou, X., Del Giovane, C., Hetrick, S. E., Qin, B., Whittington, C., et al. (2016). Comparative efficacy and tolerability of antidepressants for major depressive disorder in children and adolescents: a network meta-analysis. *Lancet, 388*, 881-890. https://doi.org/ 10.1016/S0140-6736(16)30385-3

Conroy, J. L., Conroy, P. M. & Newman, R. J. (2006). School absence in children with fractures: is it unnecessary school regulations that keep children away from school? *Injury, 37*, 398–401. https://doi.org/10.1016/j.injury.2006.01.008

Corville-Smith, J., Ryan, B., Adams, G. & Dalicandro, T. (1998). Distinguishing absentee students from regular attenders: the combined influence of personal, family, and school factors. *Journal of Youth and Adolescence, 27*, 629–640. https://doi.org/10.1023/A:1022887124634

Crowder, K. & South, S. J. (2003). Neighborhood distress and school dropout: the variable significance of community context. *Social Science Research, 32*, 659–698. https://doi.org/10.1016/S0049-089X(03)00035-8

Dake, J. A., Price, J. H. & Telljohann, S. K. (2003). The nature and extent of bullying at school. *Journal of School Health, 73*, 173–180. https://doi.org/10.1111/j.1746-1561.2003.tb03599.x

Davies, J. D. & Lee, J. (2006). To attend or not to attend? Why some students chose school and other reject it. *Support for Learning, 21*, 204–209. https://doi.org/10.1111/j.1467-9604.2006.00433.x

DeSocio, J., VanCura, M., Nelson, L., Hewitt, G., Kitzmann, H. & Cole, R. (2007). Engaging truant adolescents: results from a multifaceted intervention pilot. *Preventing School Failure, 51*, 3–11. https://doi.org/10.3200/PSFL.51.3.3-11

Deutsche Gesellschaft für Kinder- und Jugendpsychiatrie und -psychotherapie. (2007). *Leitlinien zur Diagnostik und Therapie psychischer Störungen im Säuglings-, Kindes- und Jugendalter* (3., überarb. Aufl.). Köln: Deutscher Ärzteverlag.

Deutsche Gesellschaft für Kinder- und Jugendpsychiatrie und -psychotherapie. (2018). *Langfassung der evidenz- und konsensbasierten Leitlinie (S3) Störungen des Sozialverhaltens: Empfehlungen zur Versorgung und Behandlung* (AWMF-Registernummer 028-020). Verfügbar unter: https://www.awmf.org/uploads/tx_szleitlinien/028-020k_S3_Stoerungen_des_Sozialverhaltens_2018-09_1.pdf

Döpfner, M., Flechtner, H., Lehmkuhl, G. & Steinhausen, H. C. (in Vorb.). *Psychopathologisches Befund-System für Kinder und Jugendliche: Befundbogen, Glossar und Explorationsleitfaden (CASCAP-D)* (2., überarb. Aufl.). Göttingen: Hogrefe.

Döpfner, M., Frölich, J. & Lehmkuhl, G. (2013). *Aufmerksamkeitsdefizit-/Hyperaktivitätsstörung* (2., überarb. Aufl.). Göttingen: Hogrefe.

Döpfner, M., Frölich, J. & Wolff Metternich-Kaizman, T. (2019). *Ratgeber ADHS. Informationen für Betroffene, Eltern, Lehrer und Erzieher zu Aufmerksamkeitsdefizit-/Hyperaktivitätsstörungen* (3., akt. Aufl.). Göttingen: Hogrefe. https://doi.org/10.1026/03015-000

Döpfner, M. & Görtz-Dorten, A. (2017). *DISYPS-III. Diagnostik-System für psychische Störungen nach ICD-10 und DSM-V für Kinder und Jugendliche – III*. Göttingen: Hogrefe.

Döpfner, M. & Petermann, F. (2012). *Diagnostik psychischer Störungen im Kindes- und Jugendalter* (Leitfaden Kinder- und Jugendpsychotherapie, Bd. 2). Göttingen: Hogrefe.

Döpfner, M., Plück, J., Kinnen, C. & Arbeitsgruppe Deutsche Child Behavior Checklist. (2014a). *Elternfragebogen über das Verhalten von Kindern und Jugendlichen: Deutsche Bearbeitung der Child Behavior Checklist (CBCL/6–18R)*. Göttingen: Hogrefe.

Döpfner, M., Plück, J., Kinnen, C. & Arbeitsgruppe Deutsche Child Behavior Checklist. (2014b). *Fragebogen für Jugendliche: Deutsche Bearbeitung des Youth Self Report (YSR/6–18R)*. Göttingen: Hogrefe.

Döpfner, M., Plück, J., Kinnen, C. & Arbeitsgruppe Deutsche Child Behavior Checklist. (2014c). *Lehrerfragebogen über das Verhalten von Kindern und Jugendlichen: Deutsche Bearbeitung der Teacher Report Form (TRF/6–18R)*. Göttingen: Hogrefe.

Döpfner, M., Schnabel, M., Goletz, H. & Ollendick, T.H. (2006). *PHOKI. Phobiefragebogen für Kinder und Jugendliche*). Göttingen: Hogrefe.

Döpfner, M., Schürmann, S. & Frölich, J. (2019a). *Therapieprogramm für Kinder mit hyperkinetischem und oppositionellem Problemverhalten THOP* (6., erw. Aufl.). Weinheim: Beltz.

Dresbach, E. & Döpfner, M. (2020). *Gleichaltrigenprobleme im Jugendalter. SELBST – Therapieprogramm für Jugendliche mit Selbstwert-, Leistungs- und Beziehungsstörungen*. Göttingen: Hogrefe.

Egger, H.L., Costello, E.J. & Angold, A. (2003). School refusal and psychiatric disorders: a community study. *Journal of the American Academy of Child & Adolescent Psychiatry, 42* (7), 797–807. https://doi.org/10.1097/01.CHI.0000046865.56865.79

Eigenheer, R., Rhiner, B., Schmid, M. & Schramm, E. (2016). *Störung des Sozialverhaltens bei Jugendlichen: die Multisystemische Therapie in der Praxis*. Göttingen: Hogrefe. https://doi.org/10.1026/02528-000

Elliott, J. & Place, M. (2017). Practitioner Review: school refusal: developments in conceptualisation and treatment since 2000. *Journal of Child Psychology and Psychiatry*. Advance online publication. https://doi.org/10.1111/jcpp.12848

Flakierska, N., Lindstrom, M. & Gillberg, G. (1988). School refusal: a 15-20-year follow-up study of 35 Swedish urban children. *British Journal of Psychiatry, 152*, 834–837. https://doi.org/10.1192/bjp.152.6.834

Flakierska-Praquin, N., Lindstrom, M. & Gillberg, G. (1997). School phobia with separation anxiety disorder: a comarative 20- to 29-year follow-up of 35 school refusers. *Comprehensive Psychiatry, 38*, 17–22. https://doi.org/10.1016/S0010-440X(97)90048-1

Franklin, C.G. & Soto, I. (2002). Keeping Hispanic youths in school. *Children and Schools, 24*, 139–143. https://doi.org/10.1093/cs/24.3.139

Fremont, W. (2003). School refusal in children and adolescents. *American Family Physician, 68*, 1555–1560.

Fuller, C. & Taylor, P. (2015). *Therapie-Tools Motivierende Gesprächsführung* (2., neu ausgest. Aufl.). Weinheim: Beltz.

Galloway, D. (1985). *Schools and persistent absentees*. Oxford, UK: Pergamon Press.

Garry, E. (1996). *Truancy: first steps to a lifetime of problems*. Washington, DC: U.S. Department of Justice, Office of the Juvenile Justice and Delinquency Prevention.

Gittelman-Klein, R. & Klein, D.F. (1971). Controlled imipramine treatment of school phobia. *Archives of General Psychiatry, 25*, 204–207.

Gittelman-Klein, R. & Klein, D. F. (1973). School phobia: diagnostic considerations in the light of imipramine effects. *Journal of Nervous and Mental Disease, 3*, 199–215.

Glew, G. M., Fan, M.-Y., Katon, W., Rivara, F. P. & Kernic, M. A. (2005). Bullying, psychosocial adjustment, and academic performance in elementary school. *Archives of Pediatrics and Adolescent Medicine, 159*, 1026–1031. https://doi.org/10.1001/archpedi.159.11.1026

Goodman, R. & Scott, S. (2012). *Child and adolescent psychiatry* (3rd ed.). Chichester, UK: Wiley-Blackwell. https://doi.org/10.1002/9781118340899

Görtz-Dorten, A. & Döpfner, M. (2019). *Therapieprogramm für Kinder mit aggressivem Verhalten (THAV)* (2., überarb. u. erw. Aufl.). Göttingen: Hogrefe. https://doi.org/10.1026/02891-000

Görtz-Dorten, A. & Döpfner, M. (in Vorb.). *Interviewleitfäden zum Diagnostik-System für psychische Störungen nach ICD-10 und DSM-5 für Kinder- und Jugendliche (DISYPS-III-ILF)*. Göttingen: Hogrefe.

Gottfried, M. (2014). Chronic absenteeism and its effects on students' academic and socioemotional outcomes. *Journal of Education for Students Placed at Risk, 19*, 53–75. https://doi.org/10.1080/10824669.2014.962696

Green, J., Liem, G. A., Martin, A. J., Colmar, S., Marsh, H. W. & McInerney, D. (2012). Academic motivation, self-concept, engagement, and performance in high school: key processes from a longitudinal perspective. *Journal of Adolescence, 35*, 1111–1122. https://doi.org/10.1016/j.adolescence.2012.02.016

Grills-Taquechel, A. E., Norton, P. & Ollendick, T. (2010). A longitudinal examination of factors predicting anxiety during the transition to middle school. *Anxiety, Stress & Coping, 23*, 493–513. https://doi.org/10.1080/10615800903494127

Groen, G., Ihle, W., Ahle, M. & Petermann, F. (2012). *Ratgeber Traurigkeit, Rückzug, Depression* (Ratgeber Kinder- und Jugendpsychotherapie, Bd. 16). Göttingen: Hogrefe.

Groen, G. & Petermann, F. (2015). *Therapie-Tools Depression*. Weinheim: Beltz.

Guare, R. E. & Cooper, B. S. (2003). *Truancy revisited: students as school consumers*. Lanham, MD: Scarecrow.

Hanisch, C., Richard, S., Eichelberger, I., Greimel, L. & Döpfner, M. (2018). *Schulbasiertes Coaching bei Kindern mit explansivem Problemverhalten (SCEP)*. Göttingen: Hogrefe. https://doi.org/10.1026/02813-000

Harrington, R. C. (2013). *Kognitive Verhaltenstherapie bei depressiven Kindern und Jugendlichen* (2., aktual. Aufl.). Göttingen: Hogrefe.

Hautzinger, M., Keller, F. & Kühner, C. (2009). *BDI-II Beck Depressions-Inventar Revision* (2. Aufl.). Heilbronn: Harcourt.

Havik, T., Bru, E. & Ertesvag, S. (2015). School factors asociated with school refusal- and truancy-related reasons for school non-attendance. *Social Psychology of Education, 18*, 221–240. https://doi.org/10.1007/s11218-015-9293-y

Heiderich, R. & Rohr, G. (2007). *Ohne Angst in der Schule. Probleme erkennen und erfolgreich überwinden*. Stuttgart: Urania.

Hella, B. & Bernstein, G. A. (2012). Panic disorder and school refusal. *Child and Adolescent Psychiatric Clinics of North America, 21* (3), 593–606. https://doi.org/10.1016/j.chc.2012.05.012

Henry, K. L. (2007). Who's skipping school: characteristics of truants in 8th and 10th grade. *Journal of School Health, 77*, 29–35. https://doi.org/10.1111/j.1746-1561.2007.00159.x

Henry, K. L. & Huizinga, D. h. (2007). School-related risk and protective facors associated with truancy among urban youth placed at risk. *Journal of Primary Prevention, 28*, 505–519. https://doi.org/10.1007/s10935-007-0115-7

Hersov, L. (1960). Persistent non-attendance at school. *Journal of Child Psychology and Psychiatry, 1*, 130–136. https://doi.org/10.1111/j.1469-7610.1960.tb01987.x

Hersov, L. (1990). School refusal: an overview. In C. Chiland & J. Young (Eds.), *Why children reject school: Views from seven countries* (pp. 152–159). New Haven, CT: Yale University Press.

Heyne, D. (2006). School refusal. In J. E. Fisher & W. T. O'Donohue (Eds.), *Practitioner's guide to evidence-based psychotherapy* (pp. 599–618). New York: Springer.

Heyne, D., Gren-Landell, M., Melvin, G. & Gentle-Genitty, C. (2019). Differentiation between school attendance problems: why and how? *Cognitive and Behavioral Practice, 26*, 8–34. https://doi.org/10.1016/j.cbpra.2018.03.006

Heyne, D. & King, N.J. (2004). Treatment of school refusal. In P. Barrett & T. Ollendick (Eds.), *Handbook of interventions that work with children and adolescents* (pp. 243–272). New York: John Wiley & Sons.

Heyne, D., King, N.J. & Ollendick, T. (2004). School refusal. In P. Graham (Ed.), *Cognitive behaviour therapy for children and families* (2nd ed., pp. 320–341). Cambridge, UK: Camridge University Press.

Heyne, D., King, N.J., Tonge, B.J., Rollings, S., Young, D., Pritchard, M. et al. (2002). Evaluation of child therapy and caregiver training in the treatment of school refusal. *Journal of the American Academy of Child and Adolescent Psychiatry, 41* (6), 687–695. https://doi.org/10.1097/00004583-200206000-00008

Heyne, D. & Rollings, S. (2002). *School refusal*. Oxford, UK: Blackwell Scientific Publications.

Heyne, D. & Sauter, F. (2013). School refusal. In C. Essau & T. Ollendick (Eds.), *The Wiley-Blackwell handbook of the treatment of childhood and adolescent anxiety* (pp. 471–517). Chichester, UK: John Wiley & Sons Limited.

Heyne, D., Sauter, F., van Widenfelt, B., Vermeiren, R. & Westenberg, P. (2011). Non-randomized trial of a developmentally sensitive cognitive behavioral therapy. *Journal of Anxiety Disorders, 25*, 870–878. https://doi.org/10.1016/j.janxdis.2011.04.006

Hiatt, J. (1915). The truant problem and the parental school. *Bulletin of the Bureau of Education, 29*, 7–35.

Hibbett, A. & Fogelman, K. (1990). Future lives of truants: family formation and health-related behaviour. *British Journal of Educational Psychology, 60* (2), 171–179. https://doi.org/10.1111/j.2044-8279.1990.tb00934.x

Hochadel, J., Frölich, J., Wiater, A., Lehmkuhl, G. & Fricke-Oerkermann, L. (2014). Prevalence of sleep problems and relationship between sleep problems and school refusal behavior in school-aged children in children's and parents' ratings. *Psychopathology, 47*, 119–126. https://doi.org/10.1159/000345403

Hopf, H. (2014). *Schulangst und Schulphobie. Wege zum Verständnis und zur Bewältigung. Hilfen für Eltern und Lehrer*. Frankfurt a.M.: Brandes & Apsel.

Ihle, W., Groen, G., Walter, D., Esser, G. & Petermann, F. (2012). *Depression* (Leitfaden Kinder- und Jugendpsychotherapie, Bd. 16). Göttingen: Hogrefe.

Ihle, W., Jahnke, D. & Esser, G. (2003). Kognitiv-verhaltenstherapeutische Behandlungsansätze nicht dissozialer Schulverweigerung: Schulphobie und Schulangst. *Praxis der Kinderpsychologie und Kinderpsychiatrie, 52* (6), 409–424.

Ingles, C., Gonzalvez-Macia, C., Garcia-Fernandez, J., Vicent, M. & Martinez-Monteagudo, M. (2015). Current status of research on school refusal. *European Journal of Education and Psychology, 8*, 37–52. https://doi.org/10.1016/j.ejeps.2015.10.005

Ingul, J. & Nordahl, H. (2013). Anxiety as a risk factor for school absenteeism: what differentiates anxious school attenders from non-attenders? *Annals of General Psychiatry, 12*, 25. https://doi.org/10.1186/1744-859X-12-25

Jimerson, S., Egeland, B., Sroufe, A. & Carlson, B. (2000). A prospective longitudinal study of high school dropouts examining multiple predictors across development. *Journal of School Psychology, 38* (6), 525–549. https://doi.org/10.1016/S0022-4405(00)00051-0

Jureidini, J.N., Doecke, C.J., Mansfield, P.R., Haby, M.M., Menkes, D.B. & Tonkin, A.L. (2004). Efficacy and safety of antidepressants for children and adolescents. *British Medical Journal, 328* (7444), 879–883.

Kahn, J. & Nursten, J. (1962). School refusal: A comprehensive view of school phobia and other failures of school attendance. *American Journal of Orthopsychiatry, 32*, 707–718. https://doi.org/10.1111/j.1939-0025.1962.tb00320.x

Kanfer, F.H., Reinecker, H. & Schmelzer, D. (2012). *Selbstmanagement-Therapie. Ein Lehrbuch für die klinische Praxis*. Berlin: Springer. https://doi.org/10.1007/978-3-642-19366-8

Kearney, C.A. (2001). *School refusal behavior in youth: a functional approach to assessment and treatment.* Washington, DC: American Psychological Association.

Kearney, C.A. (2002). Identifying the function of School Refusal Behavior: a revision of the School Refusal Assessment Scale. *Journal of Psychopathology and Behavioral Assessment, 24*, 235–245. https://doi.org/10.1023/A:1020774932043

Kearney, C.A. (2003). Bridging the gap among professionals who address youths with school absenteeism: Overview and suggestions for consensus. *Professional Psychology: Research and Practice, 34*, 57–65. https://doi.org/10.1037/0735-7028.34.1.57

Kearney, C.A. (2007). Forms and functions of school refusal behavior in youth: an empirical analysis of absenteeism severity. *Journal of Child Psychology and Psychiatry, 48* (1), 53–61. https://doi.org/10.1111/j.1469-7610.2006.01634.x

Kearney, C.A. (2008a). An interdisciplinary model of school absenteeism in youth to inform professional practice and public policy. *Educational Psychology Review, 20*, 257–282. https://doi.org/10.1007/s10648-008-9078-3

Kearney, C.A. (2008b). School absenteeism and school refusal behavior in youth: a contemporary review. *Clinical Psychology Review, 28* (3), 451–471. https://doi.org/10.1016/j.cpr.2007.07.012

Kearney, C.A. (2016). *Managing school absenteeism at multiple tiers. An evidence-based and practical guide for professionals.* New York: Oxford University Press. https://doi.org/10.1093/med:psych/9780199985296.001.0001

Kearney, C.A. & Albano, A.M. (2004). The functional profiles of school refusal behavior. Diagnostic aspects. *Behavior Modification, 28* (1), 147–161. https://doi.org/10.1177/0145445503259263

Kearney, C.A. & Bensaheb, A. (2006). School absenteeism and school refusal behavior: a review and suggestions for school-based health professionals. *Journal of School Health, 76* (1), 3–7. https://doi.org/10.1111/j.1746-1561.2006.00060.x

Kearney, C.A. & Ross, E. (2014). Problematic school absenteeism. In C. Alfano & D. Beidel (Eds.), *Comprehensive evidence based interventions for children and adolescents* (pp. 275–286). Hoboken, NJ: John Whiley & Sons.

Kearney, C.A. & Silverman, W.K. (1999). Functionally based prescriptive and nonprescriptive treatment for children and adolescents with school refusal behavior. *Behavior Therapy, 30*, 673–695. https://doi.org/10.1016/S0005-7894(99)80032-X

Kearney, C.A. & Spear, M. (2012). School refusal behavior. Schoolbased cognitive-behavioral interventions. In L. Grossman & S. Walfish (Eds.), *Translating psychological research into practice* (pp. 83–85). Washington, DC: American Psychological Association.

King, N., Ollendick, T., Tonge, B., Heyne, D., Pritchard, M., Rollings, S. et al. (1996). Behavioural management of school refusal. *Scandinavian Journal of Behaviour Therapy, 25*, 3–15. https://doi.org/10.1080/16506079609456002

King, N., Tonge, B.J., Heyne, D. & Ollendick, T.H. (2000). Research on the cognitive-behavioral treatment of school refusal: a review and recommendations. *Clinical Psychology Review, 20* (4), 495–507. https://doi.org/10.1016/S0272-7358(99)00039-2

King, N.J. & Bernstein, G.A. (2001). School refusal in children and adolescents: a review of the past 10 years. *Journal of the American Academy of Child and Adolescent Psychiatry, 40*, 197–205. https://doi.org/10.1097/00004583-200102000-00014

King, N.J., Tonge, B.J., Heyne, D., Pritchard, M., Rollings, S., Young, D. et al. (1998). Cognitive-behavioral treatment of school-refusing children: a controlled evaluation. *Journal of the American Academy of Child & Adolescent Psychiatry, 37* (4), 395–403. https://doi.org/10.1097/00004583-199804000-00017

King, N.J., Tonge, B.J., Heyne, D., Turner, S., Pritchard, M. & Young, D. (2001). Cognitive-behavioural treatment of school-refusing children: maintenance of improvement at 3- to 5-year follow-up. *Scandinavian Journal of Behaviour Therapy, 30*, 85–89. https://doi.org/10.1080/02845710117011

Kliem, S. & Brähler, E. (2013). *Beck Depressions-Inventar – Fast Screen for medical patients (BDI-FS).* London: Pearson.

Knollmann, M., Knoll, S., Reissner, V., Metzelaars, J. & Hebebrand, J. (2010). Schulvermeidendes Verhalten aus kinder- und jugendpsychiatrischer Sicht. *Deutsches Ärzteblatt, 107*, 43–49.

Kogan, S.M., Luo, Z., Brody, G.H. & Murry, V.M. (2005). The influence of high school dropout on substance use among African American youth. *Journal of Ethnicity in Substance Abuse, 4*, 35–51. https://doi.org/10.1300/J233v04n01_04

Lagana, M.T. (2004). Protective factors for inner-city adolescents at risk of school dropout: family factors and social support. *Children and Schools, 26*, 211–220. https://doi.org/10.1093/cs/26.4.211

Lamdin, D.J. (1996). Evidence of student attendance as an independent variable in education production functions. *Journal of Educational Research, 89*, 155–162. https://doi.org/10.1080/00220671.1996.9941321

Last, C.G., Hansen, C. & Franco, N. (1998). Cognitive-behavioral treatment of school phobia. *Journal of the American Academy of Child & Adolescent Psychiatry, 37* (4), 404–411. https://doi.org/10.1097/00004583-199804000-00018

Layne, A.E., Bernstein, G.A., Egan, E.A. & Kushner, M.G. (2003). Predictors of treatment response in anxious-depressed adolescents with school refusal. *Journal of Child Psychology and Psychiatry, 42* (3), 319–326. https://doi.org/10.1097/00004583-200303000-00012

Lee, V.E. & Burkham, D.T. (2003). Dropping out of high school: the role of school organization and structure. *American Educational Research Journal, 40*, 353–393. https://doi.org/10.3102/00028312040002353

Lehmkuhl, G., Flechtner, H. & Lehmkuhl, U. (2003). Schulverweigerung: Klassifikation, Entwicklungspsychopathologie, Prognose und therapeutische Ansätze. *Praxis der Kinderpsychologie und Kinderpsychiatrie, 52*, 371–386.

Lenzen, C., Brunner, R. & Resch, F. (2016). Schulabsentismus: Entwicklungen und fortbestehende Herausforderungen. *Zeitschrift für Kinder- und Jugendpsychiatrie und Psychotherapie, 44*, 101–111. https://doi.org/10.1024/1422-4917/a000405

Lenzen, C., Fischer, G., Jentzsch, A., Kaess, M., Parzer, P., Carli, V. et al. (2013). Schulabsentismus in Deutschland – die Prävalenz von entschuldigten und unentschuldigten Fehlzeiten und ihre Korrelation mit emotionalen und Verhaltensauffälligkeiten. *Praxis der Kinderpsychologie und Kinderpsychiatrie, 62*, 570–582. https://doi.org/10.13109/prkk.2013.62.8.570

Lounsbury, J.W., Steel, R.P., Loveland, J.M. & Gibson, L.W. (2004). An investigation of personality traits in relation to adolescent school absenteeism. *Journal of Youth and Adolescence, 33*, 457–466. https://doi.org/10.1023/B:JOYO.0000037637.20329.97

Lyon, A. & Cotler, S. (2007). Toward reduced bias and increased utility in the assessment of school refusal behavior: the case for divergent samples and evaluations of context. *Psychology in the Schools, 44*, 551–565. https://doi.org/10.1002/pits.20247

Maric, M., Heyne, D. & De Heus. (2012). The role of cognition in school refusal: an investigation of automatic thoughts and cognitive errors. *Behavioral and Cognitive Psychotherapy, 40*, 255–269. https://doi.org/10.1017/S1352465811000427

Martin, C., Cabrol, S., Bouvard, M.P., Lipine, J.P. & Mouren-Simeoni, M.C. (1999). Anxiety and depressive disorders in fathers and mothers of anxious school-refusing children. *Journal of the American Academy of Child & Adolescent Psychiatry, 38*, 916–922. https://doi.org/10.1097/00004583-199907000-00023

Martinez, C.R., DeGarmo, D.S. & Eddy, J.M. (2004). Promoting academic success among Latino youths. *Hispanic Journal of Behavioral Sciences, 26*, 128–151. https://doi.org/10.1177/0739986304264573

Mattejat, F. & Remschmidt, H. (1999). *Fragebogen zur Beurteilung der Behandlung (FBB)*. Göttingen: Hogrefe.

Maynard, B., Brendel, K., Bulanda, J., Heyne, D., Thompson, A. & Pigott, T. (2015a). Psychosocial interventions for school refusal with primary and secondary school students: a systematic review. *Campbell Systematic Reviews, 12*, 6–76. https://doi.org/10.4073/csr.2015.12

Maynard, B., Heyne, D., Brendel, K., Bulanda, J., Thompson, A. & Pigott, T. (2015b). Treatment for school refusal among children and adolescents: a systematic review and meta-analysis. *Research on Social Work Practice*. Advance online publication. https://doi.org/10.1177/1049731515598619

Maynard, B., Salas-Wright, C., Vaughn, M. & Peters, K. (2012). Who are truant youth? Examining distinctive profiles of truant youth using latent profile analysis. *Journal of Youth and Adolescence, 41*, 1671–1684. https://doi.org/10.1007/s10964-012-9788-1

McAnanly, E. (1986). School phobia: the importance of prompt intervention. *Journal of School Health, 56*, 433–436. https://doi.org/10.1111/j.1746-1561.1986.tb05686.x

McCluskey, C.P., Bynum, T.S. & Patchin, J.W. (2004). Reducing chronic absenteeism: an assessment of early truancy initiative. *Crime and Delinquency, 50*, 214–234. https://doi.org/10.1177/0011128703258942

McCune, N. & Hynes, J. (2005). Ten year follow-up of children with school refusal. *Irish Journal of Psychological Medicine, 22*, 56–58. https://doi.org/10.1017/S0790966700008946

McShane, G., Walter, G. & Rey, J.M. (2001). Characteristics of adolescents with school refusal. *Australian and New Zealand Journal of Psychiatry, 35* (6), 822–826. https://doi.org/10.1046/j.1440-1614.2001.00955.x

McShane, G., Walter, G. & Rey, J.M. (2004). Functional outcome of adolescents with school refusal. *Clinical Child Psychology and Psychiatry, 9*, 53–60. https://doi.org/10.1177/1359104504039172

Melfsen, S., Florin, I. & Warnke, A. (2001). *Sozialphobie und -angstinventar für Kinder (SPAIK)*. Göttingen: Hogrefe.

Melvin, G., Dudley, A., Gordon, M., Klimkeit, E., Gullone, E., Taffe, J. et al. (2017). Augmenting cognitive behavior therapy for school refusal with fluoxetine: a randomized controlled trial. *Child Psychiatry and Human Development, 48*, 485–497. https://doi.org/10.1007/s10578-016-0675-y

Melvin, G., Heyne, D., Gray, K., Hastings, R., Totsika, V., Tonge, B. et al. (2019). The Kids and Teens at School (KiTeS) Framework: an inclusive bioecological systems approach to understanding school absenteeism and school attendance problems. *Frontiers in Education,* 4. https://doi.org/10.3389/feduc.2019.00061

Meyer-Dietrich, I. & Kunert, A. (2012). *Der kleine Drache will nicht zur Schule*. Ravensburg: Ravensburger.

Modin, B. & Ostberg, V. (2009). School climate and psychosomatic health: a multilevel analysis. *School Effectiveness and School Improvement, 20*, 433–455. https://doi.org/10.1080/09243450903251507

Naar-King, S. & Suarez, M. (2012). *Motivierende Gesprächsführung mit Jugendlichen und jungen Erwachsenen*. Weinheim: Beltz.

National Center for Education Statistics. (2006). *The condition of education 2006*. Washington, DC: US Department of Education.

National Institute for Health and Care Excellence (NICE). (2013). *Antisocial behaviour and conduct disorders in children and young people: recognition and management* (Clinical Guidelines, CG158). Retrieved from https://www.nice.org.uk/guidance/cg158

National Institute for Health and Care Excellence (NICE). (2015). *Depression in children and young people: identification and management* (Clinical guidlines, CG28). Retrieved from https://www.nice.org.uk/guidance/cg28

National Institute for Health and Care Excellence (NICE). (2016). *Social anxiety disorder: recognition, assessment and treatment* (Clinical guidelines, CG 159). Retrieved from https://www.nice.org.uk/guidance/cg159

Naylor, M.W., Staskowski, M., Kenney, M.C. & King, C.A. (1994). Language disorders and learning disabilities in school-refusing adolescents. *Journal of the American Academy of Child & Adolescent Psychiatry, 33*, 1331–1337. https://doi.org/10.1097/00004583-199411000-00016

Obondo, A. & Dhadphale, M. (1990). Family study of Kenyan children with school refusal. *East African Medical Journal, 67*, 100–108.

Oelsner, W. & Lehmkuhl, G. (2004). *Schulangst erfolgreich begegnen*. München: dtv.

Ollendick, T.H. & King, N.J. (1990). School phobia and separation anxiety. In H. Leitenberg (Ed.), *Handbook of social and evaluation anxiety* (pp. 179–214). New York: Springer.

Olweus, D. (2009). Mobbing in Schulen: Fakten und Intervention. In A. Henschel, R. Krüger, C. Schmitt & W. Stange (Hrsg.), *Jugendhilfe und Schule – Handbuch für eine gelingende Kooperation* (2. Aufl., S. 247–266). Berlin: Springer.

Orfield, G. (2004). *Dropouts in America: Confronting the graduation rate crisis*. Cambridge, MA: Harvard Education Press.

Patridge, J. (1939). Truancy. *British Journal of Psychiatry, 85*, 45–81.

Petermann, F. (2017). *Therapie-Tools. Eltern- und Familienarbeit*. Weinheim: Beltz.

Petermann, F., Döpfner, M. & Görtz-Dorten, A. (2016). *Ratgeber aggressives und oppositionelles Verhalten bei Kindern. Informationen für Betroffene, Eltern, Lehrer und Erzieher* (Ratgeber Kinder- und Jugendpsychotherapie, Bd. 3, 3., überarb. Aufl.). Göttingen: Hogrefe. https://doi.org/10.1026/02649-000

Petermann, F. & Marées, N. von (2013). Cyber-Mobbing: eine Bestandsaufnahme. *Kindheit und Entwicklung, 22*, 145–154. https://doi.org/10.1026/0942-5403/a000111

Petermann, F. & Petermann, U. (2012). *Training mit aggressiven Kindern* (13., überarb. Aufl.). Weinheim: Beltz.

Petermann, F. & Petermann, U. (2013). *LSL. Lehrereinschätzliste für Sozial- und Lernverhalten* (2. überarb. Aufl.). Göttingen: Hogrefe.

Petermann, U. & Petermann, F. (2015). *Training mit sozial unsicheren Kindern. Behandlung von sozialer Angst, Trennungsangst und generalisierter Angst* (11., überarb. u. erw. Aufl.). Weinheim: Beltz.

Pflug, V. & Schneider, S. (2016). School absenteeism: an online survey via social networks. *Child Psychiatry and Human Development, 47* (3), 417–429. https://doi.org/10.1007/s10578-015-0576-5

Pina, A., Zerr, A., Gonzales, N. & Ortiz, C. (2009). Psychosocial interventions for school refusal behavior in children and adolescents. *Child Development Perspectives, 3* (1), 11–20. https://doi.org/10.1111/j.1750-8606.2008.00070.x

Place, M., Hulsmeier, J., Davis, S.M. & Taylor, E. (2002). The coping mechanisms of children with school refusal. *Journal of Research in Special Educational Needs*, 2. https://doi.org/10.1111/j.1471-3802.2002.00167.x

Rademacher, C. & Döpfner, M. (in Vorb.). *Familienprobleme im Jugendalter*. Göttingen: Hogrefe.

Reid, K. (2007). The views of learning mentors on the management of school attendance. *Mentoring and Tutoring, 15*, 39–55. https://doi.org/10.1080/13611260601037363

Reissner, V., Hebebrand, J. & Knollmann, M. (2015a). *Beratung und Therapie bei schulvermeidendem Verhalten*. Stuttgart: Kohlhammer.

Reissner, V., Jost, D., Krahn, U., Knollmann, M., Weschenfelder, A.-K., Neumann, A. et al. (2015b). Therapie von Schulvermeidern mit psychiatrischen Erkrankungen. *Deutsches Ärzteblatt, 112*, 655–662.

Richards, H. & Hadwin, J. (2011). An exploration of the relationship between trait anxiety and school attendance in young people. *School Mental Health, 3*, 236–244. https://doi.org/10.1007/s12310-011-9054-9

Richtman, K.S. (2007). The truancy intervention program of the Ramsey County attorney's office: a collaborative approach to school access. *Family Court Review, 45* (3), 421–437. https://doi.org/10.1111/j.1744-1617.2007.00157.x

Rossmann, P. (2014). *DTK-II. Depressionstest für Kinder – II*. Bern: Hogrefe.

Rost, D. & Schermer, F. (2007). *DAI. Differentielles Leistungsangst-Inventar* (2., erw. Aufl.). London: Pearson.

Rumberger, R.W., Chatak, R., Poulos, G. & Ritter, P.L. (1990). Family influences on dropout behavior in one California high school. *Sociology of Education, 63*, 283–299. https://doi.org/10.2307/2112876

Schreiber-Kittl, M. & Schröpfer, H. (2002). *Abgeschrieben? Ergebnisse einer empirischen Untersuchung über Schulverweigerer*. München: DJI.

Schulamt für die Stadt Bielefeld (Hrsg.) (2017). *Handlungsleitfaden zum Umgang mit Schulvermeidung.* Verfügbar unter: https://inklusion-schule-bielefeld.de/userfiles/Angebote/v1_0_12_2011_handlungsleitfaden_komplett.pdf

Schulte-Körne, G. & Galuschka, K. (2019). *Lese-/Rechtschreibstörung (LRS)* (Leitfaden Kinder- und Jugendpsychotherapie, Bd. 26). Göttingen: Hogrefe. https://doi.org/10.1026/02721-000

Schürmann, S. & Döpfner, M. (2018). *FRT-KJ. Family Relations Test* (Deutschsprachige Adaptation für Kinder und Jugendliche des Family Relations Test: Children's Version (FRT-C) von Eva Bene und James Anthony). Göttingen: Hogrefe.

Sheldon, S.B. & Epstein, J.L. (2004). Getting students to school: using family and community involvement to reduce chronic absenteeism. *School Community Journal, 14*, 39–56.

Stadt Aachen. (Hrsg.). (2019). *Schulabsentismus.* Verfügbar unter: http://www.aachen.de/BIS/FO/Schulabsentismusordner.pdf

Steil, R., Matulis, S., Schreiber, F. & Stangier, U. (2011). *Soziale Phobie bei Jugendlichen: Behandlungsmanual für die kognitive Therapie.* Weinheim: Beltz.

Steinhausen, H.C. (2016). *Psychische Störungen bei Kindern und Jugendlichen. Lehrbuch der Kinder- und Jugendpsychiatrie und -psychotherapie* (8. Aufl.). München: Urban & Fischer.

Stiensmeier-Pelster, J., Braune-Krickau, M., Schürmann, M. & Duda, K. (2014). *DIKJ. Depressions-Inventar für Kinder und Jugendliche* (3., überarb. u. neu norm. Aufl.). Göttingen: Hogrefe.

Streit, P. (2016). *Ich will nicht in die Schule.* Weinheim: Beltz.

Suhr-Dachs, L. & Döpfner, M. (2015). *Leistungsängste. Therapieprogramm für Kinder und Jugendliche mit Angst- und Zwangsstörungen (THAZ) – Band 1* (2., aktual. Aufl.). Göttingen: Hogrefe. https://doi.org/10.1026/02695-000

Suveg, C., Aschenbrand, S. & Kendall, P. (2005). Separation anxiety disorder, panic disorder, and school refusal. *Child and Adolescent Psychiatric Clinics of North America, 14*, 773–795. https://doi.org/10.1016/j.chc.2005.05.005

Tanner-Smith, E. & Wilson, S. (2013). A meta-analysis of the effects of dropout prevention programs on school absenteeism. *Prevention Science, 14*, 468–478. https://doi.org/10.1007/s11121-012-0330-1

Taylor, J., Lebowitz, E., Jakubovski, E., Coughlin, C., Silverman, W.K. & Bloch, M. (2017). Monotherapy insufficient in severe anxiety? Predictors and moderators in the child/adolescent anxiety multimodal study. *Journal of Clinical Child and Adolescent Psychology, 53*, 1–16.

Teasley, M.L. (2004). Absenteeism and truancy: risk, protection, and best practice implications for school social workers. *Children and Schools, 26*, 117–128. https://doi.org/10.1093/cs/26.2.117

Thambirajah, M.S., Grandison, K.J. & De-Hayes, L. (2007). *Understanding school refusal: A handbook for professionals in education, health and social care.* London: Jessica Kingsley.

Tobon, A., Reed, M., Taylor, J. & Bloch, M. (2018). A systematic review of pharmacologic treatments for school refusal behavior. *Journal of Child and Adolescent Psychopharmacology, 28* (6).

Tramontina, S., Martins, S., Michalowski, M., Ketzer, C., Eizirik, M., Biederman, J. et al. (2001). School dropout and donduct disorder in Brazilian elementary school students. *Canadian Journal of Psychiatry, 46*, 941–947. https://doi.org/10.1177/070674370104601006

Tuschen-Caffier, B., Kühl, S. & Bender, C. (2009). *Soziale Ängste und soziale Angststörung im Kindes- und Jugendalter. Ein Therapiemanual.* Göttingen: Hogrefe.

Valiente, C., Lemrey-Chalfant, K., Swanson, J. & Resier, M. (2008). Prediction of children's academic competence from their effortful control, relationships, and classroom participation. *Journal of Educational Psychology, 100*, 67–77. https://doi.org/10.1037/0022-0663.100.1.67

Valles, E. & Oddy, M. (1984). The influence of a return to school on the long-term adjustment of school refusers. *Journal of Adolescence, 7*, 35–44. https://doi.org/10.1016/0140-1971(84)90046-0

Vaughn, M., Maynard, B., Salas-Wright, C., Perron, B. & Abdon, A. (2013). Prevalence and correlates of trauancy in the US: results from a national sample. *Journal of Adolescence, 36*, 767–776. https://doi.org/10.1016/j.adolescence.2013.03.015

Virtanen, M., Kivimaki, M., Luopa, P., Vahtera, J., Elovainio, M., Jokela, J. et al. (2009). Staff reports of psychosocial climate at school and adolescents' health, truancy and health education in Finland. *European Journal of Public Health, 19*, 554–560. https://doi.org/10.1093/eurpub/ckp032

Wagner, M., Dunkake, I. & Weiß, B. (2004). Schulverweigerung. Empirische Analysen zum abweichenden Verhalten von Schülern. *Kölner Zeitschrift für Soziologie und Sozialpysychologie, 56*, 457–489. https://doi.org/10.1007/s11577-004-0074-4

Walter, D., Bialy, J. von, Wirth, E. von & Döpfner, M. (2017). Psychometric Properties of the German School Refusal Assessment Scale-Revised. *Journal of Psychoeducational Assessment*, 36.

Walter, D. & Döpfner, M. (2009a). Die Behandlung von Kindern und Jugendlichen mit Schulabsentismus – Konzept und Behandlungsempfehlungen. *Verhaltenstherapie, 19*, 153–160. https://doi.org/10.1159/000227995

Walter, D. & Döpfner, M. (2009b). *Leistungsprobleme im Jugendalter. SELBST – Therapieprogramm für Jugendliche mit Selbstwert-, Leistungs- und Beziehungsstörungen, Band 2*. Göttingen: Hogrefe.

Walter, D. & Döpfner, M. (im Druck). Schulvermeidung bei Kindern und Jugendlichen. In J. Fegert, F. Resch, P. Plener, M. Kaess, M. Döpfner, K. Konrad & T. Legenbauer (Hrsg.), *Psychiatrie und Psychotherapie des Kindes- und Jugendalters* (3. Aufl.). Berlin: Springer.

Walter, D. & Döpfner, M. (in Vorb.). *Ratgeber Schulvermeidung. Informationen für Betroffene, Eltern, Lehrer und Erzieher*. Göttingen: Hogrefe.

Walter, D., Hautmann, C., Lehmkuhl, G. & Döpfner, M. (2011). Stationäre Verhaltenstherapie bei Jugendlichen mit ängstlich-depressivem Schulabsentismus: Veränderungen während der Therapie und Stabilität. *Praxis der Kinderpsychologie und Kinderpsychiatrie, 60*, 677–683.

Walter, D., Hautmann, C., Lehmkuhl, G. & Döpfner, M. (2013a). Langzeitstabilität nach stationärer Verhaltenstherapie bei Jugendlichen mit ängstlich-depressivem Schulabsentismus. *Praxis der Kinderpsychologie und Kinderpsychiatrie, 62*, 583–597. https://doi.org/10.13109/prkk.2013.62.8.583

Walter, D., Hautmann, C., Minkus, J., Petermann, F., Lehmkuhl, G., Goertz-Dorten, A. & Doepfner, M. (2013b). Predicting outcome of inpatient CBT for adolescents with anxious-depressed school absenteeism. *Clinical Psychology and Psychotherapy, 20* (3), 206–215. https://doi.org/10.1002/cpp.797

Walter, D., Hautmann, C., Rizk, S., Lehmkuhl, G. & Doepfner, M. (2014). Short- and long-term effects of inpatient cognitive-behavioral treatment of adolescents with anxious-depressed school absenteeism: a within-subject comparison of changes. *Child & Family Behavior Therapy, 36*, 171–190. https://doi.org/10.1080/07317107.2014.934173

Walter, D., Hautmann, C., Rizk, S., Petermann, M., Minkus, J., Sinzig, J. et al. (2010a). Short term effects of inpatient cognitive behavioral treatment of adolescents with anxious-depressed school absenteeism – an observational study. *European Child & Adolescent Psychiatry, 19*, 835–844. https://doi.org/10.1007/s00787-010-0133-5

Walter, D., Hautmann, C., Ziegert, I., Glaser, A., Lehmkuhl, G. & Döpfner, M. (2010b). Stationäre Verhaltenstherapie bei Jugendlichen mit emotional bedingtem Schulabsentismus: eine Verlaufsanalyse. *Kindheit und Entwicklung, 19*, 184–191. https://doi.org/10.1026/0942-5403/a000023

Walter, D., Rademacher, C., Schürmann, S. & Döpfner, M. (2007). *Grundlagen der Selbstmanagementtherapie mit Jugendlichen.* SELBST – *Therapieprogramm für Jugendliche mit Selbstwert-, Leistungs- und Beziehungsstörungen, Band 1*. Göttingen: Hogrefe.

Wang, M. (2009). School climate support for behavioral and psychological adjustment: Testing the mediating effect of social competence. *School Psychology Quarterly, 24*, 240–251. https://doi.org/10.1037/a0017999

Wang, M.T., Selman, R.L., Dishion, T.J. & Stormshak, E.A. (2010). A tobit regression analysis of the covariation between middle school students' perceived school climate and behavioral problems. *Journal of Research on Adolescence, 20*, 274–286. https://doi.org/10.1111/j.1532-7795.2010.00648.x

Weisman, S.a. & Gottfredson, D.C. (2001). Attrition from after school programs: characteristics of students who drop out. *Prevention Science, 2*, 201–205. https://doi.org/10.1023/A:1011515024809

Wetzels, P., Mecklenburg, E., Wilmers, N., Enzmann, D. & Pfeiffer, C. (2000). *Gewalterfahrungen, Schulschwänzen und delinquentes Verhalten Jugendlicher in Rostock. Abschlussbericht üer die Ergebnisse einer repräsentativen Befragung von Schülerinnen und Schülern der 9. Jahrgangsstufe*. Hannover: Kriminologisches Forschungsinst. Niedersachsen e. V.

Wieczerkowski, W., Nickel, H., Jankowski, A., Fittkau, B., Rauer, W. & Petermann, F. (2016). *AFS. Angstfragebogen für Schüler* (7., überarb. u. neu norm. Aufl.). Göttingen: Hogrefe.

Wilmers, N., Lange, T., Herbers, K. & Wetzels, P. (2001). *Jugendgewalt im Landkreis Friesland. Ergebnisse einer repräsentativen Befragung von Schülerinnen und Schülern im Landkreis Friesland zu Jugendgewalt und der Einschätzung bestehender Angebote im Bereich der Jugendhilfe*. Hannover: Kriminologisches Forschungsinst. Niedersachsen e. V.

Winter, S. (2018). *Screening für somatoforme Störungen des Kindes- und Jugendalters SOMS-KJ*. Göttingen: Hogrefe.

Witek, M.W., Rojas, V., Alonso, C., Minami, H. & Silva, R.R. (2005). Review of benzodiazepine use in children and adolescents. *Psychiatric Quarterly, 76* (3), 283–296. https://doi.org/10.1007/s11126-005-2982-5

Wu, X., Liu, F., Cai, H., Huang, L., Li, Y., Mo, Z. et al. (2013). Cognitive behavior therapy combined fluoxetine treatment superior to cognitive behaviour therapy alone for school refusal. *International Journal of Pharmacology, 9*, 197–203.

Zang, M. (2003). Links between schol absenteeism and child poverty. *Pastoral Care in Education, 21*, 10–17. https://doi.org/10.1111/1468-0122.00249